DAS GROSSE BUCH DER
NATURMEDIZIN

Das grosse Buch der

N·A·T·U·R MEDIZIN

Alte und neue Heilmethoden und ihre Anwendung

MOEWIG

Hinweis: Die Ratschläge und Empfehlungen dieses Buchs wurden von Autoren und Verlag nach bestem Wissen und Gewissen erarbeitet und sorgfältig geprüft. Dennoch kann eine Garantie nicht übernommen werden. Eine Haftung der Autoren, des Verlags und seiner Beauftragten für Personen-, Sach- und Vermögensschäden ist ausgeschlossen. Vor jeder Selbstbehandlung sollte ein Arzt konsultiert werden.

© dieser Ausgabe by
VPM Verlagsunion Pabel Moewig KG, Rastatt
Alle Rechte vorbehalten
Text: Maximilian Alexander, Heidelore Kluge
Umschlagillustrationen: Werbeagentur Zeuner, Ettlingen
Printed in Germany
ISBN 3-8118-1320-X

Inhalt

8

Vorwort

Immer mehr Menschen vertrauen im Krankheitsfall auf Arzneien aus dem Bereich der Naturheilmittel. Vor allem das Bekanntwerden der großen Risiken, die mit dem Konsum chemischer Arzneimittel verbunden sind, hat dem Trend zur Natur neuen Auftrieb gegeben. Denn hier sind schädigende Nebenwirkungen im Normalfall nicht zu befürchten.

Darüber hinaus haben sich Angebot, Wirkungsweisen und Behandlungsmöglichkeiten der sogenannten Biotherapeutika (Naturheilmittel) in letzter Zeit enorm vervielfacht. Bei leichten bis mittelschweren Erkrankungen, die den Großteil aller Krankheiten ausmachen, kann sich der aufgeklärte Patient mit den Präparaten aus der »Apotheke der Natur« sogar weitgehend selbst behandeln.

Selbstverständliche Voraussetzung ist allerdings, daß über die Art der Erkrankung nicht der geringste Zweifel bestehen darf. Anderenfalls sollte man sich unbedingt Klarheit bei einem naturheilkundigen Arzt oder einem Heilpraktiker verschaffen. Dies gilt besonders bei Symptomen mit bedrohlichem Charakter.

Dieses Buch ersetzt nicht den Arztbesuch. Sein Anliegen ist, alte Heilweisen wieder bekanntzumachen.

Traditionellerweise gibt es zwei Richtungen in der medizinischen Wissenschaft, die sich in Denkweise und Methodik grundsätzlich voneinander unterscheiden. Während die eine darauf ausgerichtet ist, Krankheitssymptome schnell und um jeden Preis zu unterdrücken, sieht die andere ihre Aufgabe darin, die Ursachen der krankhaften

Erscheinungen zu beseitigen und so die Gesundheit wiederherzustellen. Das ist, auf einen einfachen Nenner gebracht, der Unterschied zwischen der Schulmedizin und der Naturmedizin.

Dementsprechend basieren alle in der modernen Naturmedizin angewandten Heilmethoden auf der Kenntnis vom kybernetisch gesteuerten System Mensch als unteilbarem Ganzem. Tritt irgendwo in diesem System eine Störung auf, kann es nicht mehr richtig funktionieren, der Mensch wird krank.

Die Naturmedizin beseitigt die Störung, mobilisiert die körpereigenen Abwehrkräfte, stellt die Ordnung im System wieder her. Und das alles ohne chemische Arzneimittel und ihre risikoreichen Nebenwirkungen. Immer nach der Devise: »Der Arzt kuriert – die Natur heilt!«

Der vorliegende Band stellt die verschiedenen Verfahren der Naturheilkunde vor; zeigt auf, welche Krankheiten man mit welchen Naturheilmitteln selbst behandeln kann; weist auf die Bedeutung einer gesunden Lebensweise hin und erläutert die Geschichte der Naturmedizin anhand von Porträts bedeutender Naturheilkundler.

Sollten Sie eines der angegebenen Mittel nicht bekommen können, wird Ihnen eine Apotheke, die Naturheilmittel führt, sicher ein gleichwertiges empfehlen.

Methoden der Naturheilkunde

Aderlaß

Der Aderlaß ist ein sehr altes Behandlungsverfahren, bei dem einer Vene durch den Arzt Blut entzogen wird. Früher wurde dieses Verfahren sehr häufig angewendet, vor allem bei hohem Blutdruck. Das Zur-Ader-Lassen war in fast allen Kulturen gebräuchlich. In der Antike und im Mittelalter war der Aderlaß ein Hauptmittel der Humoralmedizin (humores = Säfte).

Der Arzt führt den Aderlaß heute hauptsächlich bei akuten Herzbelastungen durch, zum Beispiel bei einer Lungenstauung. Man unterscheidet zwischen dem kleinen Aderlaß, bei dem bis zu 200 Kubikzentimeter Blut entnommen werden, dem mittleren (Blutentnahme bis zu 500 Kubikzentimeter) und dem großen Aderlaß (Blutentnahme bis zu 1000 Kubikzentimeter).

Es gibt Ärzte, die den Aderlaß mit Erfolg bei der Behandlung aller durch Hyperämie (Blutfülle) entstandenen Krankheiten einsetzen, beispielsweise Kopfschmerzen mit Schwindelgefühlen, asthmatischen Beschwerden, Herzinsuffizienzen, klimakterisch bedingten Depressionen, Krampfadern und Hämorrhoiden. Sie empfehlen ihn auch bei Entzündungen innerer Organe wie Gallenblase, Milz, Leber usw. Die aus solchen Erkrankungen entstehenden Schmerzen lassen nach einem Aderlaß oft überraschend schnell nach. Ebenso verschwinden Wadenkrämpfe und schwere Beine häufig sogar über Nacht, verdickte Gelenke schwellen ab.

Akupunkt-Massage

Wie schon der Name verrät, basiert diese Spezialmassage auf der Akupunktur, einer der ältesten Behandlungsmethoden der Menschheitsgeschichte.

Die Nadelheilkunst aus dem Fernen Osten beruht auf dem Vorhandensein eines Energiesystems, das die Lebensfunktionen steuert. Die Energieströme kreisen in einem Netz von Längslinien, die man Meridiane nennt, auf der Körperoberfläche. Auf den Meridianen befinden sich präzise erforschte *Akupunkturpunkte*, die über die Nervenbahnen – sozusagen per Direktleitung – mit den Körperorganen und -funktionen verbunden sind.

Durch das Setzen von Nadeln an bestimmte Akupunkturpunkte kann der erfahrene Akupunkteur heilende oder hemmende Reize auf das entsprechende Organ ausüben. Da die Akupunkturpunkte und Organe sich oft in ganz verschiedenen Körperteilen befinden, ist dies ein weiterer nachdrücklicher Beweis für die schon von Hippokrates erkannte untrennbare Einheit des menschlichen Organismus.

Bei der Akupunkt-Massage (APM), für die man eine spezielle Ausbildung braucht, übernimmt ein Metallstäbchen die Rolle der oft als unangenehm empfundenen Nadeln. Der Therapeut führt es mit sanftem Druck über die Meridiane und reguliert so den Energiekreislauf, der beim gesunden Menschen gleichmäßig fließt. Störungen von außen ziehen Störungen im Energiekreislauf nach sich. Es kommt abschnittsweise zu einer Überversorgung beziehungsweise zu einem eklatanten Mangel an Energie. Dadurch gerät das gesamte System – wie zum Beispiel bei einem falsch programmierten Computer – in Unordnung, und der Mensch wird krank. Ziel der Akupunkt-Massage ist es, die Harmonie im Energiekreislauf wiederherzustellen und so die Krankheitsursachen zu beseitigen.

Entdeckt wurde die Akupunkt-Massage von einem Außenseiter, dem deutschen Bauingenieur Willy Penzel. Als die Ärzte seine Frau nach dem Zweiten Weltkrieg für unheilbar leberkrank erklärten, wollte er dieses Todesurteil nicht widerstandslos hinnehmen. Nach intensivem Studium der fernöstlichen Akupunkturlehren wurde ihm klar, daß sich die Behandlung nicht vordergründig auf die Symptome der Krankheit konzentrieren durfte. Viel wichtiger war die Behandlung der Ursachen mit gleichzeitiger Aktivierung der Selbstheilungskräfte des Körpers.

Aus diesen Erkenntnissen heraus entwickelte Penzel die Akupunkt-Massage als ebenso wirksame wie unschädliche Methode, Störungen und Blockaden im Energiekreislauf zu beseitigen. Durch Mobilisierung bestimmter Meridianabschnitte erzielte er einen Flut-Ebbe-Flut-Ebbe-Effekt im System, der die schädlichen Hemmnisse »fortspülte« und den ausgeglichenen Energiekreislauf wiederherstellte. Er nannte dieses Verfahren »Wurzelbehandlung«, weil es das Übel an der Wurzel packte.

Daß er mit seinen Theorien auf dem richtigen Weg war, ließ sich am Zustand seiner Frau leicht ablesen. Ihre Leberwerte besserten sich ständig, und schließlich wurde sie zur Verblüffung der Ärzte wieder völlig gesund. Ähnliche Erfolge hatte er mit seiner Therapie bei Freunden, Kollegen, Nachbarn und Bekannten. Das machte ihm Mut, den Ingenieurberuf an den Nagel zu hängen und Masseur zu werden.

Ärztekritiker aus dem schulmedizinischen Lager, die sowohl einen Energiekreislauf als auch die ganze Akupunktur-Massage als Schwindel betrachten, dokumentieren mit solchen Vorurteilen nur ihre Unwissenheit. Denn inzwischen ist es gelungen, die in den Meridianen kreisenden Energieströme meß- und sichtbar zu machen, und eines der dabei verwendeten Spezialverfahren, die Kirlianfotografie, wird in einem späteren Kapitel ausführlich vorgestellt.

Willy Penzel verglich das Energiekreislaufsystem mit der Wasserleitung eines Mietshauses: »Wenn alle Mieter gleichmäßig mit Wasser versorgt werden sollen, wenn in jedem Raum Wasser nach Bedarf fließen soll, muß die Wassermenge unter einem bestimmten Druck stehen, muß eine bestimmte Menge bereitgehalten werden. In ähnlicher Weise müssen wir uns das Meridiansystem vorstellen. Mit Wasserleitungen versorgt man Wohneinheiten, mit dem Meridiansystem Funktionseinheiten.«

Adressen von Akupunkt-Massage-Therapeuten erhalten Sie beim

Internationalen Therapieverband
Akupunkt-Massage e. V.
Lärchenblick 2
37619 Heyen

Bitte einen mit 3 Mark frankierten Rückumschlag beilegen.

Akupunktur

Die Akupunktur – die altchinesische Nadelstichmethode – ist eines der ältesten Mittel zur Krankheitsbehandlung. In prähistorischen chinesischen Gräbern fanden Archäologen verschieden lange »Steinnadeln«, die als Beleg für diese These gelten können. Im Verlauf der Jahrtausende entwickelten die Chinesen daraus ein Lehrsystem auf naturphilosophischer Grundlage.

Nach altchinesischer Deutung entstand das Weltall, als sich aus der »Großen Unendlichkeit« die beiden Urkräfte *Yin* und *Yang* herausbildeten. Yin ist das Prinzip des Dunkeln, Kalten, Passiven und Weiblichen. Yang ist das Symbol der Wärme, der Helligkeit, der Kraft und der Männlichkeit. Das eine kann nicht ohne das andere existieren: Licht (Yang) nicht ohne das Dunkel (Yin), Himmel (Yang) nicht ohne die Erde (Yin).

Alle Lebewesen tragen die beiden Urkräfte in einem bestimmten Verhältnis in sich. Gallenblase, Dünndarm und Magen beispielsweise sind »männliche« Yang-Organe, während Herz, Lunge und Niere zu den »weiblichen« Yin-Organen zählen.

Wenn Yin und Yang miteinander harmonieren, sind Seele und Körper des Menschen im Gleichgewicht. Wird dieses gestört, weil eine der beiden Urkräfte übermächtig wird, kommt es zu Unwohlsein, zu Schmerzen und Krankheit. Das oberste Ziel der Akupunktur ist es deshalb, die Disharmonie zwischen den beiden Energie-Kreisläufen aufzuheben, das Gleichgewicht zwischen Yin und Yang wiederherzustellen.

Jahrtausendealte Lehrbücher zeigen den menschlichen

Körper mit einem verwirrenden Geflecht aus Punkten und Linien. Die Linien bedeuten Bahnen, auf denen die Urkräfte Yin und Yang durch den Körper kreisen.

Diese unsichtbaren Kanäle heißen Meridiane. Der »Große Energiekreislauf« besteht aus zwölf Meridianen, die symmetrisch in Längsrichtung des Körpers verlaufen, also auf der rechten und auf der linken Körperseite. Überdies gibt es Nebenlinien und Sondermeridiane. Zusammen bilden sie ein weitverzweigtes Netz von Energieleitungen, auf denen die 780 Einstichstellen für die Akupunktur liegen.

Jeder Punkt ist einem Organ oder einer Funktion zugeordnet. So steuern die 46 Körperpunkte des Meridians »Dreifacher Erwärmer« nach der traditionellen Theorie die Atmung, die Verdauung und die sexuelle Potenz. Dieser Meridian beginnt am Nagel des Ringfingers, verläuft über Arm und Schulter zur Schläfe, umkreist das Ohr und endet unterhalb des Auges.

Dabei ist Punkt durchaus nicht gleich Punkt. Ein Akupunkteur unterscheidet zwischen Tonisierungs- und Sedierungspunkten. Die einen nadelt man, wenn ein Organ bei Überfunktion gedämpft (sediert) werden soll, die anderen, wenn es bei Unterfunktion angeregt (tonisiert) werden soll.

Ein guter Akupunkteur hat durchaus etwas von einem Künstler an sich. Denn er muß nicht nur die chinesische Urlehre von den Energieströmen im Kopf haben und ein ausgesprochenes Feingefühl in der Hand – auch im umfangreichen Sortiment der Nadeln muß er sich zurechtfinden: Es gibt lange und kürzere, dicke und dünne Nadeln. Die einen sind aus Stahl, andere aus Silber oder Gold.

Beim Auffinden der Akupunkturstelle – das ist ein Fleck von maximal drei Millimetern Durchmesser – kann sich der Akupunkteur der Elektronik bedienen. Einziger Unterschied dieser Punkte ist nämlich ein besonders niedriger elektrischer Hautwiderstand, der mit einem Suchgerät gemessen werden kann.

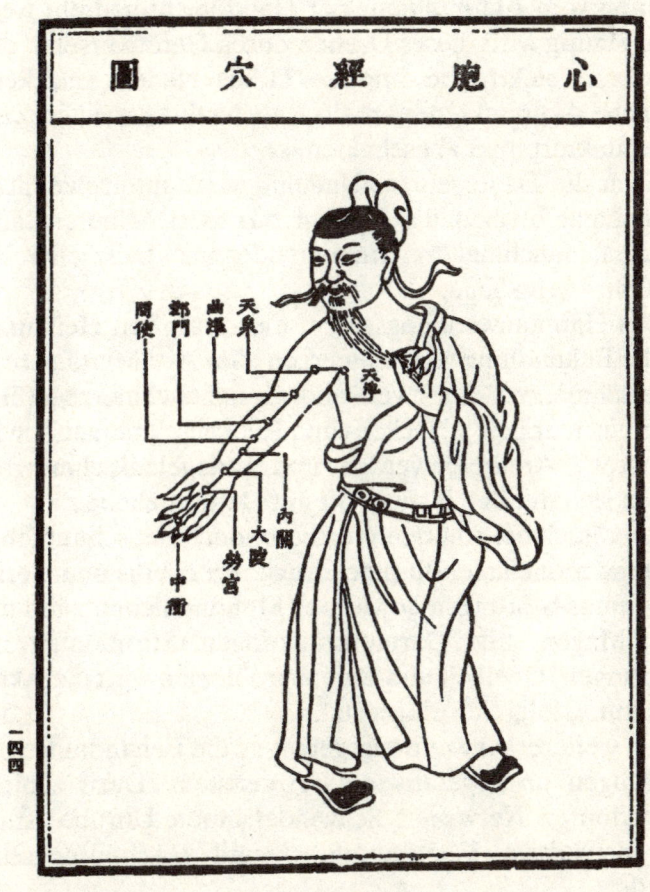

Akupunktur-Punkte: klassische Darstellung
aus dem alten China

19

Die Tiefe, in der die Nadeln gesetzt werden, ist von Fall zu Fall unterschiedlich. Manche Nadeln müssen gerade einen Millimeter in der Haut stecken, andere bis zu 15 Millimeter tief. Außer einem kurzen Einstich und einem dumpfen Gefühl, das manchmal während der Behandlung auftaucht, spürt der Patient nichts. Die Nadeln können vom Akupunkteur per Hand leicht gedreht werden. Häufig wird dieses Drehen durch Geräte ersetzt, die schwache elektrische Impulse in die Nadeln schicken. Manche Akupunkteure arbeiten auch mit Lasern, die den Akupunkturpunkt »beschießen«.

Auch die Dauer einer »Nadelung« ist unterschiedlich. Manchmal bleiben die Nadeln nur zwei Minuten lang stecken, manchmal drei Stunden oder gar – beispielsweise im Ohr – zehn Tage.

Das Hauptanwendungsgebiet dieser sanften Heilkunst ist die Behandlung von Schmerzen aller Art: Migräne und Kopfschmerzen, Zahnweh und Gesichtsschmerzen (Trigeminusneuralgie), Nacken- und Rückenschmerzen sowie Schulter-, Armbeschwerden und Kniegelenkschmerzen lassen sich mit den Nadeln oft auf Dauer beheben.

Aber auch bei Allergien (insbesondere Heuschnupfen), Asthma bronchiale, Bluthochdruck, Bronchitis und Herz-Rhythmus-Störungen sowie bei Mundhöhlenentzündungen, Magen- und Darmerkrankungen, Stirnhöhlenvereiterungen, Übelkeit und Potenzproblemen wird die Akupunktur erfolgreich eingesetzt.

Ein weiteres Anwendungsgebiet ist die Behandlung von Störungen im vegetativen Nervensystem. Dazu zählen Herzklopfen, Nervosität, Schwindel, innere Unruhe, Ängste, depressive Verstimmungen und Erschöpfungszustände.

Der völlige Verzicht auf Tabletten und Spritzen ist ein Pluspunkt der Akupunktur, der nicht hoch genug angesetzt werden kann. Überdies machen die Nadeln häufig auch Operationen überflüssig.

Lassen sich chirurgische Eingriffe nicht vermeiden, werden an manchen Universitätskliniken die belastenden Narkosemittel durch schmerzausschaltende Nadeln ersetzt. Gerade bei schweren Operationen – etwa am offenen Herzen – kann dadurch die Überlebensrate deutlich gesteigert werden.

Ein Sondergebiet ist die Ohr-Akupunktur *(Aurikulotherapie)*. Hierbei liegen alle Einstichstellen am Ohr. Die Aurikuloexperten gehen davon aus, daß die Ohrmuschel ein Spiegelbild des im Mutterleib liegenden Kindes ist. Somit findet sich im Ohr der ganze Körper mit seinen Korrespondenzpunkten wieder.

Ayurveda-Medizin

Die Ayurveda-Medizin ist wahrscheinlich die älteste medizinische Schule, die heute noch praktiziert wird. Für 90 Prozent der heutigen Bevölkerung Indiens ist sie die gebräuchlichste Art der Gesundheitsvorsorge. Auch in Europa und Amerika findet die Ayurveda-Medizin immer mehr Anhänger. Ins Deutsche übersetzt heißt Ayurveda »Wissen von der (Verlängerung der) Lebensdauer«.

Bei allen von westlicher Denk- und Glaubensweise wenig beeinflußten Völkern ist die Krankheit mit religiösen Vorstellungen verknüpft – ebenso wie die Gesundheit, die durch Fasten- und Diätrituale gewährleistet werden soll. Der Priesterarzt bringt dem Menschen in doppeltem Sinn das »Heil«, denn körperliche und seelische Heilung gehören zusammen. Die hinduistische und buddhistische Medizinphilosophie sieht in der Krankheit eine Störung des Drei-Prinzipien-Gleichgewichts: »Wind« – »Galle« – »Schleim«.

In diesem Ungleichgewichtszustand wird nicht nur die Hilfe der Götter angerufen, sondern auch eine Therapie angewendet, die im Ayurveda wenig mit Magie und Beschwörungen zu tun hat. Es ist eine handfeste gezielte Behandlung mit Schwitzkuren, Brechmitteln und differenzierter Arzneimittelanwendung.

Nach dem Verständnis der Ayurveda-Medizin sind Gesundheit und Krankheit keine privaten Anliegen, sondern gelten als Teil eines ganzheitlichen, in den gesamten Kosmos eingeordneten Geschehens. Der Mensch hat die Pflicht, sich nach bestem Wissen und Gewissen gesund zu erhalten. Er muß die Natur mit ihren Tages- und Jahreszeiten, ihren Bodenverhältnissen und klimatischen Bedingungen beachten und sich entsprechend seinem Konstitutionstyp mit seiner Lebensweise darauf einstellen. Wer Krankheit durch ein der Natur zuwiderlaufendes Verhalten selbst verursacht, stört das Drei-Kräfte-Gleichgewicht und verstößt damit gegen die Weltordnung.

Bei einer Erkrankung, die also nicht nur den Patienten und den behandelnden Arzt betrifft, gelten die Krankheitssymptome als nützliche Hinweise für die Diagnose, sind aber für die Therapie nebensächlich, da die Krankheitsursachen an ganz anderer Stelle zu suchen sind. Die Ayurveda-Medizin geht also weniger die Symptome an, sondern fördert vielmehr mit einer Ganzheitstherapie die Selbstheilung. Dies wirkt sich wiederum positiv auf das »Umfeld« des Menschen aus, da Mensch und Kosmos eine Einheit bilden und Gesundheit, Krankheit und Heilung zum Gesamtkonzept des Universums gehören.

Bewegungstherapie

Richtig und konsequent durchgeführte Bewegungstherapie, wie sie von naturmedizinischen Ärzten empfohlen wird, ist immer eine *Ganzheitstherapie,* die drei fabelhafte Eigenschaften in sich vereinigt:

- Sie ist das wirksamste Mittel zur Erhaltung und Verbesserung der Gesundheit.
- Es gibt keine bessere Vorsorge für ungebrochene Aktivität und Vitalität im Alter und für ein langes Leben.
- Sie ist kostenlos. Man braucht nur etwas Zeit und den Willen, etwas für das eigene Wohlergehen zu tun.

Gesundheit ist ein Zustand, der täglich neu erarbeitet werden muß! An diesem ehernen Grundsatz der Naturmedizin kommt keiner vorbei, der wirklich um seine Gesundheit bemüht ist. Der überwiegende Teil der »zivilisierten« Menschheit hat dies jedoch noch nicht begriffen. Man lebt passiv und gedankenlos in den Tag hinein, als ob man sich im Supermarkt eine Ersatzgesundheit kaufen könnte.

Je früher der Mensch aber begreift, daß er in wichtigen Teilbereichen sein Schicksal selbst bestimmen kann, desto positiver wird sich diese Erkenntnis auf seine Gesundheit auswirken. So besitzt er zum Beispiel in drei Fragen von lebenswichtiger Bedeutung absolute Entscheidungsfreiheit:

- Er entscheidet, was auf den Tisch kommt.
- Er entscheidet, was er denkt.
- Er entscheidet, wieviel Sauerstoff er aufnimmt.

Der »zivilisierte« Mensch mit überwiegend sitzender Lebensweise nimmt stündlich nur etwa 15 Liter Sauerstoff mit der Atemluft auf. Das ist zwar zum Sterben zuviel, zum Leben jedoch entschieden zuwenig. Denn Leben bedeutet ja nicht nur vegetieren, sondern vor allem auch die Stabilisierung von Gesundheit und Leistungsfähigkeit. Das alles wird noch erschwert durch die Vergiftung der Umwelt und den dadurch bedingten Qualitätsverlust der Atemluft.

Dabei ist Sauerstoff das wichtigste »Lebensmittel« für unseren Organismus. Ohne Nahrung können wir notfalls ein paar Wochen existieren, ohne Wasser immerhin noch einige Tage – ohne Sauerstoff aber allerhöchstens ein paar Minuten. Chronischer Sauerstoffmangel, wie er bei der Bevölkerung der Industrienationen überwiegt, ist eine der Hauptursachen der gefürchteten Zivilisationskrankheiten.

Daß man das Sauerstoffdefizit durch eifriges Spazierengehen im Grünen ausgleichen könnte, ist ein weitverbreiteter Irrglaube. Das Problem läßt sich nur mit Hilfe der konsequent durchgeführten Bewegungstherapie lösen, einer Kombination von langsamem Dauerlauf, Gymnastik und Schwimmen.

Der *langsame Dauerlauf* ist die Hauptdisziplin. Der Organismus nimmt dabei die achtfache Sauerstoffmenge auf. (Zum Vergleich: Sie müssen schon sehr rasch gehen, um die Menge wenigstens zu verdoppeln.)

Das tägliche Lauftraining löst eine Kettenreaktion aus. Bei achtfach erhöhter Sauerstoffzufuhr kann der Organismus entsprechend mehr Energie erzeugen, Wasserstoff verbrennen, Kohlensäure und Wasser ausscheiden. Das bringt ihn – im wahrsten Sinne des Wortes – in Schwung, vor allem natürlich das Herz-Kreislauf-System, das täglicher Belastung bei genügender Sauerstoffzufuhr unbedingt bedarf, um nicht zu verkümmern.

Keinesfalls darf die Bewegungstherapie jedoch nach

Art des Joggens oder eines Trimm-dich-Programms betrieben werden. Zu diesem Thema sind bereits zahllose Publikationen erschienen, und Fachleute und solche, die sich dafür halten, erteilen darin neben durchaus nützlichen Ratschlägen vielfach auch solche, die nach naturmedizinischer Erfahrung eher schaden als nützen können. Nach solchen Anweisungen hat sich so mancher buchstäblich zu Tode getrimmt.

Am besten fangen Sie gleich, nachdem Sie diese Zeilen gelesen haben, mit dem Laufen an – je früher, desto besser. Das Lebensalter spielt dabei im Prinzip keine Rolle, ob Sie nun 20 oder bereits jenseits der 60 sind. In der Regel ist jedes Herz trainierbar. Bei bestehenden Herzkrankheiten oder anderen chronischen Erkrankungen muß jedoch vor Beginn des Lauftrainings der Arzt konsultiert werden.

Unter normalen Voraussetzungen beginnt das Training mit täglich einer Minute langsamem Dauerlauf, und zwar in einem Tempo, bei dem noch eine Unterhaltung möglich wäre. Man darf dabei nicht außer Atem kommen, der Puls soll 220 Schläge in der Minute minus Lebensalter nicht überschreiten. Falls es zu Herzklopfen oder Herzschmerzen kommt, muß das Training für diesen Tag sofort abgebrochen werden.

Nach Ablauf der Woche steigert man das Pensum um eine weitere Minute und führt dies von Woche zu Woche fort, bis das ideale Pensum von einer halben Stunde täglichem Dauerlauf erreicht ist, das man möglichst lebenslang beibehalten sollte. Wie schon gesagt: Unter normalen Voraussetzungen, wenn der Mensch nicht chronisch krank ist, ist dies eine ideale Vorsorgetherapie von hohem gesundheitlichem Nutzen.

Die Tageszeit, zu der man das tägliche Laufpensum absolviert, ist bedeutungslos. Hauptsache, man läuft und läßt sich von keinem »Schmuddelwetter« davon abhalten. Selbstverständlich muß die Kleidung den jeweiligen Umweltbedingungen entsprechen. Sie soll sowohl leicht sein als auch vor Regen, Wind und Kälte schützen, den Schweiß aufsaugen und Verdunstungen nicht verhindern. Während der kalten Jahreszeit ist empfehlenswert, eine warme Wollmütze über die Ohren zu ziehen und Handschuhe zu tragen.

Wichtigstes Detail der Ausstattung ist ein guter Laufschuh aus dem Sportartikelgeschäft. Sparen Sie dabei nicht, und wählen Sie am besten ein Modell, wie es auch die Marathonläufer benutzen. Solche Schuhe garantieren den richtigen leichten Trab und verhindern, daß beim Laufen Bänder- oder Sehnenzerrungen auftreten.

Durch das sinnvoll angewandte Lauftraining gewinnt der Mensch eine Fähigkeit zurück, die ihm zwar angeboren wurde, die er aber – abgesehen von Sportlern und Sängern – überwiegend wieder verlernt hat: richtiges *Atmen!*

Zum Laufen gehört ein Programm gymnastischer Übungen, die alle Funktionen des Bewegungsapparates einbeziehen. Dafür sollte man ebenfalls bis zu einer halben Stunde täglich aufwenden.

Die Übungen sind jeweils sechsmal zu wiederholen und im Freien beziehungsweise im gutdurchlüfteten Zimmer bei schlechter (kalter) Witterung auszuführen. Zwischendurch kurze Pausen einlegen und den Atem zur Ruhe kommen lassen.

Armkreisen
Mit durchgestreckten Ellbogengelenken und zur Faust geballten Händen werden kreisende Armbewegungen von vorn nach hinten und umgekehrt ausgeführt.

Schulterkreisen
Von vorn nach hinten und umgekehrt führt man kreisende Bewegungen der Schultergelenke aus.

Beinkreisen
Mit durchgestrecktem Knie läßt man erst das linke Bein
sechsmal von vorn nach hinten schwingen, dann von hinten nach vorn. Das wiederholt man mit dem rechten Bein.
Dabei hält man sich an einem Stuhl fest.

Pendeln der Unterschenkel
In der Rückenlage läßt man die Unterschenkel abwechselnd auf und nieder pendeln.

Radfahren
In der Rückenlage simuliert man das »Strampeln« des
Radfahrers. Besonders wichtig für die Kniegelenke.

Katzengang
Auf Knien und Händen bewegt man sich je sechsmal vor-
und rückwärts.

Bärengang
Man bewegt sich auf allen vieren mit durchgestreckten
Knien: linkes Bein vor – linke Hand vor – rechtes Bein vor
– rechte Hand vor.

Gesäßrutschen
Man sitzt mit durchgestreckten Knien und nach vorn
gestreckten Armen auf dem Teppich und rutscht abwechselnd mit linker und rechter Gesäßbacke und dem dazugehörigen Bein vorwärts durchs Zimmer. Diese Übung ist
schwierig, aber immens wichtig für die Hüftgelenke.

Kopfnicken
Man stellt sich auf die Zehenspitzen und dreht den Kopf
so weit wie möglich nach rechts. In dieser Stellung führt
man 20 nickende Bewegungen aus. Dies wiederholt man
mit nach links gedrehtem Kopf. Diese Übung hilft besonders der Halswirbelsäule.

Rumpfstrecken und -beugen

Man reckt sich, so weit es geht, auf den Zehenspitzen nach oben, beugt sich dann mit durchgestreckten Knien hinunter und versucht, mit den Fingerspitzen den Boden zu berühren. Diese Übung ist wichtig für die gesamte Wirbelsäule.

Der dritte Baustein der Bewegungstherapie ist *Schwimmen:* im Winter mindestens einmal in der Woche, während der Freibadesaison so oft es geht. Zur Kräftigung der Wirbelsäule empfiehlt sich besonders Rückenschwimmen.

Zumindest am Anfang wird es Ihnen schwerfallen, die Bewegungstherapie in Ihr tägliches Muß-Programm einzugliedern. Es wird tausend Gründe geben, heute – morgen – übermorgen »nur ausnahmsweise« einmal damit auszusetzen. Ihr größter Feind aber wird Ihr »innerer Schweinehund« sein, der Ihnen einzureden versucht, es ginge auch ohne solche Mühe und Plage. Wappnen Sie sich gegen solche Einflüsterungen, geben Sie ihnen nicht nach.

Eines Tages werden Sie den Nutzen davon haben und froh darüber sein! Und nehmen Sie sich zu Herzen, was der Volksmund sagt: »Wer rastet, der rostet!«

Blutegel

Die Blutegelbehandlung ist ein altes Volksmittel, das in jüngster Zeit auch von den Ärzten wieder häufiger verwendet wird. Durch die Blutverminderung mit Hilfe von Egeln können vielerlei Leiden behandelt werden, zum Beispiel Kopfschmerzen, Migräne, Kopfneuralgien, Ohrensausen und Schwindel sowie Schwerhörigkeit, Mittelohrentzündung, Augenentzündung und Angina. Darüber hinaus wirkt eine Blutegeltherapie auch gegen die Basedowsche Krankheit, Herzleiden, Lungen- und Rippenfellerkrankungen, Gallenblasenentzündung und Gallensteinkolik. Ebenso nützt sie bei Erkrankungen der weiblichen Geschlechtsorgane, Gelenk-, Muskel- und Nervenentzündungen, Abszessen. Das wichtigste Anwendungsgebiet mit den besten Erfolgen sind jedoch die Venenentzündungen und Thrombosen.

Die Blutegel gehören zu den Ringelwürmern. Sie haben einen Mundsaugnapf und eine Haftscheibe am Hinterende, womit sie sich festsaugen. Wenn sie sich vollgesogen haben, was nach etwa einer Viertel- bis einer Dreiviertelstunde der Fall ist, fallen sie ab. Der Blutverlust beträgt etwa 50 Gramm je Blutegel.

Chelat-Therapie

Jedes Jahr erleiden rund 400 000 Bundesbürger einen Herzinfarkt oder Schlaganfall. Etwa ein Drittel von ihnen stirbt daran. Hunderttausende leiden an sogenannten peripheren Durchblutungsstörungen, die sich als »Raucherbein« äußern, und Gehirnverkalkung und *Angina pectoris* sind millionenfach verbreitet. Sie gehören zu den Zivilisationskrankheiten, die im Atomzeitalter die Rolle der mittelalterlichen Seuchen als »Massenkiller« übernommen haben.

Außer ihrer Gefährlichkeit haben die genannten Krankheiten noch etwas gemeinsam: die Ursache. Sie gehören zu den Gefäßerkrankungen, hervorgerufen durch *Arteriosklerose* (Arterienverkalkung). Es wird geschätzt, daß rund 70 Prozent aller 40jährigen in den Industriestaaten davon betroffen sind. Erste Anzeichen werden nicht selten schon bei noch nicht einmal 30jährigen festgestellt.

Unter Arterienverkalkung versteht man Ablagerungen an den Innenwänden der Blutgefäße, die zu Stauungen und schließlich zur Verstopfung der Blutbahnen führen. Dies ist die Todesursache Nummer eins in allen Industrienationen der Erde.

Die in den USA entwickelte *Chelat-Therapie* soll diesem Notstand abhelfen. Sie besteht in der Hauptsache aus Infusionen von Wirkstoffen, die einen tiefgreifenden »Entkalkungsprozeß« in den Blutgefäßen bewirken. Die Wirkstoffe üben dabei eine Art Umklammerungseffekt auf die an den Gefäßwänden abgelagerten schädlichen Substanzen aus. Daher auch der Name *Chelat,* der aus

dem Griechischen kommt und dort im Sinne von um-
klammern gebraucht wird.

Durch die Chelat-Therapie, die aus insgesamt 20 Infusionen besteht, werden die Ablagerungen teilweise wieder löslich und damit für den Blutkreislauf transportier-
bar gemacht. Das Blut fließt wieder ungehemmt, die
Verkalkungssymptome verschwinden. Der Vorgang ist mit
der Reinigung eines Kanalisationssystems vergleichbar,
das stellenweise verschmutzt beziehungsweise verstopft
war.

Die konservative Medizin war bisher bemüht, die akute
Lebensgefahr bei schweren Durchblutungsstörungen mit
Hilfe sogenannter *Bypass-Operationen* abzuwenden. Darunter versteht man die Überbrückung eines krankhaft
veränderten Blutgefäßabschnitts mit einem Stück gesunder Vene oder einem Kunststoffschlauch.

Diese aufwendige, schwere und alles andere als risiko-
freie Operation ist dennoch nur eine Art besserer Notbe-
helf. Immerhin lassen sich höchstens 20 bis 30 Zentimeter
verkalkter Blutgefäße ersetzen. Die Gesamtlänge unseres
Adernetzes beträgt jedoch runde 25 000 Kilometer, und
erkranken kann es überall! Darum sehen die Chirurgen
beispielsweise beim Raucherbein Jahr für Jahr in vielen
Fällen als einzigen Ausweg die Amputation.

Die Chelat-Wirkstoffe erfassen dagegen das gesamte
Blutkreislauf-System. Nach den Erfahrungen der in der
»Deutschen Gesellschaft für alternative Medizin« zusam-
mengeschlossenen Ärzte kann man bei knapp zwei Drit-
teln der mit der Chelat-Therapie behandelten Fälle mit
Heilung oder nachweisbarer Besserung rechnen!

Die Frage, ob es sich um so etwas wie ein Wundermittel
handelt, wird Dr. Claus Martin, der die Chelat-Therapie
als erster aus den USA nach Europa brachte, in Inter-
views immer wieder gestellt und von ihm ausdrücklich
verneint.

»Ein Wunder ist diese Therapie nicht«, meint er. »Aber

sie ist eine Ergänzung zur Bypass-Operation. In vielen Fällen macht sie den Eingriff überflüssig.«

Angesichts der Erfolgszahlen in den USA, wo die Methode seit über 20 Jahren angewendet wird, klingt die Formulierung äußerst bescheiden. Immerhin wurden dort 90 Prozent aller behandelten Fälle von Raucherbein, 85 Prozent der *Angina pectoris* und 70 Prozent der Gefäßverkalkungsfälle geheilt oder zumindest deutlich gebessert – nicht zu reden von Tausenden überflüssig gewordener Bypass-Operationen. Eine stolze Bilanz!

Wie das bei großen medizinischen Entdeckungen oft der Fall ist, entstand auch die Chelat-Therapie mehr oder weniger durch Zufall.

In den 30er Jahren forschte man in den Labors der IG-Farben-Werke nach einer Konservierungssubstanz und fand den Wirkstoff EDTA (Ethylendiamintetra-Azetat). Sozusagen als Zugabe war der neue Stoff auch in der Lage, Minerale und Metalle zu binden und zu lösen. Das führte zu Versuchen, EDTA auch zur Behandlung von Fabrikarbeitern mit Bleivergiftungen einzusetzen. Die Versuche verliefen erfolgreich, und nach dem Krieg wurde die Methode auch in den USA gegen Schwermetallvergiftungen aller Art angewandt.

Überraschend ergaben sich dabei äußerst »positive Nebenwirkungen«. Chronische Krankheiten, die auf Durchblutungsstörungen basierten, verschwanden plötzlich oder besserten sich zumindest erheblich.

Die sich daraus entwickelnden Forschungsarbeiten führten schließlich zur Entdeckung der Chelat-Therapie. Den konservativen (Radikal-)Methoden ist sie schon deshalb überlegen, weil sie die Ursachen der Verkalkungs- und Verstopfungsvorgänge in den Blutgefäßen bekämpft.

Im Mittelpunkt der Therapie, die auch ambulant durchgeführt werden kann, stehen 20 Infusionen von je vier Stunden Dauer, die in der Regel zweimal wöchentlich verabreicht werden. Da das Befinden des Patienten dadurch in keiner Weise beeinträchtigt wird, kann er nach der Behandlung problemlos im eigenen Auto nach Hause fahren.

Diese Infusionen werden von einem recht umfangreichen »Rahmenprogramm«, bestehend aus gründlichen Untersuchungen vor und während der Therapie, EKGs und Laboruntersuchungen begleitet. Außerdem wird eine Ozon-Eigenblutbehandlung (siehe Ozontherapie) durchgeführt. Strenge Diät und Bewegung in frischer Luft bei absolutem Rauchverbot gehören ebenso dazu. Um die Nierenausscheidung zu unterstützen, muß der Patient täglich mindestens zwei Liter Flüssigkeit zu sich nehmen.

Hauptanwendungsgebiete der Chelat-Therapie sind die gefürchteten Skleroseformen (Arterienverkalkung), Durchblutungsstörungen der Herzkranzgefäße, *Angina pectoris*, Raucherbein, Zustand nach Herzinfarkt, Diabetes, Arthritis, Arthrosen usw.

Es versteht sich von selbst, daß die Chelat-Therapie nur von speziell geschulten Ärzten ausgeübt werden sollte.

Chirotherapie

In ihrer heutigen Form und Anwendungsweise gehört die Chirotherapie zweifellos zu den modernen Methoden der Naturmedizin.

Allerdings wurde die Kunst, Heileffekte mit der bloßen Hand zu erzielen, in ihrer Urform bereits im Altertum ausgeübt. Schon Hippokrates wußte, daß die Verrenkung eines Wirbels krankhafte Erscheinungen überall am und im Körper nach sich ziehen konnte. Gleichzeitig mußte die Richtigstellung des Wirbels die Beschwerden auch wieder zum Verschwinden bringen.

Von Galen (129–199), neben Hippokrates einer der bedeutendsten Ärzte der Antike, ist ein solcher Behandlungserfolg überliefert. Zu ihm kam eines Tages ein vornehmer Römer und klagte, daß drei Finger seiner rechten Hand gefühllos seien. Andere Ärzte hatten bereits Behandlungsversuche mit diversen Salben, Ölen und Umschlägen unternommen, ohne daß sich am Zustand der Finger etwas geändert hätte.

Galen fand heraus, daß sein Patient vor einiger Zeit aus dem Reisewagen gestürzt war und seitdem diese Beschwerden hatte. Damit war der Fall für den Arzt klar. Seine Diagnose: Verschiebung des siebten Halswirbels. Ein Griff, ein Ruck – innerhalb von Sekunden war der sprachlose Patient geheilt.

Doch wie so viele Kulturleistungen und Errungenschaften des Altertums geriet auch diese erfolgreiche Behandlungsmethode schon bald nach dem Tod Galens in Vergessenheit.

Für die Neuzeit wiederentdeckt wurde sie erst 1895 von

einem gewissen David Daniel Palmer aus Davenport im US-Staat Iowa.

Dieser Palmer betätigte sich neben seinem Kolonialwarenhandel auch als »Magnetiseur« und Naturheiler. Eines Tages erzählte ihm ein alter Neger, daß er nach dem Heben einer schweren Last einen Schmerz im Nacken verspürt hätte und von der Sekunde an taub gewesen wäre. Das war inzwischen 17 Jahre her. Palmer gelang es, die Halswirbelsäule des alten Mannes wieder einzurenken, und damit verschwand sogleich die Taubheit.

Die vermeintlich neue Methode nannte er Chiropraktik und baute sie weiter aus – zum Nutzen seiner Patienten.

Die Technik vom heilenden Ruck machte rasch Schule und verbreitete sich über Amerika hinaus auch in Europa. Ausgeübt wurde sie allerdings fast ausschließlich von Laien und Heilpraktikern. Die Ärzteschaft lehnte sie – wie fast alle Naturheilmethoden – als »Quacksalberei« ab.

Erst nach dem Zweiten Weltkrieg machten auch studierte Mediziner mehr und mehr von den heilenden Handgriffen Gebrauch. Damit wurde aus einer bis dahin noch weitgehend amateurhaft betriebenen Methode eine seriöse Disziplin: die *Chirotherapie.*

Inzwischen gibt es keinen Zweifel mehr daran, daß eine Vielzahl verschiedenartigster Krankheitserscheinungen und Störungen durch Wirbelsäulenschäden und Bandscheibenverlagerungen verursacht werden.

Mit chirotherapeutischen Handgriffen werden auch Blockierungen und neutrale Störfelder beseitigt sowie Nervendruckerscheinungen mittels Berichtigung von Wirbelversetzungen behoben. Da die Wirbelsäule als Baum des Lebens gilt und sämtliche Organe vom einwandfreien Funktionieren des Nervensystems abhängen, ist diese Methode von überragender Bedeutung.

In den USA kann man sogar den Doktorgrad auf diesem Spezialgebiet erwerben. Voraussetzung dafür ist ein vierjähriges (!) Zusatzstudium, denn zur Ausübung in der

Praxis gehört ein besonders hohes Maß an Wissen und Erfahrung. Schon ein einziger falscher Griff kann schwerste Wirbelsäulenschäden verursachen.

Grundsätzlich darf die Chiropraktik nur von speziell ausgebildeten Ärzten, Heilpraktikern und Krankengymnastinnen durchgeführt werden. (Ausbildungsstätte: Deutsche Gesellschaft für manuelle Medizin, Ärzteseminar Hamm, 59071 Hamm, Ostenallee 80). Masseure dürfen keine Chiropraktik ausüben.

Colonics-Therapie

»Der Tod sitzt im Darm!«

Das ist eine uralte Erkenntnis der medizinischen Wissenschaft, und das erste Stadium der tödlichen Bedrohung heißt *Verstopfung.* In den Wohlstandsländern der westlichen Welt ist sie zur Volksseuche geworden.

Hauptursachen sind neben der »krank machenden« Zivilisationskost, der es weitestgehend an lebenswichtigen Fermenten, Vital- und Ballaststoffen mangelt, auch Sauerstoff- und Bewegungsmangel sowie die Nebenwirkungen chemischer Arzneimittel, insbesondere von sogenannten Psychopharmaka.

Ein an Verstopfung leidender Mensch trägt ein Giftlabor mit sich herum, das ständig giftige Gase und Schadstoffe erzeugt und auf diese Weise für die chronische Selbstvergiftung des gesamten Körpers durch den Darm sorgt und damit das Entstehen schwerer, zum Teil lebensbedrohlicher Krankheiten fördert. Beispielsweise haben Untersuchungen des amerikanischen nationalen Krebsinstituts ergeben, daß 30 bis 60 Prozent aller Krebserkrankungen durch unbiologische Ernährung und chronische Verstopfung mitverursacht werden.

All die lebensgefährlichen Giftstoffe aus unzähligen Verdauungsprozessen, die den Körper nicht wieder auf natürlichem Wege verlassen haben, speichern sich im Dickdarm. Die »Mülldeponie« unseres Körpers ist etwa anderthalb Meter lang und besteht aus einer Art Taschensystem. Ihr Inhalt ist das Ergebnis von Ernährungssünden vieler Jahre beziehungsweise Jahrzehnte.

Deshalb ist es wichtig, eine neuentwickelte Naturheilmethode zu kennen, die den Gefahrenherd auf ebenso gründliche wie unschädliche und schmerzlose Weise abbaut. Sie heißt *Colonics-Therapie* und wurde in den USA entwickelt.

Ein Spezialgerät pumpt wechselnd 21 bis 41 Grad warmes Wasser durch einen weißen Schlauch in den After und von dort in den Dickdarm. Der erfahrene Therapeut erkennt mit Hilfe einer sanften Tastmassage die kritischen Zonen des Patienten und kann dann den Wasserstrahl entsprechend lenken.

Ziel dieser Maßnahme ist eine tiefgreifende Darmsanierung. Die Dickdarmtaschen werden weitestgehend von den verkrusteten Schadstoffrückständen befreit, der gesamte Verdauungsapparat wird entschlackt und entgiftet und soll nach dieser Behandlung wieder auf naturgewollte Weise funktionieren.

Wichtig für den Erfolg ist der Wechsel der Wassertemperatur. Dadurch werden Reize im Sinne Kneippscher Wechselbäder erzeugt, hier allerdings nicht von außen, sondern von innen her.

So eine Colonics-Therapie besteht aus acht bis zwölf Einzelbehandlungen von je 45 Minuten Dauer. Der Clou folgt jeweils am Schluß der Behandlungen: Dann perlt zehn Minuten lang reiner Sauerstoff in das einfließende Wasser. Für die schädlichen Bakterien, die sich auf der erkrankten Darmschleimhaut angesiedelt haben, bedeutet das den Tod. Für die gutartigen Bakterienstämme dagegen ist Sauerstoff lebenswichtig.

Verblüffend sind die Spontanreaktionen des Körpers während und nach der Colonics-Therapie. Beschwerden, mit denen der Patient seit Jahren leben mußte, verschwinden plötzlich. Kopfschmerzen, Gelenkschmerzen, Hautkrankheiten, Müdigkeit und Leistungsschwäche sowie Depressionen, Infektanfälligkeit und dergleichen mehr sind wie weggeblasen.

Informationen über die Colonics-Therapie:
   Caspers-Klinik für Naturheilverfahren
   Beethovenstr. 1
   94072 Bad Füssing

Dauerbrausenbehandlung

Der amerikanische Arzt Dr. Lust entdeckte in seinem New Yorker Institut für Naturheilmethoden die erstaunliche Heilwirkung langdauernder, heißer Duschen. Daraus entwickelte er die Dauerbrausenbehandlung.

Dabei wird der Patient auf einer Liege aus etwa zwei Meter Höhe bei einer Wassertemperatur zwischen 38 und 42 Grad – je nach Verträglichkeit – bebraust. Die Brause läuft auf einer Schiene über den Körper des Kranken, von den Füßen aufwärts. Er selbst regelt ihre Position. Der Brausestrahl ist sanft, die ganze Prozedur äußerst angenehm und für jeden gut verträglich.

Haupteffekt der Behandlung ist die Ableitung großer Schadstoffmengen durch die Haut. Gleichzeitig werden die körpereigenen Abwehrsysteme aktiviert, das Allgemeinbefinden bessert sich deutlich.

Innerhalb der naturmedizinischen Ganzheitstherapie hat die Dauerbrausenbehandlung längst ihren festen Platz. Als besonders wirksam hat sie sich beispielsweise bei rheumatischen Erkrankungen, *Angina pectoris,* Migräne, Asthma und Verstopfung erwiesen.

Ziel der Dauerbrausenbehandlung, die Entgiftung des Körpers, ist gleichzeitig der erste Punkt der Dreiphasentheorie, die im übernächsten Kapitel beschrieben wird.

Diät

Schon in der Antike war eine angemessene Diät ein wichtiger Bestandteil der Therapie. Heute greift auch die Schulmedizin wieder zu diesem Mittel, das oft mehr bewirkt als Tabletten. Natürlich muß für jedes Leiden und auch für jeden Patienten die jeweils geeignetste Diät individuell bestimmt werden. So gibt es denn auch eine Fülle von Richtlinien und Rezepturen, von denen die meisten hier nicht einmal Erwähnung finden können. Es soll lediglich ein Überblick über verschiedene »klassische« Formen der Diät gegeben werden, der keinen Anspruch auf Vollständigkeit erhebt.

Hippokrates über die Diät

Vieles, was der griechische Arzt vor fast 2500 Jahren über die Diät sagte, hat auch heute noch Gültigkeit:

»Was uns an Speisen unzuträglich ist und dem Menschen, der sie zu sich nimmt, schadet, ist meist bitter oder salzig oder sauer oder irgend etwas anderes Ungemischtes oder Starkes.

Das sicherste Heilmittel dürfte sein, dem Kranken das Gegenteil der Nahrung zu geben, die er bisher zu sich nahm.

Durch diesen totalen Kostwechsel kann der Kranke auf jeden Fall gesund werden, wenn er nicht schon schwer leidend ist, weil er zu lange falsch gelebt hat.

Die strenge Abmagerungsdiät ist bei langen, chronischen Krankheiten immer gefährlich und in den akuten

Krankheiten dort, wo sie nicht angebracht ist. Die bis zur äußersten Abmagerung führende Diät ist bedenklich.

Bei einer Abmagerungsdiät machen Kranke oft Fehler. Jeder Fehler aber wirkt stärker als bei einer etwas reichlicheren Schonkost. Darum ist auch für Gesunde die strenge Diät gefährlich, weil sich die Fehler dabei stärker auswirken. Die strenge Diät ist auch meist bedenklicher als die etwas reichlichere Schonkost.«

Vegetarismus

Der Vegetarismus wird häufig als eine relativ moderne Einstellung zur Ernährung angesehen. Dabei ist er so alt wie die Zivilisation selbst. In vielen Teilen der Welt gehörte der Verzicht auf Fleisch jahrtausendelang zur religiösen und philosophischen Lebenseinstellung. Traditionell sind weder Buddhisten noch Hindus Fleischesser, und in taoistischen Schriften wird darauf hingewiesen, daß eine fleischlose Ernährung wesentlich ist für die spirituelle Entwicklung. Die Priesterkasten der Azteken und insbesondere der Inkas waren Vegetarier.

In Europa legte die Schule des Pythagoras im 5. Jahrhundert v. Chr. strenge Regeln für die 300 jungen Männer fest, die zu dieser religiös-politischen Gemeinschaft gehörten. Pythagoras empfahl Enthaltung vom Fleisch, weil dies, wie er sagte, zum Frieden führe.

Es ist eine merkwürdige Ironie, daß die modernen, entwickelten Länder es als Zeichen materiellen Erfolges ansehen, wenn man sich Fleisch leisten kann, während die dritte Welt in einer weniger glücklichen Lage ist.

Tatsächlich sind aber Herzkrankheiten und rheumatische Leiden in den Entwicklungsländern deutlich seltener als im reichen Westen.

Eine weitere Ironie ist es, daß im Osten die Elite, die

gebildete oder Priesterklasse, sich für den Vegetarismus entschied, während die Angehörigen der unteren Klassen häufig Fleischesser waren.

Die »Urnahrung«

Diese Bezeichnung stammt von dem St. Georgener Mediziner Dr. Johann Georg Schnitzer, der im Schwarzwald ein weltweit bekanntes Institut zur Ernährungsforschung betreibt.

Ähnlich wie bei den uns biologisch am nächsten verwandten Primaten, den Affen und Halbaffen, bestand diese Urnahrung vor Tausenden von Jahren aus Grassamen, Wildwurzeln wie Löwenzahn und wilden Möhren sowie Blattschößlingen, jungen Brennesseln oder Blättern des Sauerampfers. Später, nachdem der Mensch gelernt hatte, Ackerbau zu treiben, wurde das Angebot an Urnahrung erweitert: Getreide wie Roggen, Hafer, Hirse, Mais oder Gerste wurde angebaut; Erbsen, Nüsse, Knollen- und Zwiebelgemüse kamen hinzu.

Fleisch, das ist die überraschende Feststellung Dr. Schnitzers, fehlte in der Urnahrung unserer Vorfahren völlig. Grundlagen seiner »zivilisierten« Urnahrung sind deshalb – neben dem keimfähigen Vollgetreide und den daraus zubereiteten Gerichten – frische Gemüsesalate, grüne Salate, Nüsse und etwas Obst.

»Diese natürlichen Nahrungsmittel enthalten alles, was der menschliche Organismus braucht«, erklärt Dr. Schnitzer. »Sie sichern durch die Kombination pflanzlicher Eiweißträger auch eine ausreichende Eiweißversorgung. Da diese Kost vollständig aus lebendigen, hochreaktionsfähigen Wirkstoffsystemen besteht, hat sie die intensivsten gesundheitlichen Wirkungen.«

Geht man davon aus, daß der größte Teil unserer heutigen Zivilisationserkrankungen mehr oder weniger die

Folge falscher Ernährung ist, wird deutlich, daß eine gesunde, natürliche Ernährung nicht nur vor solchen Krankheiten schützt, sondern sie auch zu heilen vermag. Vor allem bei Akne, Arthrosen, Bluthochdruck und Hämorrhoiden sowie Krampfadern, Gicht und Verstopfung hat die Umstellung auf Urnahrung zu Heilerfolgen geführt.

Das Bircher-Benner-System

Dr. Maximilian Bircher-Benner gründete 1897 seine heute berühmte Züricher Klinik. Das nach ihm benannte Diätsystem stellt die Rohkost und die rein pflanzliche Kost in den Mittelpunkt der Ernährung. Die sechs folgenden Prinzipien bilden gewissermaßen das Fundament dieses Systems.

1. Die Hälfte dessen, was täglich an Nahrung aufgenommen wird, sollte frische, rohe Pflanzenkost sein, die auf gesundem Boden gewachsen ist.
2. Jede Mahlzeit sollte mit Rohkost begonnen werden.
3. Es sollte kein Tag vergehen, an dem man nicht grüne Blätter zu sich nimmt.
4. Proteine sollte man über Eier und Käse zu sich nehmen – nicht über das Fleisch.
5. Zum Würzen sollte man aromatische Kräuter verwenden. Zu vermeiden sind alle Gewürze, die den Gaumen abstumpfen – wie gewöhnliches Kochsalz, Weinessig und Pfeffer.
6. Die Getreidenahrung sollte aus Vollkorn bestehen und auch die Keime enthalten.

Die Schroth-Kur

Diese Kur wurde von dem Naturheilkundigen Johann Schroth (1800–1856) entwickelt und hat bis heute nichts an Beliebtheit eingebüßt. Es gibt Sanatorien, in denen die recht langwierigen Originalkuren durchgeführt werden, was sich besonders empfiehlt, wenn chronische Krankheiten ausgeheilt werden sollen.

Eine abgekürzte Form der Schroth-Kur, die man – nach Rücksprache mit dem Arzt – auch zu Hause durchführen kann, sieht folgendermaßen aus:

1. Tag = Trockentag
Es dürfen nur altbackene Semmeln und trockene Backpflaumen gegessen werden. Langsames Kauen und sorgfältiges Einspeicheln sind erforderlich. Es darf nichts getrunken werden.

2. Tag = Kleiner Trinktag
Altbackene Semmeln und trockene Backpflaumen in beliebiger Menge wie am ersten Tag. Zu Mittag gibt es einen dicken, mit Wasser gekochten Brei aus Hafer- oder Gerstengrütze oder aus Reis. Der Brei kann aber auch aus Grieß, Graupen, Sago, Hirse und Buchweizen bestehen, ebenso sind Makkaroni oder andere Nudeln erlaubt. Als Getränk gibt es erst um vier Uhr nachmittags ein Glas warmen Landwein, der in langsamen Schlucken getrunken und über einen möglichst langen Zeitraum verteilt wird. Bei starkem Durst darf kalter Wein nachgetrunken werden, alles in allem aber nicht mehr als ein halber Liter. Je weniger getrunken wird, desto besser. Zwischen den einzelnen Schlucken Wein soll immer etwas von den Semmeln gegessen werden.

3. Tag = Trockentag
wie am 1. Tag

4. Tag = Großer Trinktag
Altbackene Semmeln und trockene Backpflaumen in beliebiger Menge. Mittags eine dicke Suppe aus Haferschleim. Danach Brei wie am zweiten Tag mit etwas Kompott und Backpflaumen. Als Getränk wird schon frühmorgens ein Glas warmer Rotwein gereicht, das man langsam in kleinen Schlucken leeren soll. Nachmittags um vier gibt es ein Glas warmen Weißwein, mit dem man wieder geizen soll. Bei starkem Durst darf kalter Wein bis zur Tageshöchstmenge von insgesamt einem Liter nachgetrunken werden. Je weniger getrunken wird, um so besser. Zwischen dem Trinken immer wieder trockene Semmeln kauen.

5. Tag = Trockentag
wie am 1. Tag

6. Tag = Kleiner Trinktag
wie am 2. Tag

7. Tag = Großer Trinktag
wie am 4. Tag.

Der Tag nach Abschluß dieser Kur ist wie ein Großer Trinktag anzusehen, nur wird das Mittagessen verändert. Es besteht aus einer Fleischbrühe mit Reis oder aus einer Gemüse-Reis-Suppe.

Am zweiten Tag nach der Kur gibt es zum Frühstück Tee und altbackene Semmeln mit Butter.

Mittags stehen Huhn mit Reis oder Blumenkohl mit Kartoffelbrei und einem weichen Ei auf dem Speiseplan. Nachmittags und abends runden Wein mit Semmeln die Nahrung ab.

Vom dritten Tag an gibt es vegetarische oder gemischte Kost. Weiterhin sind langsames Essen und gutes Kauen anzuraten. Und auch Mäßigkeit im Essen ist ein wichtiges Gebot. In den ersten Tagen wird gegen den Durst noch Wein gegeben, eventuell mit Mineralwasser verdünnt. Später soll jeder Weingenuß ganz unterbleiben.

Schrothkuren sind insbesondere bei chronischen Entzündungen, rheumatischen Erkrankungen, Blasen- und Nierenleiden erfolgreich.

Dreiphasentherapie

☐ Entgiftung
☐ Umstimmung
☐ Regeneration

Diese drei Behandlungsphasen sind das Fundament jeder naturmedizinischen Behandlung.

Entgiftung

Vor Beginn der Behandlung muß der Körper tiefgreifend entgiftet werden, das heißt, alle im Organismus gespeicherten Schadstoffe werden über den Darm, die Niere und durch die Haut abgeleitet. Dazu gehört eine *Spezialbehandlung der Leber,* die voll funktionsfähig sein muß, um ihrer Aufgabe als Entgiftungslabor entsprechen zu können. Zumal dieses lebenswichtige Organ durch die beängstigende Verpestung unserer Umwelt immer größeren Belastungen ausgesetzt ist.

Aber auch die natürlichen Abnutzungserscheinungen können mit fortschreitendem Lebensalter zu einer Leberfunktionsschwäche führen, die keinesfalls übersehen werden darf. Ein Aspekt, dem seitens der Schulmedizin nicht genügend Beachtung geschenkt wird.

Zur *Darmentgiftung* nimmt man bis zu einem Vierteljahr lang regelmäßig eine Dosis Stoffwechselsalz (Glaubersalz), und zwar einen Teelöffel in einem Viertelliter lauwarmem Wasser, morgens nüchtern, eine halbe Stunde vor dem Frühstück. Die Einnahme muß in den ersten beiden Wochen täglich erfolgen, dann vier Wochen lang dreimal wöchentlich, danach nur noch einmal in der Woche. Dabei werden Darm und Körper auch gründlich entsäuert. Während der Kur muß auf überdurchschnittliche Flüssigkeitszufuhr geachtet werden. Mit der Reinigung des Darms vollzieht sich gleichzeitig eine Säuberung des Blutes und des ganzen Körpers. Merkmal: Der Urin ist übelriechend und färbt sich dunkel; ein Zeichen, daß der Körper Schadstoffe ausscheidet.

Bei chronisch kranken Patienten, die oft viele Jahre lang große Mengen an chemischen Arzneimitteln konsumiert haben, werden zur besonders intensiven Darmentgiftung Darmbäder durchgeführt. Dazu benötigt man einen sogenannten Irrigator, der in Apotheken erhältlich ist. Das Gerät wird so über dem Rand der (leeren) Badewanne befestigt, daß es sich etwa 75 Zentimeter über der Hüfte des auf der Seite liegenden Patienten befindet. Am Ende des dazugehörigen Schlauches wird das Darmrohr befestigt.

Für ein Darmbad bereitet man einen Sud aus Kamillenblüten, Angelikakraut und -wurzel, Mariendistelsamen, Ringelblumenblüten und Faulbaumrinde.

Diese Zutaten mischt man zu gleichen Teilen, gibt eine gute Handvoll davon auf einen Liter Wasser und läßt es vier Minuten kochen. Zusätzlich kocht man zwei Eßlöffel Leinsamen in dreiviertel Liter Wasser 20 Minuten. Beides wird durchgeseiht und die Flüssigkeit in den Irrigator gefüllt.

Nachdem der Sud auf 30 Grad abgekühlt ist, wird er dem Patienten durch den Darmrohr-Katheter – vorher einfetten und langsam in den Mastdarm einführen – während einer Stunde langsam und tropfenweise eingeflößt.

Solche Darmbäder führt man anfangs zweimal wöchentlich durch, später alle drei bis vier Wochen.

Speziell zur Entgiftung der *Darmlymphe* sind Umschläge mit Rizinusöl, und zwar ein bis drei Stunden täglich, von großem Nutzen. Dazu taucht man ein dreifach zusammengelegtes Flanelltuch in eine Schüssel mit Rizinusöl, drückt es leicht aus und bedeckt den Bauch damit. Darüber legt man ein trockenes Handtuch und eine Wärmflasche.

Als wichtigste Ausscheidungsorgane bedürfen auch die *Nieren* meist besonderer Entgiftungsmaßnahmen in Form von Tees und anderen Biopräparaten.

Zur Schadstoffableitung durch die *Haut* wendet man Schwitzprozeduren mit schweißtreibenden Tees an. Empfehlenswert ist in diesem Fall ein Gemisch aus Holunder und Lindenblüten zu gleichen Teilen. Auch Saunabesuche sind zu empfehlen. Die Colonics-Therapie und die Dauerbrausenbehandlung (S. 41) sind weitere Methoden zur Entgiftung des Körpers.

Umstimmung

Umstimmung bedeutet die Normalisierung gewisser Organfunktionen. Dazu gehören auch Maßnahmen, die die Selbstheilungskräfte des Körpers anregen, nicht selten mit psychotherapeutischer Unterstützung.

Ein Kapitel für sich – und zwar im wahrsten Sinne des Wortes – ist dabei der Magen und alles, was damit zusammenhängt. Auf diesem Sektor muß zuallererst umgestimmt werden.

Und daran sind wir selbst schuld. Der »zivilisierte« Mensch kennt in der Regel keine Eß- und Kaudisziplin. Er behandelt seinen Magen wie eine Abfallgrube, in die er wahllos alles hineinwirft – ohne Plan und ohne jedes Zeitgefühl.

Leider herrschen auch in Ärztekreisen und unter sogenannten Gesundheitsexperten vielfach immer noch falsche Vorstellungen über die richtige Verteilung von Mahlzeiten und Portionen. So ist beispielsweise die falsche

Auffassung weit verbreitet, man müsse öfter kleine Portionen zu sich nehmen, um den Magen nicht zu belasten.

Richtig ist das genaue Gegenteil! Nach der Nahrungsaufnahme dauert es rund zweieinhalb Stunden, bis der Nahrungsbrei in den Zwölffingerdarm abgewandert ist. Erst der leere Magen kann wieder Säfte zur Nahrungsverarbeitung produzieren, wozu er wiederum etwa zweieinhalb Stunden braucht. Zwangsläufig benötigt der Magen also einen Zeitraum von etwa fünf Stunden, bis er zur Aufnahme der nächsten Mahlzeit bereit ist.

Läßt man ihm diese Zeit nicht, hat das genau die Folgen, die man bei fast 80 Prozent aller Bewohner zivilisierter Länder antrifft: Gastritis, Magenschleimhautveränderungen, Erschlaffung der Muskelwände des Magens bis zur Magenerweiterung und Magensenkung. Häufig treten mehrere solcher Symptome gleichzeitig auf.

Bei den falschen Eßgewohnheiten bleibt die Nahrung länger als normal im Magen und geht in Gärung über. Dabei entstehen Säuren, die ins Blut gelangen und sich in Geweben und Organen als Harnsäure und andere Salze niederschlagen. So kommt es wiederum zu Stauungen, besonders an schwach durchbluteten Körperstellen. Je stärker die Stauung, desto langsamer und mühsamer können Stoffwechselprodukte abgeführt werden.

Umstimmung heißt hier unter anderem Disziplinierung der Eßgewohnheiten: drei Mahlzeiten im Fünfstundentakt. Bei schweren chronischen Krankheiten sollten die Umstimmungsmaßnahmen mit einer Heilfasten-Kur (siehe Seite 72–75) eingeleitet werden.

Zur Behebung von Magensenkungen und Magenerweiterungen werden gezielte Bauchmassagen durchgeführt.

Regeneration

Sinn und Zweck einer echten Regeneration ist es, geschädigte Zellen wieder zu vitalisieren, bevor die Schädigung irreparabel ist. Nach Meinung vieler naturmedizinisch orientierter Therapeuten könnte das geschehen

- [ ] durch Organpräparate, die eine stimulierende Wirkung auf die Zellfunktion haben,
- [ ] mit Hilfe der Thymustherapie (siehe dort), die eine Regenerierung über die allgemeine Steigerung der Abwehrkräfte bewirkt.

In weiten Kreisen der Schulmedizin mißt man dem Begriff Regeneration keine Bedeutung bei. Hier hält man diese wichtige Methode für unwissenschaftlich, ohne sie selbst jemals erforscht und angewendet zu haben.

Das Bundesgesundheitsamt hat injizierbare Fertigarzneimittel, die Frischzellen enthalten, 1988 verboten, weil die gefährlichen Nebenwirkungen solcher Präparate die Vorteile überwiegen. Extrakte aus Frischzellen können jedoch weiterhin von Ärzten und Heilpraktikern angewendet werden.

Edelsteine

Ägypter, Inder, Chinesen, Griechen, Römer und Araber verwendeten verschiedene Arten von Edelsteinen als Heilmittel gegen die unterschiedlichsten Krankheiten. Die *Lithotherapie*, wie die Edelsteinheilkunde heißt, wird auch heute noch vornehmlich in Indien und China praktiziert. Aufgeschlossene Forscher – sowohl Mediziner als auch Biophysiker – aus Europa und Amerika interessieren sich zunehmend für dieses Heilverfahren.

Man weiß heute, daß die meisten Edelsteine Spurenelemente enthalten. Diese geben ja in vielen Fällen den Steinen überhaupt erst ihr schönes Aussehen. Da sind zum Beispiel Mangan, Titan, Chrom, Kobalt, Nickel und Eisen, deren Spuren bei der Vorbehandlung der Edelsteine (pulverisieren, brennen usw.) frei werden. Beachtlich ist der Fluorgehalt des Topas, der Berylliumgehalt des Smaragds, und vom Lapislazuli weiß man, daß er durch Salzsäurebehandlung Schwefel freigibt, also auch im Magen zerlegt werden kann.

Für den deutschen Physiker *Dieter Knapp* sind Edelsteine »Bio-Transmitter«. Mit einer von ihm entwickelten Technik, dem *Colorplate-Verfahren,* fotografierte er die unsichtbare Farbstrahlung der Edelsteine und kam zu dem Ergebnis: »Edelsteine sind verdichtete Farben höchster Intensität – deshalb sind sie besonders gut für Krankheitstherapien geeignet.«

Und so wirken die Edelsteine:

Smaragd
Er hilft bei Kopfschmerzen, Augenleiden, Herzbeschwerden und Neuralgien.

Diamant
Er wirkt als verstärkendes Element für andere Steine. Außerdem hilft er bei Fieber, Keuchhusten, Asthma sowie Mandelentzündung.

Saphir
Er beruhigt das übersensible Nervensystem, lindert Schmerzen und hilft bei Ischias, Hautkrankheiten und Tumoren.

Koralle
Die Koralle gehört – genaugenommen – nicht zu den Edelsteinen, weil sie organischer Herkunft ist. Sie wird aber vornehmlich bei Leberstörungen angewendet und hilft auch gegen Magenschmerzen.

Topas
Er hilft bei Schlafstörungen, Halsentzündungen, Masern und Windpocken.

Amethyst
Er hilft bei Konzentrationsschwierigkeiten und Streß. Bei seelischer Erschöpfung schafft er Ausgleich und sorgt für innere Stabilität.

Bernstein
Auch der Bernstein ist kein Stein, sondern organischer Herkunft. Aber wie die Koralle wird er von alters her für medizinische Zwecke verwendet. Er hilft bei Ohrenschmerzen, Bauchweh, Nierenleiden und Rheuma.

Perle

Wie Koralle und Bernstein ist die Perle organischer Herkunft, wird aber wie die Edelsteine auch in der Medizin verwendet. Sie hilft beispielsweise dem Organismus, mehr Feuchtigkeit aufzunehmen. Außerdem wirkt sie lindernd bei Bronchitis, Fieber, Rheuma und Gallensteinen.

Rubin

Er aktiviert die Blutzirkulation, hilft bei niedrigem Blutdruck, bei Schwäche und Müdigkeit.

Granat

Er stärkt das Herz und hilft bei Kreislaufbeschwerden.

Der therapeutische Gebrauch von Edelsteinen wird von den Ärzten unterschiedlich gehandhabt. Einige empfehlen, ein Stück des betreffenden Edelsteins an einer ins Auge fallenden Stelle der häuslichen Umgebung oder des Arbeitsplatzes des Patienten aufzubewahren; andere halten es für wirksamer, wenn der Patient den Edelstein bei sich trägt. Die Meinungen gehen auch darüber auseinander, ob der Edelstein in direktem Kontakt mit der Haut getragen werden soll oder über der Kleidung in Form einer Brosche oder eines Anhängers. Eine weitere Schule vertritt die Ansicht, der Edelstein solle in ein Gefäß mit reinem Wasser gelegt werden, aus dem der Patient trinkt.

Elektroakupunktur

Daß es sich hier um eine moderne, technische Version der jahrtausendealten chinesischen Akupunktur handelt, sagt schon der Name.

Entsprechend bildet das Wissen von den im Körper kreisenden Energieströmen auch das Fundament der neuen Methode. Wer sich mit ihr beschäftigt, muß zwangsläufig die traditionelle kennen. Er muß über das System der Meridiane mit ihren Akupunkturpunkten, die über die Nervenbahnen – sozusagen per Direktleitung – mit den Organen und Lebensfunktionen des Körpers verbunden sind, Bescheid wissen. Ebenso unerläßlich ist die Kenntnis über die diversen Therapiemöglichkeiten mit der Nadelstichmethode.

Der schwäbische Arzt Dr. Reinhold Voll aus Plochingen bei Stuttgart war ein erfahrener Akupunkteur mit großem technischem und handwerklichem Geschick. In den 50er Jahren entwickelte er ein Gerät, bei dem statt der Nadeln eine Elektrode elektrische Impulse aussendete.

Damit war der elektrische Widerstand in den Akupunkturpunkten meßbar geworden. Entsprach er nicht den Normalwerten, war das dazugehörige Organ nicht gesund. Mit genau dosierbaren Stromimpulsen konnte man über das vegetative Nervensystem heilend auf die erkrankten Organe einwirken.

Der Erfinder nannte seine Methode, mit der eine elektrisch-physikalische Selbstregulation möglich geworden ist, *Elektroakupunktur nach Voll* (EAV).

Erstaunlich ist nicht zuletzt die Fähigkeit des EAV-Gerätes, erkrankte und in ihrer Funktion geschwächte Organe in Sekundenschnelle anzuzeigen. Außerdem spürt es verborgene Störfelder und Krankheitsherde, beispielsweise an den Mandeln, im Kieferbereich oder an alten Narben auf, so daß man ohne Übertreibung von einem gewaltigen Fortschritt auf dem Gebiet der Diagnostik sprechen kann.

Therapeutisch hat sich die EAV insbesondere bei solchen Erkrankungen als wirksam erwiesen, die ganz oder teilweise vom Zustand des vegetativen Nervensystems beeinflußt werden. Dazu gehören unter anderem chronische Kopfschmerzen, vegetative Dystonie, Migräne, diverse Neurosen und Depressionen. Doch auch bei Alkohol-, Nikotin-, Drogen- und Medikamentensucht wird der »elektrische Zauberstab« mit großem Erfolg angewendet.

Informationen:

Internationale medizinische Gesellschaft
für Elektroakupunktur nach Dr. Voll
Weinstraße Süd 45
67098 Bad Dürkheim

Elektrotherapie

Naturmedizinisch orientierte Ingenieure und Gerätebauer haben – wie das Beispiel Elektroakupunktur zeigt – mit neukonstruierten Apparaturen großen Anteil an den oft spektakulären Heilerfolgen der naturmedizinischen Therapeuten. Da rein technische Erläuterungen nicht Aufgabe dieser Publikation sind und außerdem sehr spezielles Wissen erfordern, beschränken wir uns hier auf einige Beispiele.

Das *Microthermgerät* erzeugt mit Mikrowellen, die auch das Fettgewebe durchdringen, heilungsfördernde Tiefenwirkungen.

Sonomat II nennt sich ein neues *Ultraschall-Massagegerät*, das sich unter anderem in der Neuraltherapie (siehe dort) und in der Reflexzonentherapie (siehe dort) als überaus nützliches Hilfsmittel erwiesen hat.

Vielfältige Anwendungsmöglichkeiten bietet der *Galvamat II* mit einem optimalen Stromprogramm, besonders bei Rheuma, Durchblutungsstörungen und Neuralgien.

Farbakupunktur

Wieder eine neue Variante der altchinesischen Nadelheilkunst, auf der ja auch die schon vorgestellten Methoden der Akupunktur-Massage und der Elektroakupunktur basieren.

Auch bei der Farbakupunktur braucht man keine Nadeln. Statt dessen bestrahlt man die Akupunkturpunkte mit farbigem Licht.

Daß jede Farbe ihre eigene Wellenlänge hat und auf spezifische Weise auf den Organismus einwirkt, entdeckte der Bruchsaler Techniker Peter Mandel bei Versuchen in seinem Forschungsinstitut.

- Blau beispielsweise beruhigt, senkt das Fieber und den Blutdruck, kühlt und erfrischt.
- Orange hilft gegen Depressionen, regt den Lymphkreislauf an, fördert die Nieren- und Gallefunktion.
- Rot stärkt Herz, Atmung und Vitalität. Es beseitigt Durchblutungsstörungen.
- Gelb mobilisiert Geist und Drüsentätigkeit, wirkt auf Leber, Magen und Darm.
- Grün hat einen besonderen Heileffekt auf die meisten chronischen Krankheiten.

Farbakupunktur ist die optimale Ergänzung der Kirlianfotografie (siehe dort).

Frischzellentherapie

Von allen Methoden der modernen Naturmedizin ist die Zelltherapie die mit Abstand umstrittenste. Ihr Entdecker, Professor Dr. Paul Niehans, war unter den für die Entwicklung der modernen Naturmedizin wichtigen Persönlichkeiten unzweifelhaft die spektakulärste.

Paul Niehans wurde verehrt, umjubelt, dankbar gepriesen und mit allerhöchsten Ehrungen bedacht – gleichzeitig aber verhöhnt, verlacht, verspottet und erbittert angefeindet. Aber niemals zuvor ist auch eine Behandlungsmethode von Geschäftemachern im weißen Kittel derart hemmungslos ausgebeutet worden wie die Frischzellentherapie.

Ihre Entdeckung ging unter wahrhaft dramatischen Umständen vor sich:

Am Abend des 1. April 1931 passierte einem jungen Chirurgen in einem Krankenhaus am Genfer See ein Mißgeschick. Während einer Kropfoperation an einer 60jährigen Bäuerin – normalerweise ein Routineeingriff – verletzte er die Nebenschilddrüsen. Das Schlimmste, das passieren konnte, denn der Ausfall dieser kaum erbsengroßen Organe ist gleichbedeutend mit einem Todesurteil für den Patienten.

Um nichts unversucht zu lassen, rief der Chef des Unglücksraben seinen Kollegen Dr. Niehans an, der ganz in der Nähe eine Privatklinik betrieb. Der 49jährige experimentierte seit einiger Zeit mit Transplantationen tierischer Drüsen. Vielleicht gab es den Hauch einer Chance, das Leben der Patientin mit Hilfe einer solchen Organverpflanzung zu retten.

Dr. Niehans war sofort bereit, den Versuch zu wagen. Als man ihm die Frau jedoch in den Operationssaal brachte, bereute er seinen Entschluß sofort, denn ganz offensichtlich befand sie sich bereits im Koma. Sie konnte nur noch Minuten, höchstens wenige Stunden zu leben haben. Keinesfalls reichte die Zeit aus, die Nebenschilddrüsen eines frisch geschlachteten Kalbes zu verpflanzen, wie er es vorgehabt hatte.

In dieser praktisch hoffnungslosen, dramatischen Situation handelte Dr. Niehans rein impulsiv und gegen jede ärztliche Erfahrung. Er wollte nur nicht tatenlos zusehen müssen, wie ein Mensch vor seinen Augen starb. Hastig zerkleinerte er das tierische Transplantat und verrührte es in einer Kochsalzlösung. Dann injizierte er das Gemisch in den Brustmuskel der Patientin. Es war – wie schon gesagt – eine reine Verzweiflungstat.

Was dann geschah, hatte Niehans selbst nicht zu hoffen gewagt: Die Patientin überlebte nicht nur, sie wurde wieder vollkommen gesund und starb erst kurz nach ihrem 90. Geburtstag.

So entdeckte Dr. Niehans mehr oder weniger durch Zufall die Frischzellentherapie. Die Tatsache, daß man mit Injektionen tierischer Organe Heileffekte erzielen konnte, widersprach zwar allen Erkenntnissen der medizinischen Wissenschaft, dessenungeachtet blieb es jedoch eine Tatsache.

Niehans konnte selbst nie genau erklären, wie die Heileffekte zustande kamen. Fest stand allerdings für ihn, daß die eingespritzten Organzellen unter bestimmten Voraussetzungen zur Regeneration beschädigter oder geschwächter Organe fähig waren. Alles andere war für ihn von zweitrangiger Bedeutung. Hauptsache, seine Therapie heilte.

Von da an lebte er zwischen zwei Extremen. Da war einerseits die sogenannte offizielle Schulmedizin, vertreten von Standesfunktionären, Lehrstuhlinhabern und Gesundheitsbehörden. Die Urteile aus diesem Lager waren durchweg negativ bis vernichtend, schwankten zwischen Warnung und Verdammung.

Zu Tausenden formierten sich andererseits die Niehans-Bewunderer, die durch seine Frischzellentherapie von schwerer, unheilbar scheinender Krankheit genasen. Nicht zu vergessen die, bei denen die Organspritze unübersehbar als Altersbremse gewirkt hatte. Sie alle sahen in Niehans verständlicherweise so etwas wie einen Wunderdoktor, dem sie uneingeschränkte Bewunderung und Dankbarkeit zollten.

Der für die Weltöffentlichkeit sensationellste Heilungsfall und damit der ganz große Durchbruch für die Frischzellentherapie und ihren Entdecker geschah 1954, und der Patient war kein Geringerer als Papst Pius XII.

Das Oberhaupt der katholischen Kirche war mehr tot als lebendig, als Niehans in die päpstliche Sommerresidenz Castel Gandolfo gerufen wurde. Pius XII. litt unter ständigem Erbrechen, er spuckte Blut und mußte künstlich ernährt werden. Zudem quälte ihn ein krampfartiger Schluckauf. Der 77jährige war zum Skelett abgemagert und fand keinen Schlaf. Die von überallher angereisten Spezialisten waren ratlos.

Dr. Niehans injizierte dem Heiligen Vater Frischzellen, und etwa fünf Wochen später konnte dessen Umgebung nur noch über die Veränderung staunen, die mit dem Patienten vor sich ging. Er aß und schlief wieder, der Schluckauf war weg, sein Allgemeinzustand besserte sich rapide bis zur vollständigen Genesung.

Seit vielen Jahren habe der Papst sich nicht so wohl gefühlt, hörte man aus dem Vatikan. Und nicht nur das, er fühle sich auch insgesamt jünger und vitaler. Aus Dankbarkeit ernannte er Niehans zum Mitglied der Päpstlichen Akademie der Wissenschaften, als Nachfolger des verstorbenen Penicillin-Entdeckers Sir Arthur Fleming.

Mit dieser Tat waren Niehans und die Frischzellen

sozusagen zu »Lieblingskindern« der Weltpresse geworden. Mit der beinahe zwangsläufigen Folge, daß es geradezu Mode wurde, sich die wohltätigen Organpräparate einspritzen zu lassen. Vorneweg (natürlich) die Mächtigen, Reichen und Berühmten dieser Erde, unter ihnen Konrad Adenauer, Charles de Gaulle, Winston Churchill, Theodor Heuss, König Ibn Saud, der Herzog und die Herzogin von Windsor, Aga Khan und die Begum, Mitglieder des japanischen Kaiserhauses, Fürst Rainier von Monaco, Herzchirurg Christian Barnard, Somerset Maugham, Thomas Mann, Wilhelm Furtwängler, Charlie Chaplin, Marlene Dietrich, Leni Riefenstahl, Maria Schell, Brigitte Mira, Marika Rökk, Herbert von Karajan, Anneliese Rothenberger, Inge Meysel, Willy Millowitsch, Fritz Walter, Helmut Schön, Franz Beckenbauer.

Es konnte nicht ausbleiben, daß Frischzellen-Sanatorien und Therapeuten wie Pilze aus dem Boden schossen. Angelockt vor allem vom großen Geld, das mit der Niehans-Methode zu verdienen war. Und zwangsläufig besaßen nur wenige unter ihnen die notwendige fachliche Qualifikation zu ihrer Anwendung.

Gerade die Scharlatane unter ihnen waren dafür wahre Meister auf der Reklametrommel. Mit Werbeslogans wie »Jugend aus der Spritze« und »Acht Piekser in den Po – und du bist fit« entfesselten sie einen regelrechten Rummel, der ihnen zu Millioneneinnahmen verhalf.

Daß es durch fehlendes Fachwissen und unsachgemäße Anwendung der Methode hin und wieder zu schweren Zwischenfällen – beispielsweise in Form von Eiweißschocks, Infektionen und ähnlichem – kam, lieferte den Frischzellengegnern zwar neue Munition, wurde jedoch von der breiten Öffentlichkeit kaum zur Kenntnis genommen. Dafür spricht schon allein die Tatsache, daß sich in den vergangenen 30 Jahren rund fünf Millionen Menschen mit Frischzellen behandeln ließen.

Bis zu seinem Tod im Alter von 89 Jahren bemühte sich

Professor Niehans ständig um neue Erkenntnisse und Wirkungsnachweise seiner Therapie. Dabei unterstützten ihn Ärzte in aller Welt, die wie er vom segensreichen Effekt dieser Frischzellen überzeugt waren. Und zwar war dieser Effekt immer dann zu erwarten, wenn im Körper des Patienten noch regenerationsfähige Zellen in ausreichender Menge vorhanden waren oder krankes und geschädigtes Gewebe wieder vitalisiert werden konnte.

Die Therapie wurde durchgeführt:
- zur Regeneration und Vitalisierung,
- bei streß- und altersbedingten Abbauerscheinungen,
- bei veranlagungsbedingten Schädigungen und Leistungsminderungen,
- bei krankheitsbedingten Organschäden,
- bei Geschwulstbehandlungen als Begleittherapie zur Stärkung der Abwehrkräfte.

Als ideale Frischzellenspender erwiesen sich speziell für diese Zwecke gezüchtete gefleckte Bergschafe, die eine besonders robuste und vitale Konstitution besitzen. Außerdem sind sie äußerst widerstandsfähig gegen Witterungseinflüsse und Infekte aller Art. Von allen Säugetieren hat diese Schafgattung die weitaus geringste Veranlagung zum Krebs.

Während der Aufzucht werden die Tiere vor allen ungünstigen Umwelteinflüssen wie zum Beispiel Straßenstaub, Abgasen, chemischen Futtermittelzusätzen usw. geschützt, um nachteilige Auswirkungen auf Wachstum, Entwicklung und Gesundheitszustand zu vermeiden.

Zur Therapie werden frische, zerkleinerte Organ- und Gewebeteilchen von noch nicht geborenen Tieren unmittelbar nach der Schlachtung und ohne Zwischenschaltung von Konservierungsverfahren verwendet.

»Frischzellentherapie«, erklärte Professor Dr. Siegfried Block, Niehans-Schüler, Präsident der Gesellschaft für

Frischzellentherapie und Sanatoriumschef, »ist ein biologisches Behandlungsverfahren, das durch fetales und jugendliches Ersatzmaterial echte Reparaturvorgänge in verschiedenen Organbereichen und somit eine Revitalisierung ermöglicht.«

Im August 1987 erreichte die Auseinandersetzung zwischen Anhängern und Gegnern der Frischzellentherapie einen neuen Höhepunkt. Auf Drängen der Gegner nahm das Berliner Bundesgesundheitsamt Todesfälle im Umkreis der Therapie zum Anlaß, die Behandlung mit gefriergetrockneten Tierzellpräparaten – eine Methode, die Niehans noch selbst entwickelt hatte – zu verbieten. Einige Bundesländer erweiterten das Verbot auch auf die Frischzellen.

Sollte es zu einem endgültigen Verbot aller Zelltherapeutika kommen, so ist mit Sicherheit nicht die Therapie des Professors Niehans die Hauptschuldige. Schuld sind dann vielmehr jene Ärzte und Heilpraktiker, die sich seiner Methode ohne eigenes fundiertes Fachwissen bedient haben, um sich damit zu bereichern.

Von dieser Personengruppe ist inzwischen tatsächlich so Haarsträubendes bekanntgeworden, daß man sich wundern muß, warum der Gesetzgeber ihrem Treiben nicht schon längst ein Ende gesetzt hat. Beispielsweise wurden in Schlachthöfen aus unkontrollierten Tieren Organe entnommen, ohne besondere Sicherheitsvorkehrungen verarbeitet und den Patienten eingespritzt.

Vorwürfe solcher Art kann man den seriösen Frischzellen-Therapeuten nicht machen. Und wenn sie auch nicht »wissenschaftlich exakt« erklären können, wie ihre Kuren wirken – den Patienten kümmert das nicht. Er ist nur daran interessiert, daß sie wirken.

Gesundes Denken

Neuesten Untersuchungen zufolge haben mindestens 60 Prozent aller akuten und chronischen Krankheitsfälle überwiegend *seelische* Ursachen. Tatsächlich aber dürfte dieser Prozentsatz noch weit höher liegen. Denn auch Dr. W. Brubaker von der berühmten Mayo-Klinik in Rochester/USA stellte fest, daß die weitaus meisten Krankenhauspatienten an seelisch bedingten Krankheiten leiden.

Demnach brauchen Millionen Kranke weniger den Arzt als vielmehr eine totale Änderung ihrer Denkweise! Und solange diese nicht stattgefunden hat, ist ihnen nicht oder nur sehr unvollkommen zu helfen.

Nur die wenigsten von uns wissen jedoch, daß wir die Einstellung unseres Denkens selbst bestimmen können.

Das größte Geschenk der Natur an den Menschen ist die Fähigkeit, sich sein eigenes, ganz persönliches Bild von seiner Umwelt zu machen. Es unterliegt seinem freien Willen, mit welcher Art von Gefühlen, Gedanken, Emotionen er auf Menschen, Dinge oder Ereignisse reagiert.

Charakter, Schicksal und Gesundheit werden davon geprägt, wie der Mensch sich jeweils entscheidet: für Zorn oder Gelassenheit, Abneigung oder Sympathie, Furcht oder Zuversicht, Mißmut oder Heiterkeit, Aggressivität oder Freundlichkeit, Eifersucht oder Vertrauen, Überdruß oder Aufgeschlossenheit, kleinmütige Ängstlichkeit oder gesundes Selbstbewußtsein, engstirnige Selbstgerechtigkeit oder Toleranz, Streitsucht oder Friedfertigkeit, Griesgrämigkeit oder Fröhlichkeit. Immer hat er die Wahl zwischen mehreren Möglichkeiten.

Die meisten Menschen sind sich dieser Entscheidungsfreiheit – wie gesagt – nicht bewußt. Erst recht aber wissen
sie nichts über die Auswirkungen ihrer jeweiligen Denkweise.

Denken ist Energie. Positives Denken bewirkt positive
Reaktionen im Organismus, negatives Denken zwangsläufig das Gegenteil.

Haß, Neid, Eifersucht, Frustrationen, Angst, Ärger,
Kummer, Sorge, Aggressionen, Geiz, Minderwertigkeits-
gefühle, übertriebener Ehrgeiz, Streß, Hetze, Unzufrie-
denheit, Geldgier und dergleichen lösen chemische Prozesse im Organismus aus. Daraus entstehen die berüchtigten Seelengifte, die gefährlichsten Feinde des Menschen.
Viele sind heute überzeugt, daß diese Gifte *(Homotoxine)*
auf die Entstehung und den Verlauf körperlicher Krankheiten Einfluß haben. Die Medizin nennt solche Leiden
psychosomatisch. Viele von ihnen nehmen in der Statistik
der Todesursachen Spitzenplätze ein.

Wer gesund werden, sein und bleiben möchte, muß sich
zu positivem Denken erziehen. Die Kräfte, die er dabei
aktiviert, werden darüber hinaus seine gesamten Lebensumstände grundlegend verbessern.

Entscheidungsfreiheit ist aber nur ein Teil des wunderbaren Geschenks der Natur. Der andere und nicht weniger wichtige Teil besteht in der schöpferischen Phantasie,
die jedem Menschen innewohnt.

»Die Vorstellung regiert die Welt!« Dieser Satz, den
Kaiser Napoleon Bonaparte häufig zitierte, bedeutet, daß
sich der Mensch kraft seines Vorstellungs- und Wunsch-
vermögens sein eigenes Weltbild schaffen kann. Ob dies
für seine Person positiv oder negativ ausfällt, unterliegt
seinem freien Willen.

Man kann den Menschen mit einem genial konstruierten Computer vergleichen. Er ist »einstellbar«, das heißt,
er ist das Ergebnis der Informationen, die er seiner Psy-
che eingegeben hat. In seinem ureigensten Interesse muß

er sich darüber klar sein, daß sein Schicksal im weitesten Sinn von der Qualität dieser Informationen abhängt. Gelingt es ihm, seine Denk- und Verhaltensweisen konsequent positiv auszurichten, wird sich das entsprechend günstig auf seine Lebensqualität auswirken. Bei vorwiegend negativer Einstellung tritt dagegen zwangsläufig das Gegenteil ein.

Das dramatische Beispiel für die unheilvolle Wirkung der Seelengifte ist der Herzinfarkt. Für die Schulmedizin gab es noch in den 70er Jahren keinen Zweifel über die Urheber dieser Todesart: Bluthochdruck, falsche Ernährung, Rauchen, Alkoholmißbrauch, Sauerstoff- und Bewegungsmangel, Übergewicht und schließlich der mehr oder weniger übliche Berufsstreß.

Viele der Gefährdeten – insbesondere Manager aus Politik und Wirtschaft sowie Funktionäre des öffentlichen Lebens – befolgten die eindringlichen Warnungen der Ärzte. Sie aßen und tranken nur noch mäßig oder hielten sogar Diät, sie stellten das Rauchen ganz oder teilweise ein, sie kontrollierten ihr Gewicht und brachten sich mit Tennis, Golf, Schwimmen und Jogging körperlich in Form. Bei solcher Fitneß, dessen war man sicher, würde der mit Spitzenpositionen verbundene Streß leicht zu verkraften sein.

Nachdem so die Weichen in Richtung auf ein langes, beschwerdefreies und leistungsbetontes Leben gestellt schienen, geschah das Unerwartete: Wie der sprichwörtliche Blitz aus heiterem Himmel schlug der Infarkt bei einer Vielzahl der erst 50- bis 60jährigen zu. Trotz gewissenhafter Vorsorge und ohne jedes Warnzeichen.

Für dieses erschreckende Phänomen gab es nur eine plausible Erklärung: Die Herzspezialisten mußten sich geirrt haben. Entweder ihre millionenfach veröffentlichten Vorbeugungsappelle waren unsinniges Gerede, oder aber sie hatten den allen Statistiken zufolge gefährlichsten Herzkiller bisher unterschätzt.

Die Antwort kam von den Ärzten aus dem Bereich der Psychosomatik. Diese noch junge Wissenschaft beschäftigt sich mit den Wechselwirkungen zwischen Körper und Seele. Und das unmißverständliche Ergebnis ihrer Forschungen lautete: Killerfaktor Nummer eins für das menschliche Herz sind die Auswirkungen seelischer Belastungen – Psychostreß! Vielfach wird seine Gefährlichkeit sogar höher eingeschätzt als die aller anderen Risikofaktoren zusammen.

Daraus ergibt sich als Nutzanwendung: Alle ärztlich empfohlenen Vorbeugungsmaßnahmen sollten von einem systematischen Streßabbau-Programm begleitet werden. Voraussetzung dafür ist eine positiv eingestellte Denkweise. Besonders wichtig ist dabei, zu einer inneren Ruhe und Gelassenheit zu finden, Lebensfreude, Harmonie und Zufriedenheit anzustreben.

Für alle, die sich ihrer Entscheidungsfreiheit und der sich daraus ergebenden Konsequenzen nicht bewußt waren und sich bisher einfach treiben ließen, wird die Umstellung ihrer Denkweise zweifellos Schwerarbeit bedeuten. Andererseits gibt es nichts Beglückenderes und Lohnenderes als den Erfolg solcher Arbeit an sich selbst.

Einige »Gebrauchsanweisungen« als Hilfestellung und Ermunterung für die Arbeit an sich selbst:
- Schaffen Sie sich ein positives Bild von der eigenen Persönlichkeit. Wenn Sie nicht mit sich zufrieden sind, wer soll es dann sein? Sie müssen sich selbst lieben lernen.
- Das gleiche gilt für Ihre Familie, Ihre engere und weitere Umwelt, Kollegen, Vorgesetzte, Ihren Beruf. In diesem Bereich entstehen zwangsläufig die meisten Menschengifte *(Homotoxine)*. Empfinden Sie Lust, Liebe, Freude an allem, was nicht zu ändern ist. Aber versuchen Sie, alles Unerträgliche zu ändern.
- Diese Welt ist nicht vollkommen und wird es – allen

Weltverbesserern zum Trotz – auch nie werden. Machen Sie also das Beste aus Ihrem Leben!

- Fehler machen wir alle. Aber tragen Sie diese nicht mit sich herum. Vergessen Sie sie einfach, nachdem Sie Ihre Lehre daraus gezogen haben.

- Angst und Sorge sind die nutzlosesten und schädlichsten Empfindungen. Meiden Sie dies wie die Pest. Jedes Problem muß sachlich und ohne Emotionen gelöst werden.

- Die beste Medizin für Ihr Herz: Nehmen Sie sich nichts zu Herzen, was Ihren Lebensmotor belasten könnte.

- Auch Ärger schadet nur. Glauben Sie nicht an die törichte Redensart vom »Krach, der die Atmosphäre reinigt«. Jede Art von Streit vergiftet Ihre Umwelt und Ihren Organismus.

- Geben Sie Ihrem Leben einen Inhalt. Nehmen Sie es nicht passiv hin, sondern erfüllen Sie es mit geistiger und körperlicher Aktivität.

Heilfasten

Um die Milliardenbeträge für unser Gesundheitssystem, das viel eher ein Krankheitssystem ist, zu rechtfertigen, verweist die offizielle Schulmedizin häufig auf die in unserem Jahrhundert »beachtlich angestiegene Lebenserwartung«.

Lassen Sie sich jedoch nicht täuschen: Das gepriesene längere Leben bedeutet in der Regel nur, daß Sie ein paar Jahre länger krank sein dürfen.

Eine der Hauptursachen jener Zivilisationskrankheiten, die inzwischen an 80 Prozent aller Todesfälle schuld sind, ist die Umweltvergiftung. Darunter versteht man nicht nur die Schadstoffe aus der Außenwelt, gegen die der einzelne Bürger mehr oder weniger machtlos ist. Eine ebenso verhängnisvolle Rolle spielen jene Gifte, die den Organismus in Form von Krankheiten und den dazugehörigen Arzneichemikalien belasten.

Die schulmedizinische Therapie ist auf Unterdrückung von Krankheitssymptomen ausgerichtet. Dadurch wird die natürliche Ableitung der Krankheitsgifte durch die körpereigene Abwehr unterbunden, die Krankheitsursache bleibt oft unbehandelt. Zusätzlich werden durch Medikamenteneinnahme dem Körper Schadstoffe zugeführt. Langsam, aber sicher wird so der Mensch zur wandelnden Giftmüllhalde. Zwangsläufig entstehen chronische Krankheiten, die häufig zu Siechtum und Tod führen und nach Meinung der konservativen Schulmedizin schicksalhaft und unabänderlich sind.

Die modernen Naturheilmethoden machen es jedoch möglich, einen Großteil solcher Leiden zu heilen oder zumindest günstig zu beeinflussen. Dazu sollte der Organismus zuerst von allen Schadstoffen befreit werden, die sich in ihm abgelagert haben.

Dies erreicht man am wirkungsvollsten mit einer *Heilfastentherapie* unter ärztlicher Aufsicht.

Fasten ist eine Ganzheitstherapie, die den Körper radikal entschlackt, das Gewicht drastisch reduziert, Krankes schwinden läßt und Gesundes kräftigt.

Am Ende werden in der Regel ein völlig neues Lebensgefühl registriert, neue geistige und körperliche Frische, Vitalität und Spannkraft.

Gefastet wird in Spezialkliniken unter ärztlicher Aufsicht, betreut von fachlich geschultem Personal. Niemals allein zu Hause fasten, das wäre zu riskant.

Die Heilfastenkur beginnt in der Regel mit zwei Obsttagen, die der gründlichen Darmreinigung dienen. Eine größere Menge Glaubersalz zum Abführen beendet diese Phase am dritten Tag.

Von da an bekommt der Fastende nur noch mit etwas Honig gesüßten Kräutertee und jeden Mittag eine Gemüsebrühe. Die notwendigen Mineralstoffe, Vitamine und was der Körper sonst noch braucht, erhält er zusätzlich.

Da einem Gutes normalerweise nie einfach so in den Schoß fällt, ist auch diese Therapie mit einigen Strapazen verbunden. Zumindest am Anfang und am Ende.

Die Zeit des Fastens, in der der Magen seine Erwartungen auf Null geschaltet hat, ist eigentlich gar nicht so schlimm. Zumal der Fastende durch das Verschwinden seiner Pfunde abgelenkt wird. Dies geschieht auf recht eindrucksvolle Weise: In der ersten Woche beträgt der Gewichtsverlust bis zu einem Kilo täglich, in der zweiten ein Pfund, in der dritten immerhin noch ein halbes.

Am schwierigsten wird es am Schluß beim sogenannten Fastenbrechen, da dies innerhalb sehr kurzer Zeit der zweite radikale Eingriff in die Körperfunktionen ist.

Wann dies zu geschehen hat, muß der Arzt auf Grund seiner Erfahrung entscheiden.

Der richtige Zeitpunkt ist von Patient zu Patient verschieden und für den Erfolg der Kur von größter Wichtigkeit.

Wer sich jedoch unter Fastenbrechen einen knusprigen Schweinsbraten mit der dazugehörigen Maß Bier vorstellt, der irrt gewaltig. Die Umstellung auf normale Kost muß vielmehr langsam nach einem speziellen Diätplan vollzogen werden, wenn die Strapazen einen Sinn gehabt haben sollen.

Bei vielen chronischen Krankheiten, denen mit konservativen Behandlungsmethoden nicht beizukommen war, hat sich die Heilfastenkur als helfende Therapie erwiesen. Dies gilt insbesondere auch für die Krankheiten der zweiten Lebenshälfte, die ja nichts anderes als chronische Zivilisationskrankheiten sind.

In diesen Fällen kann es während der Fastenkur auch zu krankhaft scheinenden Reaktionen kommen. Sie entstehen durch die enormen Mengen von Stoffwechselschlacken und Giftablagerungen, die, nun ins Blut geschwemmt, unschädlich gemacht und ausgeschieden werden müssen. Der Arzt sieht in solchen »Heilkrisen« einen erfreulichen Beweis für die wiedererstarkte Abwehr des Patienten.

Doch die Kur besteht nicht nur aus dem Fasten. Es gehört vielmehr ein differenziertes Begleitprogramm dazu, das den Wert und die Wirkung des Fastens noch vervielfacht. Medizinische Bäder, Packungen, Massagen sowie Wickel, Inhalationen und Bestrahlungen sind wichtige Bestandteile dieser Kur. Gymnastik und psychische Betreuung, meist autogenes Training, gehören ebenso dazu.

Vor allem weibliche Patienten sind glücklich über die Möglichkeit, gezielt abnehmen zu können, das heißt an den richtigen Stellen. Bewirkt wird dies durch Injektionen des Wirkstoffs HCG, der aus dem Urin schwangerer Frauen gewonnen wird. Die Fettpolster an Oberschenkeln, Hüfte und Taille werden zuerst abgebaut – bei Männern an Brust, Bauch und Gesäß. Auf diese Weise lassen sich unerwünschte Folgen des Fastens wie eingefallene Wangen, Gesichtsfalten oder schlaff gewordene Brüste vermeiden, da die »normalen« Fettreserven nicht angetastet werden.

Heilschlaf

Die gesundheitsfördernden Eigenschaften des Schlafes sind seit Jahrtausenden bekannt. »Schlaf dich gesund«, wünscht deshalb die besorgte Mutter ihrem kranken Kind.

Schlaf als bewußt eingesetztes und vom Arzt dosiertes Therapiemittel hat sich neuerdings bei vielfältigen Krankheitserscheinungen und Störungen als wirksam erwiesen. Besonders dann, wenn die Ursache in einer Störung des vegetativen Nervensystems besteht, einer sogenannten *vegetativen Dystonie.*

In diesen Bereich gehören unter anderem Kreislaufstörungen, Blutdruckschwankungen, Kopfschmerzen, Schwindelgefühle, Leistungsabfall, Schlafstörungen, Nervosität, Herz-, Magen- und Darmstörungen.

Eine Heilschlaf-Kur kann nur unter erfahrener ärztlicher Aufsicht in einer Spezialklinik beziehungsweise in einem Sanatorium durchgeführt werden. In der Regel dauert sie drei bis vier Wochen.

»Hildegard-Medizin«

Unter dem Namen »Hildegard-Medizin« oder »Kloster-medizin« erlebt die Pflanzenheilkunde des Mittelalters heute eine Blüte. Sichtet man kritisch diese Rezepte gegen Krankheiten und Gesundheitsstörungen, so stellt man erstaunt fest, daß viele von gelehrten Nonnen und Mönchen des Mittelalters niedergeschrieben wurden. Wendet man sie heute an, ist ihr Erfolg oft verblüffend.

Mit diesen Therapie-Wundern befaßten sich beispielsweise Wissenschaftler der Münchner Universität. Sie wollten herausfinden, wie vernünftig und richtig die Empfehlungen der Klostermedizin aus heutiger Sicht sind. Sie führten deshalb mit Hilfe modernster Computer ein ungewöhnliches Experiment durch:

Zuerst speicherten Datenerfasser die Inhaltsstoffe der Heilpflanzen, die in den zum Teil jahrhundertealten Schriften der Klostermedizin genannt werden; danach fütterten sie den Computer mit bestimmten Textstellen aus uralten Büchern, die Therapievorschläge enthalten.

Die Auswertung des so zusammengestellten Datenmaterials brachte ein für viele überraschendes Ergebnis: Zu 80 Prozent waren die Therapievorschläge auch nach unserem heutigen Wissensstand richtig!

Im Zusammenhang mit den Rezepten der heiligen Hildegard von Bingen kam man zu ähnlichen Ergebnissen. In vielen Fällen konnte so die moderne Labormedizin den Nachweis der Wirksamkeit von Naturstoffen erbringen, die bereits in Hildegards Rezeptbüchern verzeichnet sind.

So empfahl die Äbtissin zum Beispiel gegen Schmerzen in der Lebergegend die »Mariendistel« *(Silybum marianum)*. Heute wird aus der Distel der Wirkstoff Silibinin isoliert, der – frühzeitig gegeben – eine so starke Schutzwirkung hat, daß er sogar gegen das organzerstörende Gift des Knollenblätterpilzes hilft.

»Eßt Bibernellen und Baldrian – so geht euch die Pest nicht an« – diesen Rat gaben nach einem alten Volksmärchen geheimnisvolle Geister der Bevölkerung im oberfränkischen Staffelbach, als dort seinerzeit die Seuche drohte. Die Bibernelle *(Pimpinella saxifraga)* ist ebenfalls ein von der heiligen Hildegard empfohlenes Kraut. Vor allem bei Verdauungsbeschwerden soll der aus den Wurzeln dieser Pflanze gebraute Tee helfen.

Die Brennessel *(Urtica urens)* wurde in gekochter Form von Hildegard bei Lähmungserscheinungen verordnet. Sie wurde auch als Wurmmittel und Tiermedizin und – mit Dill und Liebstöckel zusammen – gegen Lungenschmerzen empfohlen. Auch zur Steigerung der Liebesfähigkeit sollte sie beitragen.
Die moderne Wissenschaft empfiehlt die Brennessel heute vor allem als Tee zur Förderung der Harnbildung.

Bei der Brunnenkresse *(Nasturtium officinale)* ist die Wissenschaft von heute mit Hildegard einig: Frühjahrsmüdigkeit und grippale Infekte können damit behandelt werden.

Huflattich *(Tussilago farfara)*, von Hildegard empfohlen bei »geschwollenen Drüsen«, wird heute zur Linderung von Husten und Schleimhautentzündungen verwendet.

Lavendel *(Lavandula officinalis)* wurde von der Heiligen bei Brust- und Lungenleiden sowie zur Vertreibung von

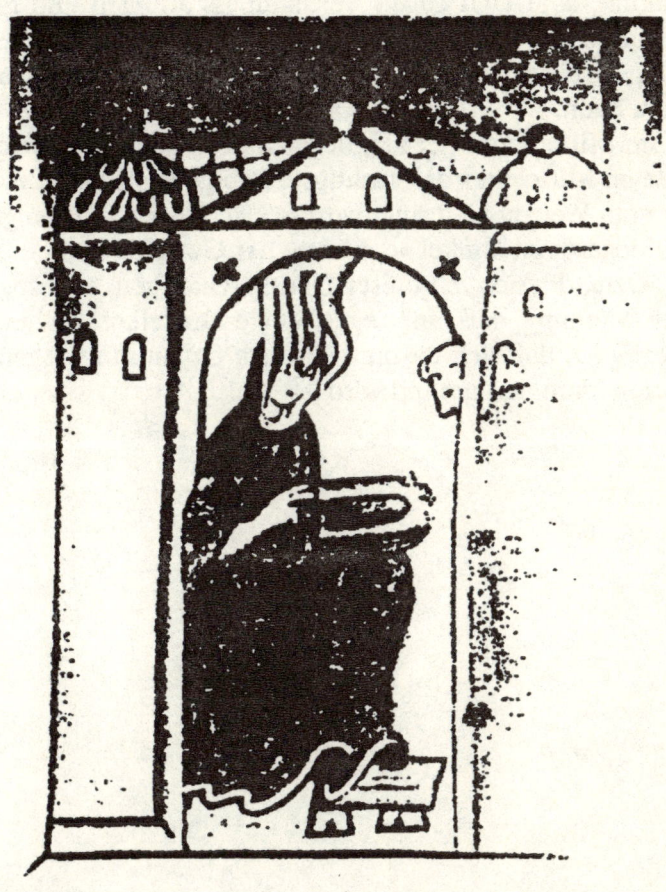

*Hildegard von Bingen als Seherin in ekstatischem Zustand
(Darstellung aus dem 12. Jahrhundert)*

Läusen empfohlen. Heute gelten Lavendelblüten als ausgezeichnetes Mittel bei Unruhezuständen, Schlafstörungen und Appetitlosigkeit.

Ein wichtiger Bestandteil der »Hildegard-Medizin« sind die Diätkuren. Sie beschreibt beispielsweise eine Rheumadiät, eine Diät gegen Verdauungsstörungen und gibt sogar schon Hinweise darauf, wie man über seine Nahrung Krebserkrankungen vorbeugen oder diese behandeln kann.

Im Mittelpunkt der »Hildegard-Diät« steht der *Dinkel*, der im Mittelalter das wichtigste Brotgetreide war, bevor er vom Weizen verdrängt wurde. Nach den Anweisungen Hildegards ist Dinkel »das beste der Getreide«.

Ärzte, die sich mit dieser Diät beschäftigen, sind sogar der Meinung, daß eine regelmäßige Dinkelkost so hochwertig ist, daß sich davon der ganze Organismus regenerieren kann und gesund wird.

Homöopathie

Von dem im 16. Jahrhundert lebenden deutschen Arzt und Naturforscher Paracelsus stammt die Erkenntnis: »Die Dosis macht das Gift.«

Rund 250 Jahre später bewies sein Kollege Samuel Hahnemann die Richtigkeit dieser These und begründete einen neuen Zweig der medizinischen Wissenschaft: die *Homöopathie*.

Das war eine Pionierleistung von epochemachender Bedeutung. Als erster Arzt der Menschheitsgeschichte testete Hahnemann die Wirkung von Arzneimitteln bzw. deren Grundsubstanzen an sich selbst, also am gesunden Menschen. Eine neue Forschungsmethode war geboren: die experimentelle Pharmakologie, mit der das moderne Zeitalter der Medizin eingeleitet wurde.

Bei Versuchen mit Chinarinde und anderen Natursubstanzen stellte Hahnemann fest, daß sie bei Gesunden krankhafte Erscheinungen erzeugten. Kleinere Dosen der gleichen Substanzen konnten dagegen Kranke von diesen Erscheinungen heilen.

Auf dieser Erfahrung, die Hahnemann in vielen tausend Versuchen und Prüfungen erhärtete, beruht das Grundprinzip der Homöopathie: »Ähnliches soll mit Ähnlichem geheilt werden.« (Daher auch der Name: *homöo*, von griechisch »ähnlich«.)

Heute sind rund 2500 Arzneimittelbilder natürlicher Substanzen genau bekannt. Unter ihnen wählt der Homöopath diejenigen aus, die den Krankheitsbildern seiner Patienten am ähnlichsten sind. Sie werden in homöopathischen Dosen verabreicht, das heißt mit Alkohol verdünnt oder mit Milchzucker verrieben, wenn sie nicht löslich sind.

Die Verdünnungsgrade sind oft extrem hoch, und an dieser »Therapie des kleinen Reizes« setzt die Kritik der konservativen Schulmedizin an. Da man hier daran gewöhnt ist, Krankheitssymptome mit den »schweren Waffen« der Chemie zu unterdrücken, hält man homöopathische Arzneimittel nach Beschaffenheit und Dosierung für viel zu schwach, um überhaupt in irgendeiner Form wirksam zu sein. Nach naturmedizinischer Erfahrung reagiert der Organismus jedoch auf feinste Reize und Impulse. Dagegen können massive Eingriffe eher schaden als nützen, was die Schulmedizin auch zugibt, wenn sie offiziell feststellt, daß es ein wirksames Heilmittel ohne schädigende Nebenwirkungen nicht gibt.

Die Homöopathie als eine der tragenden Säulen der modernen Naturmedizin beweist täglich tausendfach das Gegenteil. Für sie gilt ausschließlich die Forderung, die Hippokrates, der große griechische Arzt des Altertums, erhob: Ein verabreichtes Medikament dürfe dem Kranken keinesfalls Schaden zufügen.

Dr. Samuel Hahnemann, der von 1755 bis 1843 lebte, wurde schon damals von einem Großteil seiner ärztlichen Kollegen der Quacksalberei bezichtigt und leidenschaftlich bekämpft. Ständig mußte er sich unqualifizierter Angriffe und übelster Verleumdungen erwehren, mit denen man ihm das Leben sauer machte. Zwar fehlte es ihm nicht an Patienten, die ihn vergötterten, nachdem er sie von hoffnungslos scheinenden Leiden geheilt hatte. Doch sein Leben blieb unstet, bis er sich schließlich in Leipzig etablieren konnte. Da war er bereits 57 Jahre alt.

Wie sehr er unter den Gemeinheiten gehässiger Kollegen litt, bewies die Tatsache, daß er sich im hohen Alter von 80 Jahren noch entschloß, Deutschland zu verlassen und nach Paris überzusiedeln. Offenbar wußten die Franzosen den Segen der Homöopathie besser zu würdigen, denn in seinen letzten Lebensjahren erwarb Hahnemann noch ein beachtliches Vermögen, bevor er im Alter von 88 Jahren starb.

Neueren Untersuchungen zufolge sind die Fronten zwischen Schulmedizin und Homöopathie inzwischen nicht mehr so starr, wie es den Anschein hat. So halten nur noch etwa 25 Prozent der Ärzte das auf der Universität gelehrte Wissen für der Weisheit letzten Schluß. Und mindestens 40 Prozent verordnen von Fall zu Fall auch homöopathische Mittel.

In besonders hohem Ansehen steht die Homöopathie beim britischen Königshaus. Seit mehreren Generationen schon sind die Leibärzte im Hause Windsor Homöopathen. Sir John Weir, der 1971 im Alter von 91 Jahren starb, zählte außer Elisabeth II. noch drei weitere Könige und fünf Königinnen zu seinen Patienten. Nach ihm berief die Queen Dr. Margery Blackie zur Leibärztin. Auch sie ist Homöopathin.

Homöopunktur

Diese Methode ist in den letzten Jahren in Frankreich entwickelt und von deutschen Naturmedizinern weiter ausgebaut worden. Wie der Name sagt, handelt es sich um eine Kombination von *Homöopathie* (S. 81) und *Akupunktur* (S. 14 und 17). Entsprechend vielfältig ist auch ihre Anwendung und Heilwirkung.

Statt der Akupunkturnadeln setzt man Injektion von naturmedizinischen Präparaten an die Akupunkturpunkte der zu behandelnden Organe. Art und Beschaffenheit dieser Präparate erlauben das Mischen der unterschiedlichsten Substanzen als Injektionsflüssigkeiten.

Die sich daraus ergebende Vielfalt von Therapiemöglichkeiten macht diese Methode anderen überlegen.

Hydrotherapie

Seit langer Zeit ist bekannt, daß Wasser therapeutische Eigenschaften besitzt. Die frühen römischen und türkischen Bäder bezeugen dies ebenso wie die heilenden Wasser von Lourdes oder die Erfolge der bekannten Badeorte.

Es ist eigentlich nicht weiter erstaunlich, daß Wasser ein heilendes Medium ist, denn alles Leben ist vom Wasser abhängig. Unser Körpergewebe besteht zu zwei Dritteln aus Wasser, und wir können zwar relativ lange ohne Nahrung leben, aber nicht ohne Wasser. Ein großer Förderer der Hydrotherapie war der Pfarrer *Sebastian Kneipp*, dessen Wasserkuren international berühmt wurden.

Er vertrat die Ansicht, daß die Hydrotherapie »löst, entfernt und stärkt«. Dies seien die drei Haupteigenschaften des Wassers, und er hielt Wasser für fähig, jede heilbare Krankheit zu heilen, da seine verschiedenen Anwendungsmöglichkeiten, wenn richtig von ihnen Gebrauch gemacht werde, direkt die Wurzel des Übels angriffen und damit folgende Ergebnisse erzielten:

1. die im Blut enthaltenen Keime krank machender Stoffe aufzulösen,
2. die krank machenden Stoffe aus dem System auszuscheiden,
3. das gereinigte Blut wieder angemessen zirkulieren zu lassen,
4. die geschwächte Konstitution zu kräftigen.

Eines der fundamentalen Gesetze der Hydrotherapie ist das Gesetz von Aktion und Reaktion. Die Anwendung von Wärme auf die Haut zieht das Blut an die Oberfläche – dies ist allerdings keine dauerhafte Wirkung, weil das Blut schließlich in die tiefer gelegenen Gefäße zurückkehrt.

Die Anwendung kalten Wassers hat anfangs die Wirkung, das Blut von der Oberfläche wegzutreiben. Die zweite und dauerhaftere Wirkung ist jedoch die Erwärmung, denn nach dem Gesetz von Aktion und Reaktion muß das Blut zurück in die Gefäße und Gewebe, aus denen es gekommen ist.

Die Wirkungsweise dieses Gesetzes läßt sich am besten an den drei grundlegenden Bädern der Hydrotherapie darstellen – den kalten, den heißen und den Wechselbädern.

Kalte Bäder

Kurze Anwendungen kalten Wassers haben eine tonisierende und kräftigende Wirkung auf den behandelten Bereich. Kaltes Wasser kann bei jedem Körperteil angewendet werden, der unter Blutandrang leidet.

Längere kalte Anwendungen sollten vermieden werden bei Kindern unter sieben Jahren, bei sehr geschwächten und anämischen Personen, bei Herzkranken, alten Menschen und Personen, die an überhöhter Nervenspannung und Hysterie leiden.

Heiße Bäder

Heiße Bäder sind anregend und erhöhen die Arbeit der Schweißdrüsen. Heiße Bäder beginnen bei einer Temperatur von 38 Grad Celsius. Sie können mit verschiedenen medizinischen Badezusätzen und Kräuterarzneien angereichert werden. Die durch das warme Wasser geöffneten Poren nehmen die aktiven Bestandteile der Arzneien leichter auf.

So helfen Algen und Salz beispielsweise bei Arthritis, Rheumatismus, Kreislaufschwäche und Muskelermüdung. Kräuterbeigaben wie Lindenblüten, Baldrian und Kamille sind gut gegen Nervosität sowie Schlafstörungen.

Wechselbäder

Bei Wechselbädern ist das Gesetz von Aktion und Reaktion am offensichtlichsten, denn sie wirken wie eine Art künstliche Pumpe, die den Blutkreislauf anregt.

Wechselbäder können als Sitzbad, Arm- und Fußbad verabreicht werden sowie in Form von Wechselduschen. Allgemein sollte das heiße Bad zwei bis drei Minuten dauern, gefolgt von einer halben Minute in kaltem Wasser. Dies wiederholt man dreimal und beendet das Wechselbad mit der kalten Anwendung.

Bäder mit ansteigender und sinkender Temperatur

Diese Bäder verstärken die Wirkung von Wechselbädern und haben den Vorteil, daß auch weniger kräftige Personen sie vertragen.

Das Bad beginnt mit lauwarmem Wasser, dessen Temperatur durch die Hinzufügung heißen Wassers erhöht wird. Dann läßt man rasch etwas Wasser ab und gießt dafür kaltes Wasser nach, um die Temperatur des Bades zu senken.

Neutrale Bäder

Neutrale Bäder mit einer Temperatur von 36,7 bis 37,2 Grad Celsius können und sollten länger dauern als heiße Bäder. Die Wirkung solcher Bäder ist beruhigend und entspannend.

Wenn man beruhigende Kräuter ins Badewasser gibt – beispielsweise Melisse, Kamille, Baldrian –, sind solche Bäder ideal in allen Fällen von Schlaflosigkeit, Nervosität und Reizbarkeit.

Weitere Anwendungsgebiete der Hydrotherapie sind Packungen, Kompressen und Umschläge sowie Güsse, Brausen und Dampf.

Zur inneren Hydrotherapie gehören Darmspülungen und Klistiere sowie Mineralwasser-Therapien, also Trinkkuren.

Irisdiagnose

Die Methode, aus dem Auge des Patienten genaue Informationen über seinen körperlichen Zustand zu gewinnen, ist der konservativen Schulmedizin ein besonderer Dorn im Auge. Mit Bezeichnungen wie »Mumpitz« und »Quacksalberei« wird diese Diagnose abqualifiziert.

Dazu benutzt man Fehlleistungen einzelner als willkommenen Vorwand, die ganze Methode zu verteufeln. Wer sie amateurhaft betreibt, bietet zwangsläufig viele Angriffspunkte. Man braucht schon eine gründliche Spezialausbildung und große Erfahrung, um sie perfekt zu beherrschen.

Der qualifizierte Naturmediziner liest im Auge des Patienten wie in einem offenen Buch. Die Iris ist für ihn die Landkarte des Körpers. Jeder Punkt auf der Karte entspricht präzise einem Organ, einer Körperstelle. Anhand von Verfärbungen oder Veränderungen kann der Experte sowohl früher durchgemachte Krankheiten als auch akute Erkrankungen und Schwachstellen im Organismus erkennen.

So weisen beispielsweise weiße Flecken in der Iris auf Entzündungen hin, dunkle dagegen auf eine Funktionsschwäche des betreffenden Organs. Sind die Flecken bunt, besteht eine Vergiftung, schwarze Flecken deuten auf eine Mangelerscheinung hin.

Neuerdings bedient man sich bei der Irisdiagnose einer Polaroid-Spezialkamera. Sie ermöglicht dem Therapeuten eine noch gründlichere Diagnose und hervorragende Vergleichsmöglichkeiten während und am Schluß der Behandlung.

Im übrigen wird sich der verantwortungsbewußte Naturmediziner niemals auf eine Methode allein verlassen und sich durch Anwendung einer zweiten Diagnosetechnik »rückversichern«. Dies wird in der Regel das Elektroakupunkturgerät (siehe Seite 57–58) sein. Irrtümer sind somit weitestgehend ausgeschlossen.

Informationen:

Pastor-Felke-Institut
Heidestraße 3
71296 Heimsheim

Kirlianfotografie

Im Jahre 1968 überraschten die sowjetischen Forscher Professor Grischenko und Professor Injuschein die Weltöffentlichkeit mit dem spektakulären Ergebnis ihrer jahrelangen Forschungen. Jeder Mensch, jedes Tier und jede Pflanze, so erläuterten sie, bestehe nicht nur aus dem aus Atomen, Molekülen und Zellen zusammengesetzten Körper. Darüber hinaus hätte jedes Lebewesen noch einen Energiekörper, den sie als Bioplasma bezeichneten.

Voraussetzung für diese Entdeckung war ein Verfahren, das 30 Jahre zuvor ein anderes russisches Forscherteam entwickelt hatte: Semjon und Walentina Kirlian war es gelungen, die sogenannte Aura des Menschen, ein ihn umgebendes Strahlenfeld, auf Fotos sichtbar zu machen. Auch Tiere und Pflanzen besaßen diese Aura, von der Biophysiker der Universität von Alma Ata nur zu sagen wußten, daß es sich um eine Energie handle, die nirgendwo sonst vorkam.

Besonders verblüffend war außerdem, daß die Aura unter dem Einfluß von Emotionen wie Angst, Schrecken, Freude oder Trauer Form und Farbe wechselte. Auch zeigte das Kirlianfoto stets das vollständige, intakte Objekt – auch wenn beispielsweise das Stück eines Blattes abgeschnitten worden war oder ein Hase einen Vorderlauf verloren hatte. Das vollständige Energiefeld konnte mit hochempfindlichen Meßgeräten noch im Abstand von vier Metern zum Körper nachgewiesen werden, selbst wenn das Lebewesen zu diesem Zeitpunkt schon tot war.

Dieses Verfahren wurde am Institut für wissenschaftliche energetische Fotografie und Diagnostik des Bruch-

salers Peter Mandel weiterentwickelt und für die Naturmedizin nutzbar gemacht. Aus der Kombination von Kirlianfotografie und Akupunktur entstand hier die *Energetische Terminalpunkt-Diagnose* (ETD).

Der in ETD ausgebildete Therapeut stellt Kirlianfotos
von den Fingerspitzen und Zehen des Patienten her.
Dort befinden sich die sogenannten Terminalpunkte
(Endpunkte) der Akupunktur-Meridiane. In ihren »Ab-
strahlungen« liest der Therapeut wie in einem offenen
Buch.

Auf den Fotos werden auch die verborgensten Ursachen krankhafter Erscheinungen sichtbar, selbst wenn
sie schon jahrzehntelang zurückliegen. Man spricht in
diesen Fällen von energetischen Blockaden, die beseitigt
werden müssen, bevor man den Heilungsprozeß einleiten kann. Häufig befinden sich solche Blockaden im
Hirnbereich oder sind durch unbewältigte Probleme entstanden.

Therapeutisch wird die ETD durch die ebenfalls von
Peter Mandel entwickelte Farbakupunktur (S. 59) sinnvoll
ergänzt. Nachdem das Kirlianfoto die Schwachstellen des
Patienten enthüllt hat, setzt man die Farbakupunktur
gezielt zur Aktivierung der blockierten Energiekreisläufe
ein. Auf dem nächsten Foto wird bereits sichtbar, ob man
sich auf dem richtigen Weg befindet und welche weiteren
Therapiemaßnahmen erforderlich sind.

Das verblüffende Ausmaß der Diagnosemöglichkeiten
mit Hilfe der Kirlianfotografie zeigt der Fall der elfjähri-
gen Elke B.:

Das Kind litt an chronischen Bauchkrämpfen, Verstopfung, Rachenmandelentzündung. Auf seinem Rük-
ken befand sich ein großer bräunlicher Hautfleck, der
ständig wuchs. Kein Arzt hatte dem Kind bisher helfen
können.

ETD enttarnte die Ursache: Unmittelbar nach der Ge-
burt war Elke wegen einer Harnwegsinfektion mit Anti-

biotika behandelt worden. Ein unterentwickeltes Immunsystem, eine zerstörte Darmflora und weitere schwere Erkrankungen im Kleinkindalter waren die Folge.

Nach entsprechender Behandlung mit Farbakupunktur und anderen unterstützenden Maßnahmen besserte sich Elkes Zustand stetig, der Fleck auf dem Rücken verschwand, dem Kind ging es sichtbar besser.

Laserakupunktur

Die bereits mehrfach erwähnte altchinesische Akupunktur basiert auf der Kenntnis eines Netzes von Längslinien auf der Körperoberfläche, den Meridianen. Auf den Meridianen befinden sich präzise erforschte Akupunkturpunkte, die über die Nervenbahnen – sozusagen per Direktleitung – mit den Organen und Funktionen des Körpers verbunden sind. Durch das Setzen von Nadeln übt der Fachmann heilende oder hemmende Reize auf die Organe aus.

Bei der neuesten technischen Entwicklung auf dem Gebiet der Akupunktur werden die Nadeln durch einen *Laserstrahl* ersetzt. Die dafür konstruierten Geräte senden eine Lichtnadel aus, die vollkommen schmerzfrei wirkt.

Der Erfinder der Laserakupunktur, Professor Dr. Friedrich Plog, erklärte in einem Interview:

»Alle chronischen und akuten Leiden, die heute mit klassischer Nadelakupunktur behandelt werden, lassen sich auch mit der ›Lichtnadel‹ des Lasers behandeln. Ein besonderer Vorteil ist, daß die Laserpunktur auch in Fällen, in denen bisher keine Metallnadel half, noch erfolgreich eingesetzt werden kann.«

Lehm- und Moorbehandlungen

Seit Tausenden von Jahren benutzt man Erde für Heilzwecke, und es gibt Berichte darüber, daß Hippokrates, Dioskurides, Avicenna und Galen mit Lehmbehandlungen außergewöhnliche Heilerfolge erzielten.

Die großen Heilkräfte des Lehms sind jedoch nur zum Teil durch seine chemische Zusammensetzung zu erklären. Die negativen Ionen des Lehms sind fähig, positiv ionisierte Toxine anzuziehen und zu absorbieren, und selbst Radioaktivität kann von Lehm aufgenommen werden.

Lehm kann verunreinigtes oder chloriertes Wasser entgiften und sogar entchloren. Lehm hat sowohl antiseptische als auch antibiotische Eigenschaften und fördert die Wundheilung – selbst eiternde Wunden können erfolgreich damit behandelt werden. Auch Darmkatarrh, ein übersäuerter Magen, Geschwüre, Wundstellen und Durchfall *(Dysenterie)* sprechen erfolgreich auf eine Lehmbehandlung an.

Mit Lehmwickeln lassen sich bei täglicher Anwendung – kombiniert mit der innerlichen Anwendung von Heilerde – innerhalb von wenigen Wochen sogar Krampfadergeschwüre heilen.

Auch Moor hat – in Form von Bädern und Packungen – eine therapeutische Wirkung und hilft bei vielen Beschwerden, insbesondere bei Hautkrankheiten. Außerdem sind Moorbäder vor allem für zwei weitere große Krankheitsgruppen von Nutzen:

95

1. bei den rheumatischen Erkrankungen der Muskeln, Nerven und Gelenke sowie bei Verletzungsfolgen mit Einschränkung der Bewegungsfähigkeit,
2. bei Frauenleiden: chronisch-entzündliche Erkrankungen der weiblichen Geschlechtsorgane, Regelstörungen und -beschwerden sowie Unfruchtbarkeit.

Lymphdrainage

Diese Spezialmassage wird von besonders ausgebildeten Ärzten, Heilpraktikern und Masseuren ausgeübt.

Entwickelt wurde sie in den 30er Jahren von dem dänischen Arzt Dr. Emil Vodder. Das war zu einer Zeit, da kaum jemand etwas über das *Lymphsystem* und seine Bedeutung für den Gesundheitszustand wußte. Kein Wunder, daß diese Methode seitens der Schulmedizin auf Unverständnis stieß und spöttisch belächelt wurde. Inzwischen kann aber selbst der größte Skeptiker an den oft sensationell anmutenden Erfolgen der Lymphdrainage nicht vorbeigehen.

Das Lymphsystem hat im menschlichen Organismus unter anderem die lebenswichtige Aufgabe der Abfallbeseitigung. Es durchzieht unser Gewebe mit einem Netz spinnwebfeiner Kanalisationsröhrchen, in denen Schadstoffe (Abfallprodukte) aller Art abtransportiert werden. Zum System gehört eine große Zahl von Filterstationen: die *Lymphknoten* z. B., die Achseldrüsen, die Gaumen- und Rachenmandeln und die Drüsen in der Leistenbeuge.

Die in den Körper eingedrungenen Gifte oder Bakterien werden von der nächstgelegenen Filterstation abgefangen und von der Gesundheitspolizei im Organismus – den weißen Blutkörperchen – unschädlich gemacht. Sind die Lymphknoten jedoch überlastet, dann schwellen sie an und entzünden sich. Schlimmstenfalls kommt es zu einer Entzündung der *Lymphbahnen*. Diese Infektion manifestiert sich in roten, schmerzenden Streifen – Anzeichen einer Blutvergiftung.

Stauungen beziehungsweise Blockaden im Lymphsystem können zu ernsten Störungen führen. Daß dadurch eine große Zahl verschiedenster schwerer Krankheiten unmittelbar verursacht werden kann, ist erst seit wenigen Jahren bekannt.

Die Lymphdrainage behebt die Stauungen, die als Verdickungen im Unterhautgewebe zu ertasten sind. Es handelt sich um eine sanfte Spezialmassage der entsprechenden Stellen, die jeweils eine halbe bis eine Stunde dauert. Wie oft diese Behandlung durchgeführt werden muß, richtet sich nach der Art der Erkrankung. In der Regel dauert eine Kur drei bis vier Wochen.

Es gilt als erwiesen, daß Leiden unterschiedlichster Natur durch Lymphdrainage geheilt werden können. Oft sogar ohne zusätzliche Maßnahmen und Medikamente, beispielsweise Kreislaufstörungen, Migräne und Kopfschmerzen sowie Blasenleiden, Gelenk- und Gewebsentzündungen. Häufig handelt es sich dabei um Fälle, bei denen andere Therapien erfolglos geblieben waren.

Ein Kapitel für sich sind die *Lymph-Ödeme* (Flüssigkeitsansammlungen im Gewebe). Sie sind von trauriger Aktualität, da sie überwiegend im Gefolge der Operationen und der Strahlenbehandlung bei Krebs auftreten.

Vor allem bei Brustamputationen sind durchtrennte Lymphbahnen und ausgeräumte Lymphknoten praktisch die Regel. Zwangsläufig ist das Operationsgebiet anschließend nachhaltig gestört. Das Lymphsystem ist nicht in der Lage, die überschüssige Gewebeflüssigkeit vollständig abzusaugen und damit der Ödembildung vorzubeugen.

Die Lymphdrainage aktiviert und stimuliert den angeschlagenen Sektor des Systems und fördert insbesondere die phantastische Fähigkeit des Körpers, zerstörte Lymphbahnen durch Bildung neuer, haarfeiner Kanäle zu »reparieren«.

Weiter wird die Transportkapazität des Lymphsystems mobilisiert, bis es wieder fähig ist, die überschüssigen Mengen von Gewebeflüssigkeit abzupumpen und in den Blutkreislauf zu befördern. Die Ödeme bilden sich dann von selbst zurück.

Magnetfeldtherapie

Die in jedem lebenden Körper vorhandenen elektrisch geladenen Teilchen (Ionen) können durch die Anwendung magnetischer Energie vitalisiert werden. Dadurch kommt es im gesamten Organismus zu einer Energieanreicherung in allen Geweben und zur Stoffwechselverbesserung in den Zellen.

Eine große Rolle spielt dabei die Sauerstoffversorgung. Es ist allgemein bekannt, daß das Blut den Sauerstoff zu den Zellen transportiert. Durch die Einwirkung pulsierender Magnetfelder erhöht sich der Sauerstoffgehalt im Gewebe drastisch. Die Zellen werden besser durchblutet, die Selbstheilungskräfte mobilisiert.

Solche Erkenntnisse führten zur Entwicklung von *Pamatron,* einem Gerät für Magnetfeldtherapie.

Die therapeutischen Möglichkeiten dieses in verschiedenen Ausführungen hergestellten Gerätes sind sehr vielseitig. Sie umfassen unter anderem Wirbelsäulen-, Knie- und Hüftgelenkerkrankungen, Neuralgien, Herz-, Nieren-, Stoffwechselkrankheiten und funktionelle Störungen (Reizmagen, Gastritis, Verdauungsschwäche). Des weiteren wird es bei Knochenbrüchen, Lähmungen, Schwächezuständen aller Art, Sportverletzungen und Wunden eingesetzt.

Da ein Wirkungsnachweis bis heute nicht erbracht werden konnte, bezahlen die Krankenkassen Magnetfeldbehandlungen allerdings nicht mehr.

Magnetpflaster/Magnetfolien

Allen Kulturvölkern war die Behandlung mit Magneten vertraut. Schon im alten China wurde sie genutzt; der griechisch-römische Arzt Galen verordnete Magnete gegen Verstopfung, der Renaissance-Arzt Paracelsus setzte Magnete gegen Krämpfe ein. Der römische Geschichtsschreiber Plinius d. Ä. berichtet von Magnetbehandlung bei Augenleiden. Magnete wurden auch zur rascheren Wundheilung benutzt. Im Orient behandelte man Depressionen mit Magneten.

Die Behandlung mit Magneten ist in erster Linie eine Erfahrungswissenschaft wie die meisten Methoden der modernen Naturmedizin. So hat sich herausgestellt, daß unter dem Einfluß von *Mogusa-Folien* und *Taiki-Pflastern* die Verkrampfung in verspannten Muskelpartien gelöst, die Wundheilung über eine verbesserte Stoffwechsellage gefördert und sowohl akute als auch chronische Schmerzzustände günstig beeinflußt werden.

In den 70er Jahren behandelten japanische Wissenschaftler am Izuzu-Krankenhaus in Tokio rund 12 000 Patienten, die unter Nacken-Schulter-Schmerzen litten, mit Taiki-Magneten. Bei mehr als 90 Prozent der Patienten wurden die Beschwerden dadurch merklich gelindert, wenn nicht geheilt.

Ausgedehnte Versuche in München und Wien führten dazu, Magnete zur Wundheilung, bei Knochenbrüchen und Verbrennungen einzusetzen. Ebenso zur schnelleren Erneuerung der Haut und zur Rückbildung von Brand- und Operationsnarben.

Durch die Entwicklung neuartiger Legierungen wurde

es möglich, winzige Metallplättchen mit einem starken magnetischen Kraftfeld aufzuladen. Taiki-Magnetpflaster werden auf genau bestimmbare Punkte des Körpers geklebt und senden eine konstante magnetische Stromstärke von 500 Gauß in das darunterliegende Gewebe – rund 1000mal mehr als die Stärke des natürlichen Erdmagnetismus. Auf diese Weise unterstützen sie die natürlichen Selbstheilungskräfte des Körpers ohne schädliche Nebenwirkungen.

Die Magnetbehandlung eignet sich besonders zur unterstützenden Therapie von Kreislaufstörungen mit nervösen Ursachen, rheumatischen Beschwerden, Kopfschmerzen, Asthma bronchiale, Erkältungskrankheiten, Angstzuständen, Klimakteriums- und Menstruationsbeschwerden und anderen Krankheitszuständen.

Die Mogusa-Folien sind größer, massiver, senden aber mit der gleichen Stromstärke und sind besonders erfolgreich bei Hexenschuß, Schulter-Arm-Syndrom, Tennisarm und chronischen Gelenkschmerzen.

Metalle

Metalle wurden schon in Urzeiten zur Abwehr von Unheil und Krankheiten eingesetzt. Moderne Forschungen zeigen, daß es sich dabei durchaus nicht um abergläubisch-magische Praktiken handelte, sondern daß solche Therapien auch heute noch ihre Bedeutung haben.

Wir können Metalle auf vielerlei Art verwenden, beispielsweise als Gebrauchs- und Schmuckgegenstände. Metalle kann man aber auch zu sich nehmen. Ohne groß darüber nachzudenken, tun wir dies sogar jeden Tag, denn unsere Nahrung enthält ja eine Vielfalt von Metallverbindungen in Form von Salzen.

Außer dieser normalen Deckung unseres Metallbedarfs gibt es natürlich auch die Möglichkeit, dem Körper bewußt ein bestimmtes Metall zuzuführen. Man verwendet dazu die homöopathisch verdünnten Metalle.

Gold

Gold ist ein Metall, das unserem ureigensten Ich entspricht. Wenn dieses Ich in eine disharmonische Situation gerät, läßt es sich positiv mit Gold (in entsprechender Verdünnung) beeinflussen. Auch schwere seelische Depressionen und Selbstmordabsichten lassen sich durch homöopathische Aurum-Präparate heilen. Gold ist immer dann angebracht, wenn selbstzerstörerische Tendenzen gleich welcher Art vorliegen.

In der Homöopathie wird Gold auch als Mittel bei Gebärmmutterleiden, vornehmlich bei Geschwülsten und Verhärtungen, verwendet.

Silber

In folgenden Anwendungsbereichen verspricht die homöopathische Anwendung von Silber Heilung:

psychisch: bei allen Störungen, die sich aus der Unfähigkeit einer Reaktion auf Erlebnisse oder Umstände ergeben. Alles wird wie in der Kindheitsphase empfunden. Es fällt schwer, »auf den eigenen Beinen zu stehen«.

körperlich: bei allen Störungen, die zusammenhängen mit der Reaktion auf mehr oder minder neue Eindrücke. An Organen trifft dies vornehmlich zu für den Magen (die Nahrung ist ein zu verarbeitender Eindruck), die Augen (mit denen wir auf ein wahrgenommenes Bild reagieren) und die männlichen Geschlechtsorgane (Impotenz infolge einer Unfähigkeit, die durch die Frau gewonnenen Eindrücke zu verarbeiten, das heißt, der Betreffende ist außerstande, auf die sexuellen Reize der Partnerin zu reagieren).

Kupfer

Homöopathisches Kupfer kommt vor allem zur Anwendung bei

- Hauterkrankungen,
- Nierenbeschwerden,
- Verkrampfungen, auch Krampfadern.

Außer Cuprum-Präparaten empfiehlt sich auch das Tragen von Kupferschmuck, beispielsweise als Armband, und eine kupferreiche Kost – wie Aprikosen, Äpfel, Tomaten, Kopfsalat, Bohnen und Erbsen sowie Hafer, Weizen, Roggen und Mais.

Eisen

Homöopathische Eisenpräparate sind vor allem hilfreich bei Blutarmut und Muskelschwäche. Auf homöopathisch verdünntes Eisen reagiert der Körper weitaus besser als auf die allopathischen Eisenpräparate.

Neu interpretierte
klassische Akupunktur

So nennt der seit vielen Jahren in Hamburg lebende Japaner Kiyozumi Kawano die von ihm entwickelte Akupunktur-Version, mit der er erstaunliche Erfolge in scheinbar hoffnungslosen Fällen erzielt.

Neu ist schon das Diagnoseverfahren: Kawano geht davon aus, daß die Energie im Körper gleichmäßig verteilt sein muß. Durch Fingerdruck auf bestimmte Akupunkturpunkte ermittelt er, wo das Gleichgewicht gestört ist, wo statt dessen Fülle oder Leere besteht oder der Energiestrom gestaut beziehungsweise gestört ist. Diese Abschnitte kündigen sich durch Druckschmerz an.

Aus der Art und Weise, wie der Patient auf die Tast-Diagnose reagiert, ergibt sich für Kawano das Krankheitsbild, das den individuellen Zustand des Patienten wesentlich präziser erfaßt als ein schablonenhafter Krankheitsname.

Das so ermittelte Krankheitsbild ist die Grundlage für die speziell in diesem Fall anzuwendende Therapie, das bedeutet, wo und auf welche Weise die Akupunkturnadeln gesetzt werden. Die Anwendungsmöglichkeiten sind, laut Kawano, bei seiner Methode »unendlich wandelbar«.

Eine Konstitutionsbehandlung, wie er das nennt, dauert generell eine Stunde. Dabei wirken die Nadeln auf vielfältige Weise.

Sie wirken ausgleichend auf die Energieströme im Körper und bringen sie in ein harmonisches Verhältnis zueinander. Störungen werden behoben, Staus beseitigt. Gleichzeitig aktivieren sie die Abwehr- und Selbstheilungskräfte des Körpers, ohne die Gesundheit nicht machbar ist.

Und das unterscheidet die Kawano-Methode von der klassischen Akupunktur und ihrer auf die Krankheitssymptome ausgerichteten Wirkungsweise:

Kawanos Nadeln kommen gleich zur Ursache und setzen so den Selbstheilungsprozeß in Gang. Ohne Tabletten und sonstige Hilfsmittel aus dem medikamentösen Bereich.

Nur in seiner Ernährungsweise muß sich der Patient an strenge Regeln halten. Kawano ist der Überzeugung: »Keiner kann sich von Leiden befreien, wenn er sich falsch ernährt.« In seiner Jugend verhalf ihm diese Erkenntnis zur Heilung von einer schweren Lungentuberkulose.

Er macht jedoch keine Diätvorschriften im üblichen Sinne. Ebensowenig, wie es eine für alle »richtige« Ernährung geben kann. Vom Geschlecht und Alter, von der Konstitution und vom Biorhythmus des Menschen hängt es unter anderem ab, welche Ernährungsart und -weise zu ihm paßt, ihm bekommt und gesundheitsfördernd ist.

Das kann bei Patient A rein pflanzliche Kost sein, während Patient B eher gemischte Nahrung mit Fleisch und/oder Fisch zuträglich ist. Dementsprechend erhält jeder Patient nach Kawanos Berechnungen seinen individuellen Speisefahrplan mit der für ihn optimalen Nahrungszusammensetzung.

Mit seiner Konstitutionsbehandlung erzielt der Japaner Heilerfolge bei den unterschiedlichsten Krankheiten. Beispielsweise bei Hexenschuß, Heuschnupfen, Hörsturz, Trigeminusneuralgie, Polyarthritis, Hüftarthrose sowie Halswirbel-Syndrom. Aber auch Migräne, Hämorrhoiden, Gastritis, Schlaflosigkeit, Parkinson- und Bechterew-Krankheit, Bronchialasthma sowie multiple Sklerose, Netzhautablösung, Thrombose und Herzrhythmusstörungen hat Kawano mit seiner Methode erfolgreich behandelt.

Meist ist der Patient nach der ersten Nadelung schmerzfrei – allerdings nicht gleich für immer. Doch mit jeder weiteren Behandlung vergrößern sich die beschwerdefreien Intervalle, und auch die Intensität des Schmerzes verringert sich zusehends. Bis der Patient schließlich vollkommen geheilt ist.

Neuraltherapie

Unzählige Menschen verdanken ihre Heilung von hoffnungslos scheinenden Leiden der Neuraltherapie, einer der wichtigsten Methoden der modernen Naturmedizin.

Entdeckt wurde sie durch einen ärztlichen Kunstfehler. Düsseldorf, im November 1925. In seiner Praxis bemühte sich der Arzt Dr. Ferdinand Huneke um seine Schwester Katha. Die 29jährige litt seit Jahren an schwerster Migräne. Ihre Brüder Ferdinand und Walter, die eine Gemeinschaftspraxis betrieben, hatten bisher vergebens gehofft, ihr helfen zu können. Die Schmerzen verschlimmerten sich ständig und waren inzwischen so unerträglich, daß man sie nur mit massiven Antischmerzinjektionen vorübergehend etwas lindern konnte.

An diesem Tag war es besonders schlimm. Dr. Huneke wollte ein neues Präparat versuchen, das ihm ein Kollege empfohlen hatte. Doch was nun geschah, konnte der erfahrene Arzt nur als Wunder bezeichnen:

Kaum hatte er seiner Schwester das Mittel in die Vene gespritzt, da ging eine unglaubliche Veränderung mit ihr vor. Schlagartig entspannte sich ihr vom Schmerz verkrampfter Körper, das qualvoll verzerrte Gesicht glättete sich; wie von einer Zentnerlast befreit atmete sie tief durch. Zum erstenmal seit Jahren bekamen ihre Augen wieder Glanz. Fassungslos beobachtete Dr. Huneke die unverhoffte Wandlung.

Tatsächlich war geschehen, was nach Lage der Dinge niemand für möglich halten konnte: Alle Schmerzen und Beschwerden waren im Augenblick der Injektion wie durch Zauber verschwunden. Und fast noch unglaublicher war, daß sie auch nicht wiederkamen. Eine Dauer-heilung innerhalb von Sekunden – wie war das zu erklä-ren?

Bevor er dieses Rätsel lösen konnte, mußte Dr. Huneke noch einen Schock verdauen. Das »Wundermittel«, so stellte er nachträglich fest, enthielt unter anderem Pro-cain, das hauptsächlich von Zahnärzten zur lokalen Be-täubung beim Zähneziehen benutzt wird. Es sollte daher – informierte die Herstellerfirma auf dem Beipackzettel – immer nur intramuskulär verabreicht, niemals aber direkt in die Vene gespritzt werden. In diesem Fall, so mutmaßte die Firma, könnte eine tödliche Gehirnlähmung die Folge sein. Hatte durch das Versehen tatsächlich Lebensgefahr für die Patientin bestanden?

Die Untersuchungen, die Ferdinand und Walter Hu-neke in den folgenden Jahren durchführten, bewiesen das Gegenteil. Ohne Zweifel hatte das Procain eine den Her-stellern bis dahin unbekannte zweite Haupteigenschaft: Es konnte nicht nur betäuben, sondern auch heilen. Die Zugabe von Coffein machte das Mittel noch verträglicher und sogar noch effektiver. Diese neue Mischung wurde jetzt unter dem Namen *Impletol* auf den Markt gebracht.

Wie bei jeder bedeutenden Neuentdeckung war dies jedoch nur der Anfang. Viele weitere Erfahrungen waren noch nötig, um aus einem Versehen eine komplette neue Behandlungsmethode zu machen.

Als nächstes fand Dr. Huneke heraus, daß das Impletol nicht einmal direkt in die Vene gespritzt werden mußte. Injizierte man es neben der Ader ins Gewebe, trat die gleiche erfreuliche Wirkung ein. Demnach wirkte das Mittel nicht über das Blut, wie es zuerst den Anschein hatte.

Der verblüffende Heileffekt bei Patienten, die wie Ka-tha Huneke an chronischen Schmerzzuständen litten, mußte folglich über das vegetative Nervensystem zustan-de kommen. Das ist jener Teil unseres Nervensystems, den wir mit unserem Verstand nicht kontrollieren können. Zu diesem phantastischen Wunderwerk der Natur gehört eine Art Kabelnetz – mikroskopisch feine elektrische Leitungen, die, aneinandergereiht, zwölfmal den Äquator umspannen würden. Jede unserer 40 Trillionen Zellen ist an dieses Netz »verkabelt« und zu einem lebendigen Ganzen verbunden.

Solange dieses System reibungslos funktioniert, kann es seine Aufgabe, die Lebensvorgänge im Organismus zu steuern, erfüllen. Tritt jedoch irgendwo eine Störung auf, reagiert das »Vegetativum« mit Fehlsteuerungen. Und die Folge: Der Mensch wird krank.

Offenbar, so ermittelten die Huneke-Brüder, bewirkten sie mit den Impletol-Injektionen das Gegenteil: Die Störungen wurden behoben, die Patienten gesund. Folgerichtig nannten sie die neue Methode *Neuraltherapie*.

Ausschlaggebend für den Erfolg der Behandlung war aber auch, *wo* die Spritze gesetzt wurde. Dabei leistete uraltes Wissen aus dem Bereich der Volksmedizin und der altchinesischen Akupunktur wertvolle Hilfe.

Schon vor 5000 Jahren wußte man, daß die Körperorgane mit bestimmten Punkten auf der Haut in engster Verbindung standen. Die Chinesen setzten dort ihre Nadeln. Indem man für die Impletol-Injektionen die gleichen Punkte benutzte, erzielte man einen besonders intensiven und weitreichenden Heilreiz.

Diese Methode mit der Zusatzbezeichnung *Segmenttherapie* erwies sich als außerordentlich erfolgreich bei den verschiedenartigsten Krankheitsbildern, insbesondere wenn die Leiden chronisch und gegen andere Behandlungsversuche resistent waren. Beispielsweise bei Migräne, Neuralgien, Schlaflosigkeit, rheumatischen Erkrankungen und Asthma sowie bestimmten Herzerkrankungen. Erfolge brachte diese Therapie auch bei Krankheiten des Magens, der Leber und der Galle, Unterleibsleiden, Vorsteherdrüsenvergrößerung sowie Gelenkentzündungen.

16 Jahre nach seinem Versehen mit den segensreichen Folgen machte Dr. Huneke erneut eine wahrhaft sensationelle Entdeckung.

Am Anfang stand diesmal eine Enttäuschung. Bei einer Patientin, die mit einer sehr schmerzhaften Schultergelenkentzündung zu ihm gekommen war, hatte seine Therapie unerklärlicherweise versagt. Wenig später kam sie noch einmal wieder, weil ihr eine entzündete Operationsnarbe am Schienbein zu schaffen machte.

Diesmal reagierte sie auf die Impletol-Injektion, jedoch auf völlig unerwartete Weise: Von einer Sekunde zur anderen – noch während er die Schienbeinnarbe umspritzte – verschwanden die Schmerzen im Schultergelenk, als ob es sie nie gegeben hätte. Der Arm ließ sich wie in früheren Zeiten beschwerdefrei bewegen, und die Schmerzen kamen nie wieder.

Der Vorfall machte Medizingeschichte und wurde unter der Bezeichnung: »Sekundenphänomen nach Huneke« in die medizinische Fachliteratur aufgenommen. Gleichzeitig eröffnete er völlig neue Perspektiven für die ursächliche Therapie.

Der Beweis war erbracht, daß ein sogenanntes Störfeld für Krankheitserscheinungen irgendwo anders am und im Körper verantwortlich sein konnte. Als Störfeld bezeichnete man Zellen mit gestörten elektrischen Funktionen, die wie Störsender krank machende Impulse über die Nervenbahnen sendeten. In diesem Fall hatte die Schienbeinnarbe wie ein solcher Störsender fungiert und die Schulterentzündung ausgelöst.

Das war auch die Erklärung, warum der erste Therapieversuch erfolglos geblieben war. In solchen Fällen war unbedingt zuallererst das Störfeld zu beseitigen. Die Impletol-Injektion schaltete den Störsender aus und brachte alle durch ihn verursachten Krankheitserscheinungen zum Verschwinden – so, als ob man einen Schalter ausknipst.

Heute wissen wir, daß jedes Organ, jede Stelle des Körpers zum Störfeld werden kann. Überwiegend handelt es sich um chronische Mandelentzündungen sowie entzündliche Prozesse im Ober- und Unterkieferbereich und der Stirn- und Nasennebenhöhlen. Vor allem aber wird der Neuraltherapeut nach Narben suchen, nach Narben aller Art und jeden Alters.

Selbstverständlich gibt es aber auch Krankheitskomplexe, die mit der Neuraltherapie *nicht* zu heilen sind. Dazu gehören unter anderem:

- Geisteskrankheiten,
- Krankheiten mit überwiegend seelischen Ursachen,
- Mangelkrankheiten (unter anderem fehlende Vitamine oder Hormone),
- Erbkrankheiten,
- fortgeschrittene Infektionskrankheiten,
- narbig verheilte Endzustände (darunter Parkinsonismus, Schrumpfniere oder Schrumpfleber),
- Krebs (als Begleittherapie und zur Linderung der Symptome können neuraltherapeutische Maßnahmen jedoch sehr sinnvoll sein).

Der überwiegende Teil der Ärzteschaft reagierte auf Dr. Hunekes Neuentdeckung mit Ablehnung, Hohn und Spott oder einfach mit Nichtbeachtung. Immerhin entsprach sie in keiner Weise dem an den Universitäten gelehrten medizinischen Wissen.

Huneke litt sehr unter der Ignoranz seiner Kollegen, zumal die zahllosen Heilungen die Richtigkeit seiner Erkenntnisse inzwischen bestätigten. Desto mehr genoß er die Anerkennung jener aufgeschlossenen Ärzte, die sich über die engen Grenzen der Hochschul-Lehren hinwegsetzten. Tausende sind es heute in aller Welt, die die Neuraltherapie zum Wohl ihrer Patienten praktizieren.

Zusammenhänge zwischen schmerzhaften Erkrankungen und verborgenen Ursachen vermutete man übrigens schon im Altertum.

Vor etwa zweieinhalb Jahrtausenden regierte in Ägypten der Pharao Annaper Essa, der an chronischem Gelenkrheuma litt. Sein Leibarzt Arad Nassa hatte bereits alle damals bekannten Methoden und Mixturen an seinem königlichen Patienten ausprobiert, doch leider ohne jeden Erfolg. Die Qualen wurden immer heftiger und ließen sich durch nichts lindern.

Schließlich stellte der verständlicherweise äußerst ungnädig gestimmte Herrscher seinem Arzt ein Ultimatum: Entweder er befreite ihn von seinen Schmerzen, oder der Kopf sollte ihm abgeschlagen werden.

Da Nassa nichts anderes mehr einfiel, half er sich in seiner Not mit einer noch kaum erprobten Außenseitermethode, von der er gerüchtweise gehört hatte: Er zog dem Pharao sämtliche faulen Zähne, was zu der Zeit eine ziemlich strapaziöse Roßkur war.

Doch es geschah, was er selbst nicht für möglich gehalten hatte: Kaum waren die faulen Zähne entfernt, verschwanden auch die Schmerzen. Der Pharao fühlte sich wie neugeboren, und Arad Nassa wurde reich belohnt.

Dies ist der erste überlieferte Bericht über eine Störfeldbehandlung.

Weil die neuraltherapeutische Injektionsbehandlung nicht risikolos ist, hat die Internationale Gesellschaft für Neuraltherapie eine Ausbildungsordnung entwickelt, nach der heute nur noch Ärzte ausgebildet werden.

Nosodentherapie

Nach Professor Julian, Paris, sind Nosoden homöopathische Präparate, die aus Mikrobenkulturen, aus Viren, Sekreten oder krankhaften Absonderungen des Patienten gewonnen werden.

Diese Stoffe werden abgetötet, keimfrei gemacht, homöopathisch verdünnt und potenziert. Die im fertigen Präparat enthaltenen Bakterien sind somit nicht mehr ansteckungsfähig.

Die in der Schulmedizin verwendeten Impfstoffe basieren auf dem gleichen Prinzip, allerdings in ungleich massiverer Dosierung. Diese Impfstoffe nennt man daher Makrovakzine, die homöopathischen Nosoden dagegen Mikrovakzine. Nach naturmedizinischem Verständnis genügen zur Therapie bereits minimale Dosen, da das Wunderwerk des menschlichen Organismus auf feinste Reize und Impulse reagiert und massive Eingriffe in sein Regelsystem eher schädlich als nützlich sind.

Nosoden stimulieren die Abwehr- und Fermentsysteme im Körperhaushalt. Außerdem bewirken sie die Ausleitung von Abfallprodukten der geschädigten Zellen, wie sie nach schweren Erkrankungen – insbesondere infektiöser Art – im Körper zurückbleiben. Nosoden werden sowohl injiziert als auch in Tropfenform verabreicht.

Ob diese Therapie im Einzelfall angewendet werden soll, entscheidet der Arzt aufgrund der Irisdiagnose (S. 89) und der Elektroakupunktur-Diagnose (S. 57).

Weitere Hinweise geben das Krankheitsbild und die Symptome im körperlichen und psychischen Bereich.

Die Nosodentherapie darf in jedem Fall nur von einem auf diesem Spezialgebiet ausgebildeten und erfahrenen Arzt angewendet werden.

Auf die Behandlung mit Nosoden aus tierischem Gewebe sollte grundsätzlich verzichtet werden.

Ozon-Sauerstoff-Therapie

Heutzutage ist Ozon zu einem starken Thema in den Medien geworden – aber es erscheint fast immer als Negativbegriff. Ob vom Ozonloch über den Polen und dem damit verknüpften wachsenden Hautkrebsrisiko die Rede ist oder von den überhöhten Ozonkonzentrationen in unserer Atemluft, die unter anderem Auslöser von Atemwegserkrankungen sind – das Ozon ist der Sündenbock. Auf diesem Hintergrund scheint es fast unglaublich, daß in Deutschland Jahr für Jahr über 10 000 speziell dafür ausgebildete Ärzte und Heilpraktiker das Ozon erfolgversprechend als Heilmittel einsetzen. Dies ist das Thema des folgenden Kapitels.

Zuvor jedoch ein Wort zur Problematik der Alterskrankheiten, der Krankheiten also, die typisch für die Lebensjahre jenseits der 40 sind.

Das ist kein schwarzer Humor, sondern eine erschütternde Tatsache. Von insgesamt etwa 700 000 Todesfällen in der Bundesrepublik Deutschland im Jahr 1989 beruhten zwei Drittel zumindest teilweise auf den Folgen von Zivilisationskrankheiten. An der Spitze lag der Herz-Kreislauf-Tod, den über die Hälfte aller Menschen erlitten, auf den Plätzen zwei und drei folgten Krebs und Krankheiten der Atemwege.

Die einzige natürliche Todesursache hingegen, nämlich Altersschwäche, verringert sich mehr und mehr. Meldete die Statistik 1960 immerhin noch 29 995 Fälle, so waren es 1974 nur noch 8904. Neuere Statistiken weisen diese Todesart nicht mehr aus, und das kann nur eine negative Bedeutung haben.

Zivilisationskrankheiten sind die Seuchen unserer Zeit. Trotz Milliarden verschlingender Maßnahmen ist es der Medizin bisher nicht gelungen, ihnen wirksam zu begegnen.

Nur die Naturmedizin und ihre vielfältigen Methoden können gegen die meist jenseits der 40 auftretenden Leiden etwas ausrichten, die Gesundheit erhalten und den Abbau im Alter verlangsamen.

Eine dieser Methoden ist die *Ozon-Therapie,* von deren erstaunlichen Möglichkeiten immer mehr Ärzte zum Wohl ihrer Patienten Gebrauch machen. Sie nimmt in der naturmedizinischen Ganzheitsbehandlung einen wichtigen Platz ein und hat sich besonders bei Alterskrankheiten und anderen chronischen Leiden bewährt.

Sie hilft beispielsweise bei Arterienverkalkung, *Angina pectoris,* Leberschäden, Stoffwechselerkrankungen, Nierenleiden, Schlaganfall sowie Migräne und rheumatischen Erkrankungen; lauter Krankheiten, die das Leben verkürzen oder zumindest die Lebensqualität jenseits der 40 drastisch verschlechtern.

Korrekt muß es übrigens *Ozon-Sauerstoff-Therapie* heißen, denn Ozon ist ein hochgiftiges, farbloses Gas, natürlicher Bestandteil der Atmosphäre. Medizinisch darf es nur mit Sauerstoff verdünnt angewandt werden. Das Gemisch wird aus gereinigtem, hundertprozentigem Sauerstoff mittels eines künstlich erzeugten Gewitters in einem sogenannten Entladungsgenerator hergestellt. Das Verfahren wurde bereits 1857 von Werner von Siemens erfunden.

Es gibt zwei verschiedene Formen der innerlichen Ozontherapie. Sie kann einmal als Injektionsbehandlung, auch mit dem Blut des Patienten gemischt (kleine Eigenblutbehandlung), oder als Infusion, mit Patientenblut vermischt, durchgeführt werden. Letztere Methode, die große Eigenblutbehandlung, wird auch *Blutwäsche* genannt.

Die Blutwäsche läßt sich hervorragend mit der Sauerstoff-Mehrschritt-Therapie (siehe dort) nach Professor von Ardenne kombinieren. Beide Methoden sind schon einzeln sehr effektiv, vervielfachen jedoch ihre Wirkung, wenn man sie am selben Tag anwendet.

Auch äußerlich wird Ozon eingesetzt, und zwar zur Begasung erkrankter Körperstellen, beispielsweise bei offenen Beinen, nicht heilenden Geschwüren. Falls eine Körperbeatmung nötig ist, findet diese in einer Sauerstoff-Ozon-Kammer statt.

Entsprechend vielfältig ist die Wirkungsweise des Ozons im Körper des Patienten: Es beugt Herzinfarkt und Schlaganfall durch Abbau von Fetten vor, beseitigt Durchblutungsstörungen, verhindert deren Neubildung und bringt den Blutkreislauf in Schwung. Gleichzeitig wird der Sauerstofftransport im Blutkreislauf aktiviert, und das Gewebe wird besser mit Sauerstoff versorgt. Ozon unterstützt die Leber bei ihrer Entgiftungsarbeit, aktiviert den Stoffwechsel in den Zellen und senkt den Harnsäurespiegel, der unter anderem als Gichtursache eine entscheidende Rolle spielt und die Gefäße schädigt. Schließlich vernichtet Ozon vielerlei Arten von Bakterien und Pilzen und verhindert deren Neubildung.

Auch bei Krebserkrankungen spielt Ozon als unterstützende Therapie eine wichtige Rolle. Es trägt nicht nur wesentlich zur Kräftigung und Vitalisierung des Patienten bei, es wirkt auch schmerzbefreiend. Oft können schwere Mittel wie Morphium und dergleichen schon nach kurzer Behandlungsdauer abgesetzt werden.

Die spektakulärsten Erfolge verzeichnet die Ozontherapie jedoch auf dem Gebiet der arteriellen Verschlußkrankheiten, volkstümlich »Raucherbein« genannt. Bei dieser gefürchteten, weitverbreiteten Erscheinung hilft sich die Schulmedizin in drei von vier Fällen mit der Amputation. Jahr für Jahr werden allein in der Bundesrepublik rund 20 000 Beine operativ entfernt, weil die

Ärzte glauben, daß den Patienten auf andere Weise nicht zu helfen ist.

Ozon in Verbindung mit anderen Naturheilmethoden könnte diese Radikalmaßnahmen in den weitaus meisten Fällen überflüssig machen.

Allerdings ist die Ozonbehandlung wegen der Emboliegefahr nicht risikoarm. Darum sollte die Behandlung nur unter klinischen Bedingungen erfolgen.

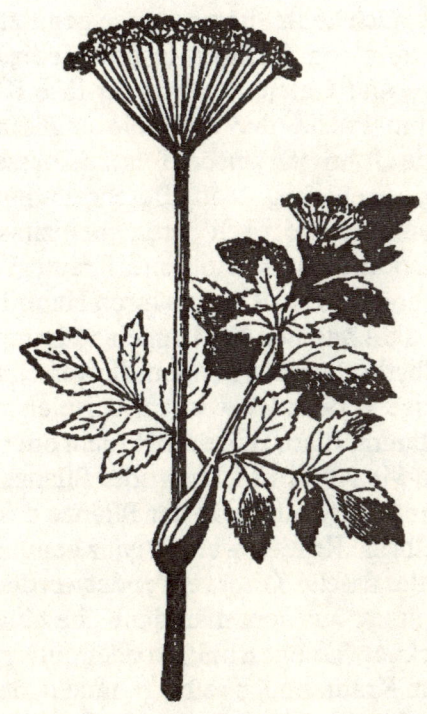

Angelika

Phythotherapie

Die Phythotheraphie, das Heilen mit Pflanzen, ist uralt. Man glaubt, daß eine traditionelle Kräuterheilkunde schon mehrere Jahrtausende vor Christus in Indien, China und Ägypten bestand. Die frühesten schriftlichen Aufzeichnungen wurden in Ägypten (Ebers Papyrus 1500 v. Chr.) und Assyrien entdeckt. Viele der in diesen Dokumenten genannten Pflanzen wurden als Arzneimittel identifiziert, die auch heute therapeutisch genutzt werden.

Die Wirkung von Pflanzen in der Medizin wurde von Dioskurides und Galen als Basis für ihre Klassifizierung benutzt, eine Praxis, der auch die englischen Kräuterkundler wie John Parkinson folgten, dessen *Theatrum Botanicum,* erschienen 1640, Beschreibungen von 3800 Pflanzen enthält, die nach ihren medizinischen Eigenschaften geordnet sind. Moderne Kräuterbücher folgen dieser Methode, Arzneien nach ihren Hauptbestandteilen und pharmakologischen Wirkungen zu gruppieren.

In der Phythotherapie können die verschiedenen Teile einer Pflanze verwendet werden, beispielsweise Wurzel, Rhizom, Stamm, Blatt, Blüte und Frucht oder Samen, aber auch Stoffe wie Rinde und Holz oder Pflanzengummi und Harz, die aus Einschnitten in der Pflanze austreten. Viele kleine einjährige Kräuter werden ganz benutzt. In der Medizin kann das frische Kraut verwendet werden, oft in Form eines Aufgusses, aus dem man dann Tee bereitet, oder es wird getrocknet, kleingeschnitten oder pulverisiert.

Man kann Kräuter auch selbst sammeln, doch muß man dabei darauf achten, nicht in der Nähe von Straßen, frisch gedüngten oder gespritzten Feldern usw. zu suchen. Gewöhnlich ist die beste Sammelzeit die Blütephase der Pflanze, wenn man die oberirdischen Teile pflücken möchte, und der Herbst, wenn man auf die Wurzeln und Speicherorgane Wert legt. Man sollte bei trockenem Wetter und vor der Mittagszeit sammeln und die Kräuter dann an warmer Luft trocknen. Sie sollten in luftdichten Behältern aufbewahrt und vor Licht geschützt werden, damit sie nicht verderben. Die Wirksamkeit der Kräuter läßt nach einem Jahr nach, weshalb man sie nicht länger aufheben sollte.

Die folgende Aufstellung für den Hausgebrauch ersetzt nicht den Besuch beim Arzt, kann aber bei leichten Beschwerden Linderung schaffen und die Behandlung des Arztes unterstützen.

Angstzustände und Nervosität
Hopfen, Lindenblüten, Baldrian

Appetitlosigkeit
Tausendgüldenkraut, Enzian, Klette, Kamille, Löwenzahn

Asthma
Kreuzblume, Spitzwegerich, Anis, Gundermann, Huflattich, Johanniskraut

Blähungen
Kalmus, Pfefferminz, Anis, Dost, Estragon

Blasenbeschwerden
Schlehenblüten und -blätter, Apfelschalen, Brombeerblätter, Heidekraut

Blutarmut
Brennesseln, Hopfen

Bronchitis
Anis, Besenginster, Eibisch, Malve, Angelika

Darmbeschwerden
Wermut, Baldrian, Angelika

Durchfall
Brombeerblätter, Frauenmantel, Wermut, Johannisbeerblätter

Erkältung
Holunderblüten, Borretschblüten, Hagebutten, Sanddorn, Kamille, Lindenblüten, Wermut, Gänseblümchenblätter und -blüten

Gallenleiden
Löwenzahn, Hopfen, Alant

Gicht
Himbeerblätter, Apfelschalen, Birkenblätter, Besenginster, Brennesseln

Hämorrhoiden
Löwenzahnwurzeln, Hirtentäschel

Herzbeschwerden
Schafgarbe, Anis, Weißdorn, Heidekraut, Kerbel, Fenchel, Lavendel, Melisse, Pfefferminze, Rose, Rosmarin, Bohnenkraut, Salbei, Thymian

Husten
Brombeerblätter, Gundermann, Huflattich, Erdbeerblätter, Johanniskraut, Pfefferminze, Anis, Eibisch, Malve

Kopfschmerzen
Baldrian, Pfefferminze

Kreislaufbeschwerden
Heidekraut, Johanniskraut

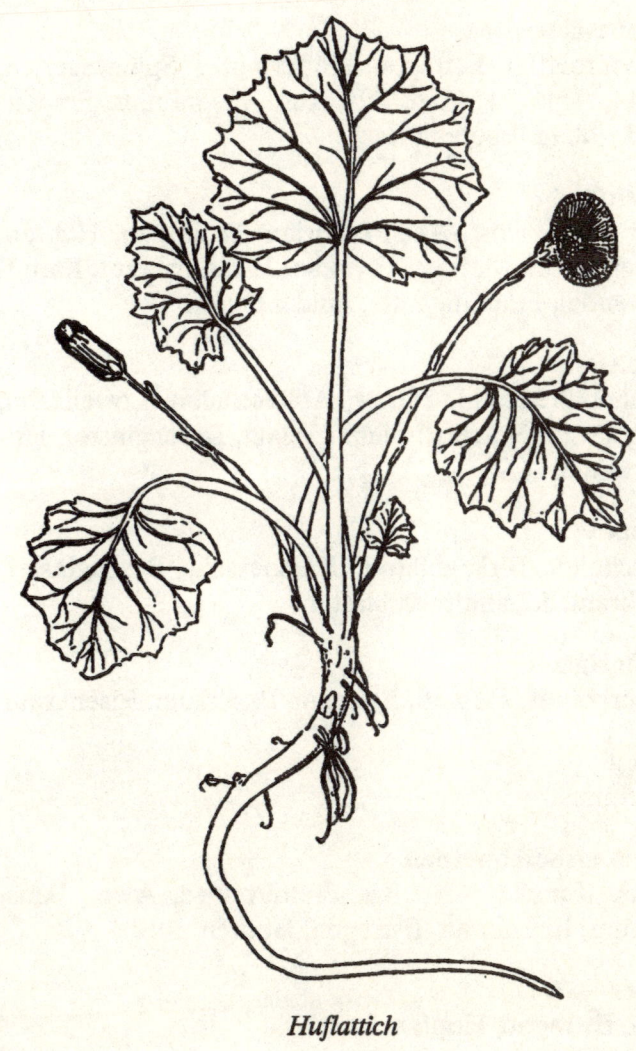

Huflattich

Leberleiden
Alant, Besenginster, Hopfen, Johanniskraut

Lungenentzündung
Borretschblüten, Angelika, Eukalyptus, Gundermann, Huflattichblüten, Johanniskraut

Magenbeschwerden
Brombeerblätter, Estragon, Pfefferminze, Spitzwegerich, Wermut, Anis, Baldrian, Basilikum, Eisenkraut, Frauenmantel, Johannisbeerblätter

Nervosität
Pfefferminze, Dost, Anis, Baldrian, Basilikum, Hopfen, Erdbeerblätter, Melisse, Thymian, Johanniskraut, Kamille, Lavendel, Frauenmantel, Lindenblüten

Nierenleiden
Schlehenblüten und -blätter, Apfelschalen, Löwenzahn, Birkenblätter, Borretschblüten, Alant, Besenginster, Holunderblüten

Rheuma
Apfelschalen, Birkenblätter, Brennesseln, Besenginster, Heidekraut, Johannisbeerblätter

Schlaflosigkeit
Erdbeerblätter, Hopfen, Baldrian, Basilikum, Eisenkraut

Übelkeit
Pfefferminze

Verdauungsbeschwerden
Kalmus, Kamille, Angelika, Pfefferminze, Alant, Anis, Basilikum, Eisenkraut, Estragon, Hopfen

Würmer
Beifuß, Estragon, Hopfen

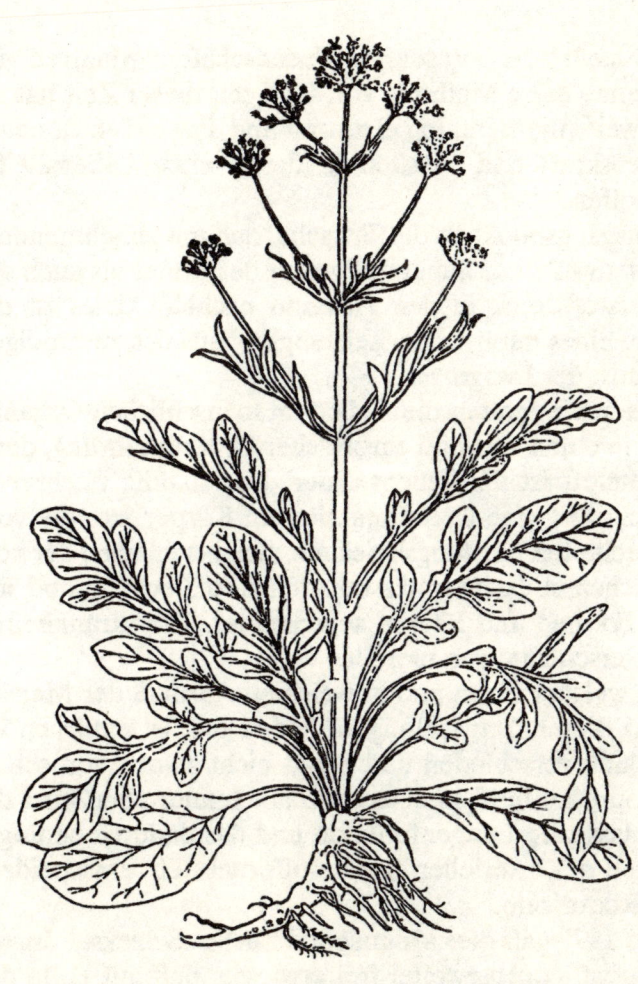

Baldrian

Sauerstoff-Mehrschritt-Therapie

1977 stellte der Dresdener Wissenschaftler Manfred von Ardenne diese Methode vor. Und seit dieser Zeit hat sie weltweit Anerkennung errungen und Tausenden zu neuer Lebenskraft und Vitalität in der zweiten Lebenshälfte verholfen.

Ausgangspunkt ist die Tatsache, daß mit zunehmendem Alter sowohl der Sauerstoffgehalt des Blutes als auch der Sauerstoffdruck in den Arterien nachläßt. Dies ist die Folge eines natürlichen Leistungsabbaus des zuständigen Organs: der Lunge.

Dadurch geraten die Zellen im menschlichen Organismus in einen Zustand chronischer Unterernährung, denn Sauerstoff ist ihr Lebenselixier. Das ständig wachsende Defizit löst eine Kettenreaktion im Körper aus, die vom gefürchteten Leistungsknick mit dem Nachlassen der körperlichen und geistigen Aktivität bis zu Siechtum und Tod alle Formen und Phasen sogenannter Alterskrankheiten und -erscheinungen umfaßt.

In welcher Form und in welchem Ausmaß der Mensch unter dieser Entwicklung zu leiden hat, ist natürlich individuell verschieden und hängt nicht zuletzt von seiner Konstitution und Lebensweise ab. Immer aber wird die nachlassende Lungenfunktion und das dadurch bedingte Sinken des arteriellen Sauerstoffdrucks ein entscheidender Faktor sein.

Bis 1977 galt dies als unabänderliches Schicksal. Inzwischen ist jedoch zweifelsfrei erwiesen, daß mit Hilfe der von Professor von Ardenne entdeckten Methode gesunkener Sauerstoffdruck wieder auf jugendliche Werte angehoben und damit der Alterungsprozeß mit seinen dramatischen Begleiterscheinungen erheblich verlangsamt werden kann.

Diese belebende Wirkung tritt in der Regel nach einer dreiwöchigen Kur ein, die ambulant durchgeführt wird. Über ein Inhaliergerät wird die Atemluft des Patienten mit medizinisch reinem Sauerstoff angereichert, während der Kurdauer mit insgesamt rund 7500 Litern. Begleitet wird die Behandlung von der Einnahme von Medikamenten, die die Sauerstoffaufnahme im Gewebe zusätzlich fördern sollen.

An die täglichen Inhalationen schließt sich ein Bewegungstraining (S. 24) – bestehend aus einem langsamen Dauerlauf – in möglichst reiner Luft an. Es dient vor allem der bestmöglichen Verteilung des inhalierten Sauerstoffs im gesamten Organismus.

Reflexzonentherapie

Wie so viele Methoden der modernen Naturmedizin gründet sich auch diese auf jahrtausendealtes Wissen. Daß es zwischen den menschlichen Organsystemen und bestimmten Hautzonen direkte Zusammenhänge gibt, wußten schon die Völker des Altertums.

Die organbezogenen Hautzonen – *Reflexzonen* genannt – gibt es in doppelter Ausführung: einmal an den Füßen und einmal an einer anderen Körperstelle. Die Therapie wird heute vorzugsweise an den Reflexzonen der *Füße* durchgeführt.

Von einer Selbstbehandlung ist jedoch abzuraten, obwohl diese in einigen Publikationen als unbedenklich propagiert wird. Nur ein erfahrener Therapeut kann präzis und sicher feststellen, welche Zone er warum, wie lange und mit welcher Intensität behandeln muß. Zumal die Patienten oft unterschiedliche Reaktionen zeigen.

Mit der Reflexzonentherapie lassen sich krankhafte Erscheinungen, auch und gerade wenn sie chronisch sind, durch gezielte Behandlung der entsprechenden Partnerschaftszonen am Fuß positiv beeinflussen.

Diese Therapie stärkt nicht nur die körpereigene Abwehr gegen Infekte und andere Erkrankungen, auch Herz und Kreislauf werden stabilisiert. Die Gefahr, einen Infarkt oder Schlaganfall zu erleiden oder an Arteriosklerose zu erkranken, verringert sich erheblich, zu hoher oder zu niedriger Blutdruck wird reguliert.

Auch für den übrigen Organismus erweist sich die Sauerstoffbehandlung als segensreich. Behoben oder deutlich verbessert werden beispielsweise Denk- und Gedächtnisschwächen, Schlafstörungen, bestimmte Migräneformen, Sehstörungen und Augenerkrankungen, rheumatische Leiden sowie Vergiftungen, Entzündungen und Funktionsstörungen der Leber und der Nieren.

Haupteffekt ist jedoch die wiedergewonnene Fähigkeit der Lunge, für ein optimales Verhältnis von Sauerstoffgehalt und -druck im Blut zu sorgen. Ein echter Regenerationsprozeß, dessen Wirkung – je nach den Lebensumständen – Monate bis Jahre anhält und nach Bedarf beliebig oft wiederholt werden kann.

Für solche Wiederholungen genügt jedoch ein Schnellverfahren, bei dem der Patient die Pedale eines Hometrainers treten muß. Dabei inhaliert er durch eine Atemmaske pro Minute 30 Liter medizinisch reinen Sauerstoff, der in 15 Minuten kontrollierter Anstrengung im Organismus verteilt wird.

Einerseits bewirkt diese Methode einen Schnellheilungsprozeß bei Krankheiten und Schwächezuständen, die hauptsächlich aufgrund von Sauerstoffmangel entstanden. Nachweislich pendeln sich die Werte nach der Schnelltherapie innerhalb einer Stunde wieder auf Normalniveau ein.

Andererseits bietet sich mit dem Schnellverfahren eine jederzeit anwendbare und hochwirksame Vorsorgemöglichkeit. Optimale Sauerstoffversorgung hält Herz und Kreislauf in Schwung und bietet wirksamen Schutz vor den berüchtigten »Killerkrankheiten« unserer Zeit.

Auch im Sport könnte sich die 15-Minuten-Therapie als leistungsfördernde Maßnahme erweisen, die nicht als Doping gewertet werden kann.

Besonders durch die Kombination mit anderen Methoden der modernen Naturmedizin erweist sich die Sauerstoff-Mehrschritt-Therapie von Professor von Ardenne sowohl als Altersbremse denn auch als effektives und nebenwirkungsfreies Heilmittel gegen eine Vielzahl chronischer Leiden.

Optimal ist die Kombination dieser Methode mit der Ozon-Sauerstoff-Therapie (S. 116), wenn beide Therapieformen am selben Tag angewendet werden.

Eine gründliche ärztliche Untersuchung vor Beginn der Behandlung ist notwendig. Ebenso sollten lebensrettende Einrichtungen zur Verfügung stehen, weil die Behandlung nicht risikofrei ist.

Information:

Ärztegesellschaft für Sauerstoff-
Mehrschritt-Therapie
Harburger Ring 10
21073 Hamburg

Sauna

Das Saunabad ist eine Kombination der Eigenschaften des feuchten russischen Bades mit denen des trockenen Bades aus der frühen Römerzeit. Wie die »Schwitzkammer« der Indianerstämme in den Ebenen des Westens der Vereinigten Staaten, die ein Ort der körperlichen und spirituellen Reinigung war, war auch die Sauna immer ein Gemeinschaftstreffpunkt – zumindest für die körperliche Reinigung.

Die Sauna ist stets aus Holz gebaut und besteht aus einem kleinen bis mittelgroßen Raum mit Bänken, die in verschiedenen Höhen an den Wänden entlang verlaufen. Auf den oberen Bänken ist die Hitze am größten. Sie geht von erhitzten Steinen oder Felsstücken aus, die sich innerhalb des Saunaraums befinden.

Die ideale Temperatur für die Sauna liegt zwischen 105 und 110 Grad Celsius. Wenn Wasser über die Steine gegossen wird, um eine feuchte Atmosphäre zu schaffen, kann der Körper bis zu 160 Grad Celsius ertragen.

Am besten sollte die Sauna in drei Phasen benutzt werden: zuerst eine trockene Hitze, die für heftiges Schwitzen sorgt und die Haut reinigt, dann ein Wasserguß auf die heißen Steine, um eine heiße, feuchte Atmosphäre zu erzielen, die den ganzen Körper kräftigt, und schließlich eine Waschung oder Dusche mit kaltem Wasser.

Die feuchte Phase der Sauna ist gut gegen Hautkrankheiten, Rheumatismus sowie Nasen- und Halskatarrhe. Nicht angezeigt ist die Sauna bei akuten Entzündungen von Augen oder Nase, bei Angina und bei deutlich erhöhtem Blutdruck.

Schröpfen

Das Schröpfen ist eine uralte Naturheilweise. Allerdings hat man ihre Anwendung im Laufe der Jahrhunderte oft übertrieben und sie damit in Mißkredit gebracht. Die moderne Naturheilkunde hat sie nicht nur rehabilitiert, sondern auch noch erheblich fortentwickelt.

Die früheste Form des Schröpfens war vermutlich der Liebesbiß, doch es gibt Hinweise darauf, daß die alten Chinesen Tierhörner benutzten, die sie auf die Haut aufsetzten. Man saugte am anderen Ende, um die Luft zu entfernen, und verschloß dann die Öffnung mit dem Finger.

Beim modernen Schröpfen wird ein Glas- oder Metallschröpfkopf verwendet oder sogar eine Maschine, die durch ihre Pumpwirkung einen negativen Druck erzeugt.

Wo sich nun die Haut an die Schröpfköpfe ansaugt, entsteht ein starker Blutzufluß, zu erkennen an der blauroten Verfärbung.

Durch diese Reiztherapie wird die körpereigene Abwehr des Patienten in hohem Maße stimuliert. Das ist insofern überaus wichtig, als ohne die Mithilfe dieses Systems keine Heilung möglich ist.

Durch das *blutige* Schröpfen kann man die Wirksamkeit noch steigern. Dabei wird die Haut vor dem Aufsetzen der Schröpfköpfe mittels eines mit Klingen versehenen Schneppers oberflächlich geritzt. Auf diese Weise werden je Schröpfkopf zwischen 15 und 50 Kubikzentimeter Blut abgesaugt.

Doch der wahre therapeutische Wert der Methode zeigte sich erst, als man sie mit dem Wissen von den Reflexzonen kombinierte. Denn nun war es möglich, die Schröpfköpfe gezielt zu setzen und so entsprechend intensiv auf erkrankte oder geschwächte Organe einzuwirken.

Noch ein grundsätzlicher Hinweis:
Unblutig geschröpft wird überwiegend bei Asthenikern, also Menschen von magerer, schwächlicher Konstitution mit niedrigem Blutdruck, niemals bei Patienten mit Bluthochdruck.

Thymustherapie

»Das goldene Zeitalter der Thymusforschung hat begonnen«, stellte Professor A. P. Miller von der Universität Melbourne in den 70er Jahren fest.

Anlaß dieser Aussage waren die Erkenntnisse seines Landsmannes, des Nobelpreisträgers Sir F. M. Burnet, und die Entdeckung des Thymushormons *Thymosin* durch Professor Allan Goldstein, den späteren Direktor des amerikanischen Krebsinstituts.

»Die Thymustherapie ist das Heilmittel der Zukunft gegen Krankheit und Alter!«

Zu diesem Ergebnis kam zehn Jahre später der Wissenschaftler und Arzt Professor Dr. Dr. Dr. E. F. Scheller nach jahrelangen Forschungsarbeiten mit Thymus. Für die Richtigkeit seiner These war er selbst ein gutes Beispiel: Er wurde 92 und war bis zuletzt voller Aktivität und Schaffenskraft.

Mit der Frischzellentherapie ist die Thymustherapie nur entfernt verwandt, obwohl auch hier tierische Frischzellen in Injektionsform verabreicht werden. Hauptziele der Thymustherapie sind die Stärkung der Abwehrsysteme und die Mobilisierung der Selbstheilungskräfte des Körpers.

Beim *Thymus* handelt es sich um eine Drüse der inneren Ausscheidung hinter dem oberen Brustbein, die zwischen dem 20. und 40. Lebensjahr die Produktion von Thymushormonen langsam abbaut und schließlich ganz einstellt. Bei Tieren nennt man dieses Organ Bries.

Noch vor wenigen Jahren sah man im Thymus »nur« das Steuerungsorgan für das Körper- und Knochenwachstum, für Keimdrüsen und Sexualorgane. Doch damit haben wir ihn gewaltig unterschätzt. Heute wissen wir, daß die Funktion der Thymusdrüse von entscheidender Bedeutung für die körpereigene Abwehr gegen krankmachende Stoffe aller Art ist. Gleichzeitig besteht ein ursächlicher Zusammenhang zwischen dem Thymusabbau und dem Alterungsprozeß.

Eine Forschungsgruppe der italienischen Universität Modena erbrachte den wissenschaftlichen Beweis, daß der menschliche Alterungsprozeß vom Abbau der Thymusdrüse und der damit verbundenen Schwächung der Immunabwehr abhängig ist. Beispielsweise ergab die Obduktion von Menschen, die ein besonders hohes Alter erreicht hatten, überwiegend keine sogenannten natürlichen Todesursachen. Sie waren an chronischen Zivilisationskrankheiten gestorben, häufig war aber auch nur ein banaler grippaler Infekt an ihrem Tod schuld.

Aber auch in jüngeren Jahren können Thymus-Fehlfunktionen dramatische Folgen haben. Es kommt dann im Organismus zum Entstehen falsch programmierter Abwehrstoffe, die gesunde Zellen angreifen, als wären es eingedrungene Krankheitserreger. Daraus entwickeln sie sogenannte *Autoimmunkrankheiten,* die auf keine Therapie ansprechen.

Lediglich eine Therapie mit Thymusfrischzellen kann die Therapieresistenz beseitigen und den Weg zur Heilung öffnen. Typische Beispiele für Autoimmunkrankheiten sind unter anderen entzündliche Rheumaformen (chronische Polyarthritis), degenerative Erscheinungen der Brustwirbelsäule und chronische Infektionen. Natürlich können diese Krankheiten auch andere Ursachen haben, doch auch in diesen Fällen hat sich die Thymusbehandlung als wichtiger und außerordentlich wirkungsvoller Teil der Therapie erwiesen. Ebenso vorteilhaft ist ihre Anwendung bei der Krebsvorsorge und -nachbehandlung.

Die heute in der Naturmedizin angewendete Thymustherapie wurde von dem schwedischen Arzt Dr. E. Sandberg entwickelt. Man verwendet dazu wasserlöslichen Thymusfrischzellen-Gesamtextrakt, auch THX genannt. Er wird in Speziallabors aus den steril entnommenen Thymusdrüsen acht bis zwölf Wochen alter Kälber zubereitet. Die Spendertiere werden biologisch aufgezogen, das heißt, sie kommen weder mit Antibiotika noch mit Hormonen oder anderen Chemieprodukten in Berührung.

In jahrelangen Versuchen ist es gelungen, den Gesamtextrakt so zu präparieren, daß Nebenwirkungen durch chemische oder thermische Prozesse entfallen, die biologische Aktivität jedoch voll erhalten bleibt. Nur ganz selten tritt an der Injektionsstelle eine harmlose Rötung auf, die in der Regel nach ein bis zwei Tagen von selbst verschwindet. Feststellbare Komplikationen hat es bei fachgerechter Verabreichung nach zirka drei Millionen Injektionen nicht gegeben.

Der Münchener Arzt und Wissenschaftler Dr. Eugen Zoubek hat die Sandberg-Methode jetzt weiterentwickelt und damit in ihrer Wirkung vervielfacht. Er kombinierte den Gesamtextrakt mit anderen Organextrakten (Leber, Niere, Herz, Milz usw.) und hat auf diese Weise vier sogenannte THX-Komplexgruppen geschaffen. Während eine Gruppe zur Revitalisierung im Alter eingesetzt wird, ist eine andere auf Krebsvor- und -nachsorge ausgerichtet. Die dritte Gruppe wirkt unter anderen bei rheumatischen Erkrankungen, Allergien und Bronchialasthma, die vierte hat Einfluß auf Potenzprobleme. Üblicherweise gibt es die kleine Kur mit 15 Injektionen und die große Kur mit 24 Injektionen.

Weil die Behandlung mit Frischzellen risikoreich ist, hat das Bundesgesundheitsamt die Anwendung von Frischzell-, also auch Thymuspräparaten, neuerdings stark eingeschränkt.

Information:

Internationale Gesellschaft für
Thymologie und Immuntherapie e. V.
Rudolf-Huch-Straße 14
38667 Bad Harzburg

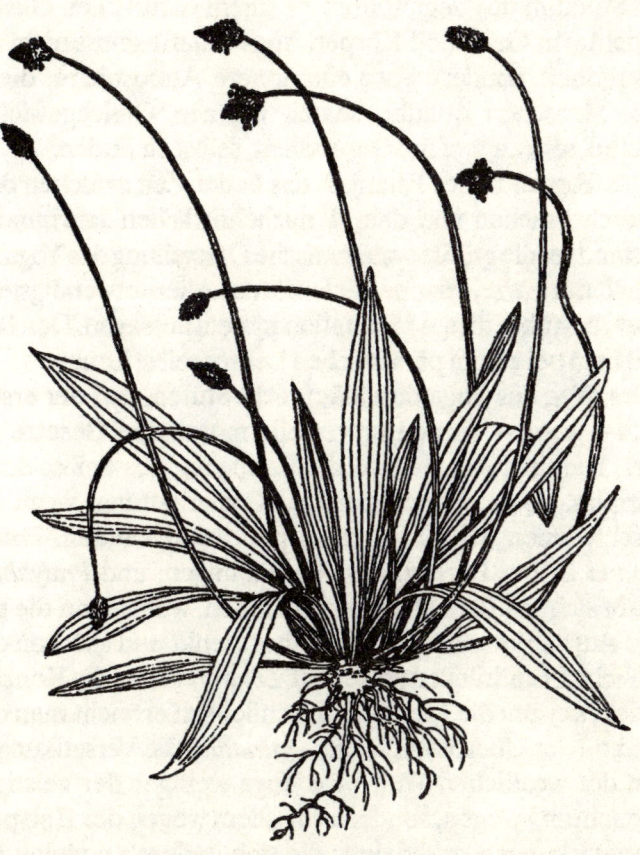

Spitzwegerich

Yoga

Yoga ist ein Begriff aus dem Sanskrit und heißt soviel wie »Anschirrung« oder »unter das Joch spannen«. Yoga ist eine angewandte Wissenschaft von Geist und Körper. Ausübung und Studium des Yoga führen zu einem natürlichen Gleichgewicht von Geist und Körper. Yoga schafft selbst nicht die Gesundheit, sondern eher eine innere Atmosphäre, die es dem Menschen erlaubt, seinen eigenen Gleichgewichtszustand, also auch seine Gesundheit, selbst zu finden.

Das Yogasutra des Patanjali, das in der Zeit zwischen dem 2. vorchristlichen und dem 4. nachchristlichen Jahrhundert entstand, ist die größte systematische Darstellung des Yoga. Es enthält nur kurze, knappe Sätze, die das Allernotwendigste an Belehrung über dieses Meditationssystem aussagen. Den Rest muß man bei einem persönlichen Lehrer selbst lernen.

Der Weg des Yoga durchläuft acht Stufen. Auf der ersten Stufe – *yama* – werden universelle moralische Gesetze gelehrt. Darauf folgt *niyama*, die Reinigung des Selbst durch Disziplin. *Asana* bezeichnet die Körperhaltung, wozu die verschiedenen Yoga-Stellungen praktiziert werden. *Pranayamana* ist der Bereich der Atemübungen, und *Pratyahara* befaßt sich mit dem Nach-innen-Gehen, wobei man die geistige Aufmerksamkeit auf das Innere lenkt und sich von den weltlichen Eindrücken abwendet. *Dharana* lehrt die Konzentration, *dhyana* die Meditation. Schließlich erreicht man den Zustand des Überbewußtseins – *samadhi*, die Versenkung.

In der westlichen Welt wird Yoga weniger der geistigen Erleuchtung wegen, sondern vor allem wegen der Entspannungswirkungen praktiziert, die sich dadurch erzielen lassen.

Selbst behandeln mit Naturmedizin

Abszeß

Eiterbeule. Beginnt als Pickel, der stark juckt und sich rasch vergrößert, sich rötet und vereitert. Sehr schmerzhaft.

Selbstbehandlung

Nach Möglichkeit sollte man zu verhindern suchen, daß es überhaupt zur Abszeßbildung kommt. Daher sofort nach dem Auftreten eines verdächtigen Pickels dreimal täglich 5 Tropfen »Hepar sulf. D 30« einnehmen. Den Pickel mehrmals täglich mit »Biosanum Essenz« betupfen.

Hat sich ein Abszeß gebildet, nimmt man »Mercurius Heel« im täglichen Wechsel mit »Belladonna Homaccord«, und zwar je dreimal täglich 5 Tropfen. Zusätzlich zweimal täglich 1 Tablette »Hepar sulf. D 12«.

Äußerlich macht man Umschläge mit »Biosanum Essenz«. Einen Eßlöffel der Essenz gibt man auf eine Tasse abgekochtes Wasser, taucht ein Stück Leinen darin ein und legt es bis zu vier Stunden täglich auf.

Während des übrigen Tages »Traumeel Salbe« auf den Abszeß streichen.

Volksmedizin

Zerkleinertes Eisenkraut in einem Mullbeutel kurz aufkochen, auf Körperwärme abkühlen lassen und um den Abszeß herum auflegen.

Bockshornkleesamen in etwas Wasser zu Brei kochen,

1 bis 2 Eßlöffel Brennesselessig darin verrühren und so heiß wie noch erträglich um den Abszeß herum auflegen.

Faule Äpfel zerdrücken und mit dem Brei den Abszeß bedecken. Gut abgewaschene Weißkohlblätter auf den Abszeß legen und von Zeit zu Zeit erneuern.

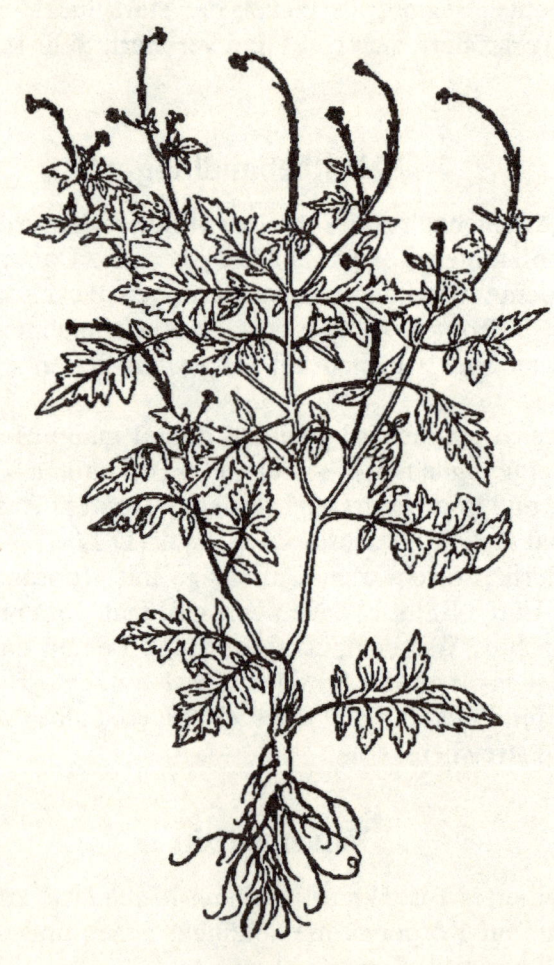

Eisenhutkraut

Akne

Entzündung der Talgdrüsen. Pustelausschlag mit Neigung zur Vereiterung, der aufbrechen und nach Abheilung Narben hinterlassen kann. Tritt hauptsächlich im Gesicht, auf Brust und Rücken auf. Von dieser ebenso lästigen wie hartnäckigen Krankheit sind in erster Linie Jugendliche in der Pubertät betroffen. Ursachen sind vor allem Störungen des Stoffwechsels, falsche Ernährung und Stuhlverstopfung.

Selbstbehandlung

Mehrere Monate lang dreimal täglich 25 Tropfen »Biosanum Dermaticum« einnehmen.

Bei *starken Entzündungen* macht man statt dessen Umschläge mit »Biosanum Essenz«. Dazu gibt man einen Eßlöffel der Essenz auf eine Tasse abgekochtes Wasser, taucht Leinenstücke darin ein und legt sie bis zu vier Stunden täglich auf die entzündeten Hautpartien. Vorher mit »Traumeel Salbe« einreiben.

Wichtiger Teil der Behandlung ist eine *Diät,* die bis zur vollständigen Abheilung streng eingehalten werden muß. Eine Reihe von Lebensmitteln muß während dieser Zeit total vom Speiseplan gestrichen werden.

- Schweinefleisch und alles, was aus ihm hergestellt wird (Wurst, Schinken), Eierspeisen in jeder Form sowie scharfe Gewürze.
- Weißer Fabrikzucker und alles, was aus ihm herge-

stellt wird. Also auch Schokolade, Bonbons und zuckerhaltige Getränke. Ebenso Speiseeis und andere Süßigkeiten.

- Weißmehl und alles, was aus ihm hergestellt wird. Das heißt Kuchen, Plätzchen, Weißbrot, Brötchen usw.
- Salz und Fett dürfen nur so sparsam wie möglich verwendet werden.

Die Nahrung soll statt dessen aus viel Gemüse, Obst und Salaten bestehen, entweder in roh zubereiteter oder gedünsteter Form. Sehr wichtig sind Getreidevollkornprodukte in Form von Müslis und Vollkornbrot. Als Fleischprodukte zu empfehlen sind Geflügel, Fisch, Fleisch vom Lamm.

Volksmedizin

Tee aus jungen Brennesseln (Aufguß) acht Wochen lang viermal täglich eine Tasse schluckweise trinken.

Täglich eine Stunde lang Umschläge mit frisch geriebenen Karotten, möglichst aus biologischem Anbau, auflegen.

Meerrettich-Kur: In einen Glasbehälter 250 Gramm Obstessig geben, mit einem Pfund frisch geriebenem Meerrettich vermengen und gut verschließen. In die Sonne oder in die Nähe der Heizung stellen, nach zehn Tagen öffnen und die Flüssigkeit durchseihen. Damit werden die erkrankten Hautpartien täglich eingerieben. Man läßt die Flüssigkeit eine Viertelstunde einwirken und wäscht sie dann drei Minuten lang mit warmem Wasser gründlich ab. Anschließend nochmals intensiv kalt abwaschen.

Allergien (Heuschnupfen, Hautreaktionen)

Vor den Monaten April bis September fürchten sich Millionen: Heuschnupfenzeit. Myriaden winzigster Gräser- und Blütenpollen in der Atemluft verursachen bei überempfindlichen Menschen allergische Reaktionen wie den gefürchteten Fließschnupfen, Niesanfälle, zugeschwollene Nasenschleimhäute, tränende Augen mit entzündeter Bindehaut usw.

Ebenfalls weit verbreitet ist eine andere Form der Überempfindlichkeit gegen bestimmte Umweltstoffe: die Nesselsucht. Dabei bildet sich ein roter, stark juckender Quaddelausschlag auf der Haut. Die auslösenden Umweltstoffe *(Allergene)* sind oft sehr schwer feststellbar. Häufig handelt es sich um eine Unverträglichkeit von Erdbeeren, Tierhaaren oder Medikamenten, die in solchen Fällen unbedingt zu meiden sind.

Selbstbehandlung

Bei Heuschnupfen und allergischen Hautreaktionen nimmt man dreimal täglich 25 Tropfen »Biosanum Allergicum«. In akuten und schweren Fällen wendet man das Mittel als Stoßtherapie an, das heißt stündlich 25 Tropfen bis zum Verschwinden der Symptome. Kindern gibt man jeweils die Hälfte.

In *chronischen* – also alljährlich wiederkehrenden – Fällen beginnt man die Kur jeweils etwa Mitte Februar. In der Regel treten die allergischen Anfälle dann gar nicht erst auf.

145

Als zusätzliches Mittel nimmt man täglich abends 5 Tropfen »Calcium carbonicum 18 LM«. Wenn das Fläschchen verbraucht ist, setzt man die Kur mit der Dosierung 24 LM fort. Darauf folgen 30, 36, 42 LM.

Äußerlich reibt man bei Hautreaktionen die betroffenen Körperpartien drei- bis fünfmal täglich mit »Biosanum Allergicum-Salbe« ein. Empfehlenswert sind auch Umschläge mit »Luvos Heilerde« nach Anweisung.

Die Volksmedizin kennt kein Allergie-Mittel.

Augenerkrankungen

Bindehautentzündung

Bei dieser lästigen Erkrankung gibt es eine akute und eine chronische Form. Die *akute* Bindehautentzündung entsteht durch Kälte, Staub, Wind, Rauch usw. Bei der *chronischen* Form liegt meistens ein schlechter Allgemeinzustand vor, beispielsweise Verstopfung, Erkältungsanfälligkeit, chronisch kalte Füße usw. Die Symptome sind in beiden Fällen die gleichen. Das Auge ist gerötet und tränt, beim Lidschlag entsteht ein reibendes Gefühl. Es brennt, ist lichtempfindlich, und das Lid ist oft geschwollen.

Selbstbehandlung

Bei der *akuten* Form nimmt man drei- bis fünfmal täglich 1 Tablette »Oculoheel«. Bei geschwollenem Lid zusätzlich von »Apis D 4« und »Belladonna Homaccord« je 5 Tropfen in stündlichem Wechsel. Bei starkem Brennen zusätzlich einmal täglich 5 Kügelchen »Arsen. alb.« und bei eitriger Entzündung zusätzlich viermal täglich 1 Tablette »Mercurius Heel« und dreimal täglich 5 Kügelchen »Pulsatilla D 12«. Zweimal täglich träufelt man nach Anweisung »Echinacea Ouarz comp. Augentropfen« ins Auge. Wenn das Auge stark tränt, nimmt man statt dessen »Euphrasia Augentropfen« – ebenfalls zweimal täglich.

147

Behandlung der chronischen Bindehautentzündung:

Dreimal täglich 5 Kügelchen »Thuja D 4«,
drei- bis fünfmal täglich 10 Tropfen »Silicea comp.«,
dreimal täglich 1 Tablette »Oculoheel«,
äußerlich: zwei- bis dreimal täglich »Conjunctisan B Augentropfen«.

Volksmedizin

Erleichterung und Schmerzlinderung bringen Auflagen mit gut ausgequetschtem kaltem Quark. Man legt ihn auf die fest geschlossenen Augen und erneuert die Auflage, wenn er trocken geworden ist.

Wenn die Augen stark brennen, wäscht man sie mit kaltem Augentrosttee aus.

Bei tränenden Augen wird täglich eine Tasse Gänsefingerkrauttee empfohlen. Man gibt einen Teelöffel Tee auf eine Tasse.

Gerstenkorn

So nennt man eine oft sehr schmerzhafte Entzündung am äußeren Lidrand. Die Stelle schwillt an, rötet sich und eitert.

Selbstbehandlung

Man nimmt drei- bis viermal täglich abwechselnd je 10 Tropfen »Platana occidentalis D 4« sowie »Staphisagria D 4«. Wenn das Gerstenkorn eitert, nimmt man zusätzlich dreimal täglich 1 Tablette »Mercurius Heel«. Wenn es hart ist, nimmt man zusätzlich dreimal täglich 1 Tablette »Calcium fluor D 6«.

Volksmedizin

In einem halben Liter Wasser läßt man 10 Gramm Augentrost eine Viertelstunde kochen, seiht sorgsam durch und macht mit dem erkalteten Tee Augenbäder.

Nachlassen der Sehkraft

Selbstbehandlung

Dreimal täglich 1 Tablette »Oculoheel«

Volksmedizin

Fenchel- und Weinrautenblattsaft mit Honig zu gleichen Teilen mischen und äußerlich auf den Augenlidern verreiben.

Viel natürliches Vitamin A in Form von frisch ausgepreßtem Karotten- und Tomatensaft stärkt die Sehkraft.

Blähsucht

Durch krankhafte Gasbildung im Darm wird der Leib aufgebläht. Es entstehen schmerzhafte Windkoliken, das Zwerchfell wird hochgedrängt und dadurch sowohl das Herz als auch die Atmung in Mitleidenschaft gezogen.

Ursache kann unter anderem die Unverträglichkeit bestimmter Gemüsesorten (Kohl!) sein. Aber auch Bewegungsmangel, einseitige Ernährung, der es an wichtigen Inhaltsstoffen fehlt, oder mangelnde Eßdisziplin: ungenügendes Kauen, zu hastiges Essen mit Luftschlucken. Chronischer Darmkatarrh, ungenügende Versorgung mit Magensäure oder Galleflüssigkeit sowie Funktionsschwächen der Leber und des Herzens können ebenfalls zu unnormaler Gasbildung führen.

Selbstbehandlung

In der Apotheke läßt man sich folgende Tropfenmischung herstellen:
»Koliktropfen«   30,0
»Remedium Gastroduodenale« ad   100,0 m. f. sol.

Davon nimmt man dreimal täglich 20 Tropfen. Bei *akuten* Windkoliken nimmt man stündlich 20 Tropfen, bis der Anfall vorbei ist.

Zusätzlich trinkt man vor- und nachmittags je eine Tasse »Biosanum Fermenttee«. Man gibt einen Eßlöffel Tee auf einen Viertelliter Wasser, läßt kurz aufkochen und vier Minuten ziehen.

Äußerlich macht man Umschläge mit »Biosanum-Essenz«. Einen Eßlöffel der Essenz schüttet man in eine Tasse abgekochtes Wasser, tränkt einen Leinenlappen darin und legt ihn bis zu vier Stunden täglich auf den Leib, den man vorher mit »Traumeel Salbe« eingerieben hat.

Wenn das Zwerchfell auf das Herz drückt und dadurch Beschwerden verursacht, nimmt man zusätzlich täglich drei- bis sechsmal 25 Tropfen »Biosanum Cardiacum«.

Volksmedizin

Man gibt einen Teelöffel Kalmuswurzel in ein Glas Wasser und läßt es über Nacht zugedeckt stehen. Morgens die Flüssigkeit filtern und schluckweise trinken. *Achtung! Nicht bei Durchfall anwenden!*

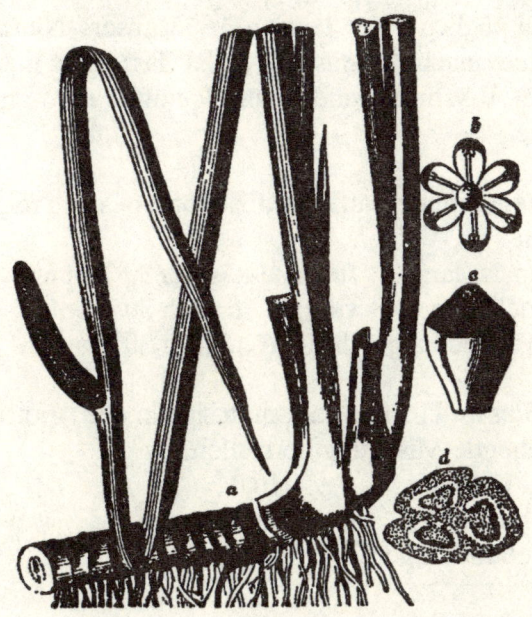

Kalmus

Blasenentzündung

Von dieser Erkältungskrankheit werden fast ausschließlich Frauen befallen. Sie beginnt mit schneidenden Schmerzen bei drangvoller Entleerung kleiner Harnmengen, in denen Eiterpartikel, häufig auch Blut gefunden werden. Zu den schweren Entzündungszuständen kommen fieberhafte Temperaturen.

Selbstbehandlung

Fünfmal täglich eine Tasse »Dr. Mausers Nieren- und Blasentee« nach Anweisung. Jeder Tasse gibt man einen Teelöffel »Cystinol« und einen Teelöffel »Biosanum Essenz« bei.

Außerdem nimmt man »Pyelitis-Tropfen« nach folgendem Schema:

Eine Woche lang	fünfmal	täglich 30 Tropfen,
eine Woche lang	viermal	täglich 30 Tropfen,
sechs Wochen lang	dreimal	täglich 30 Tropfen.

Wenn *Blut* im Urin ist, läßt man sich in der Apotheke die nachstehende Mischung herstellen:

»Arnika D 6«	10,0
»Phosphor D 12«	10,0
»Millefolium Oligoplex«	50,0 m. f. sol.

Davon nimmt man dreimal täglich 30 Tropfen in einem Eßlöffel Wasser.

Äußerlich helfen Umschläge mit »Biosanum-Essenz«. Auf eine Tasse abgekochtes Wasser gibt man einen Eßlöffel Essenz, tränkt einen größeren Leinenlappen damit und legt ihn bis zu vier Stunden täglich über der Blasengegend auf. Vorher die Haut mit »Traumeel Salbe« einreiben. Mit einem trockenen Handtuch abdecken.

Wichtig ist strenge Bettruhe. Während und nach der Erkrankung unbedingt warm halten.

Volksmedizin

Teemischung gegen Blasenbrennen aus drei Teilen Hauhechelwurzel, einem Teil Petersilienwurzel sowie einem Teil Zinnkraut.

Von dieser Mischung einen Teelöffel auf eine Tasse Wasser geben, kurz aufkochen lassen und dreimal täglich eine Tasse trinken.

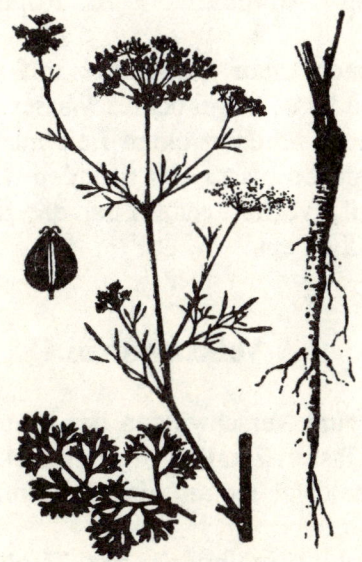

Petersilie

Bluterguß

Durch äußere Gewalteinwirkung wie Schlag, Stoß, Aufprall oder Sturz entsteht ein blau-grün-gelb-brauner Bluterguß (Hämatom). Er zeigt an, daß Gefäßzerreißungen stattgefunden haben.

Selbstbehandlung

Mit »Traumeel-Tropfen« nach folgendem Schema:

am ersten Tag	halbstündlich	10 Tropfen
am zweiten Tag	stündlich	10 Tropfen
am dritten Tag	dreimal	20 Tropfen

Äußerlich macht man Umschläge mit »Biosanum Essenz«. In eine Tasse abgekochtes Wasser gibt man einen Eßlöffel Essenz, feuchtet einen Leinenlappen darin gut durch und legt ihn bis zu vier Stunden täglich über dem Bluterguß auf. Vorher reibt man die Stelle sanft mit »Traumeel Salbe« ein.

Volksmedizin

Man soll bis zum Verschwinden des Blutergusses täglich zwei bis vier Tassen Zinnkrauttee trinken. Und zwar gibt man einen Teelöffel Tee auf eine Tasse und läßt ihn kurz aufkochen.

Äußerlich sind Einreibungen mit »Tiroler Steinölsalbe« hilfreich.

Brandwunden

Selbstbehandlung

Auf die Wunde dick »Traumeel-Salbe« auftragen und mit einem sterilen Verband abdecken.

Zusätzlich zum Einnehmen:
»Traumeel-Tropfen«, drei- bis fünfmal täglich 10 Tropfen und »Causticum D 4«, drei- bis fünfmal täglich 5 Tropfen.

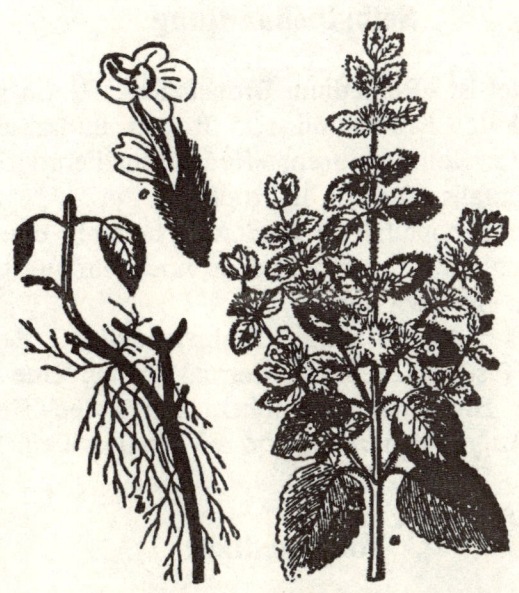

Melisse

Bronchitis

Entzündungen an den Hauptbronchien sind häufig eine Begleiterscheinung von Infektionskrankheiten wie Grippe, Masern, Erkältungen usw. Sie treten aber auch als selbständige Krankheit auf.

Die Symptome sind Husten mit nachfolgendem Auswurf, der erst zäh, später schleimig-eitrig ist, ein gestörtes Allgemeingefühl mit erhöhten Temperaturen und ein wundes Gefühl hinter dem Brustbein.

Selbstbehandlung

Hauptmittel ist »Remedium Bronchiale«. Davon nimmt man im akuten Fall stündlich 15 Tropfen und zusätzlich bei erhöhten Temperaturen: »Remedium Febrogrippale EKF«, ebenfalls stündlich 15 Tropfen.

Tritt die Bronchitis als Begleiterscheinung einer Virusinfektion auf, nimmt man dazu noch fünfmal täglich 20 Tropfen »Metavirulent«.

Bei starker Schleimbildung fünfmal täglich 1 Teelöffel »Atmulen« sowie drei- bis viermal täglich eine Tasse »Aschauer Bronchialtee« trinken. Einen Teelöffel pro Tasse als Aufguß zubereiten und mit Honig süßen.

Volksmedizin

Man fertigt einen Zwiebelsirup aus zehn großen, in Scheiben geschnittenen Zwiebeln und 16 Eßlöffeln kristallisiertem Naturhonig. Im Gefäß 24 Stunden zugedeckt stehen lassen und währenddessen öfters umrühren. Dann den Sirup abfiltern und verschlossen im Kühlschrank aufbewahren. Täglich drei- bis sechsmal davon einnehmen.

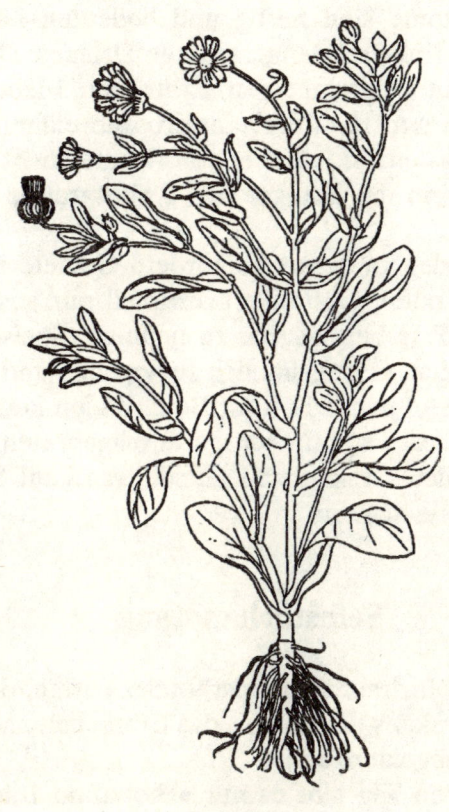

Ringelblume

Darminfektion

»Montezumas Rache« heißt diese Erkrankung im Volksmund, da hauptsächlich Touristen in südlichen und subtropischen Zonen von ihr betroffen werden. Die Ursache ist meist eine Lebensmittelvergiftung durch Bakterien, zum Beispiel Salmonellen.

Die Symptome sind heftig und bedeuten häufig ein unverhofftes Ende des langersehnten Urlaubs: Durchfall, verbunden mit Leibschmerzen, Erbrechen, Fieber, Kopfschmerzen. Nimmt der Stuhl eine erbsenbreiähnliche Farbe und Konsistenz an, muß er sofort untersucht werden, da es sich dann um Erreger der Typhusgruppe handeln kann.

Fernreisenden in derart gefährdete Gebiete ist daher dringend zu raten, Getränke prinzipiell nur aus festverschlossenen Flaschen zu sich zu nehmen, Speiseeis und Salat zu meiden, Obst gründlich zu waschen und schälen. Keine Eiswürfel in die Drinks! Beim Baden kein Wasser schlucken! Fleisch soll immer gut durchgebraten sein! So oft wie möglich Gesicht und Hände waschen! Stets auf größte Hygiene achten!

Selbstbehandlung

Wichtigste Sofortmaßnahme ist totales Fasten, das heißt, nichts essen, nichts trinken, bis das Erbrechen nach 12 bis 24 Stunden abgeklungen ist.

Am nächsten Tag gibt es nur »Biosanum Intestinum-Tee«. Man nimmt 2 Eßlöffel Tee auf einen Liter Wasser, läßt kurz aufkochen und zehn Minuten ziehen und hält den Tee in der Thermoskanne warm. Auf den Tag verteilt schluckweise trinken.

Am dritten Tag gibt es in Wasser gekochte Haferflockensuppe ohne Fett, dazu Zwieback. Für mindestens eine Woche sind Fleisch, Fett, Milch und Süßigkeiten unbedingt zu meiden.

Zur Soforthilfe soll die Reiseapotheke die entsprechenden Naturheilpräparate enthalten:

»Biosanum Intestinum-Tropfen«, und zwar anfangs stündlich 25 Tropfen, später drei- bis viermal täglich 25 Tropfen.

»Nux vomica Homaccord«, davon stündlich 8 bis 10 Tropfen.

Solange Fieber besteht, nimmt man zusätzlich stündlich 10 Tropfen »Belladonna Homaccord«.

Ist der Durchfall sehr heftig, schluckt man jede Stunde 1 Tablette »Tannalbin«.

Volksmedizin

2 bis 3 Eßlöffel getrocknete Heidelbeeren essen.

2 Teelöffel Apfelessig in einer Tasse schwarzem Tee schluckweise zu jeder Mahlzeit trinken.

Darmkolik

Alles Böse im Darm entsteht durch falsche, unbiologische Ernährung. Das führt unter anderem auch zur Überproduktion von Gasen, die wiederum die Ursache plötzlich auftretender krampfartiger Zustände im Leib sind und von schneidenden Schmerzen begleitet werden.

Selbstbehandlung

Apothekenmischung:
»Nux vomica Homaccord« 50,0
»Biosanum Spasticum« 50,0 m. f. sol.

Davon nimmt man alle halbe Stunde 20 Tropfen, bis die Schmerzen abgeklungen sind.

Äußerlich befestigt man einen Wickel mit erwärmtem Rizinusöl auf dem Leib.

Treten die Beschwerden öfter auf, trinkt man dreimal täglich eine Tasse »Biosanum Fermenttee«.

Für alle, die an Darmerkrankungen bzw. -funktionsstörungen leiden, ist eine Ernährungsumstellung im Sinne einer biologischen Vollwertkost dringend erforderlich.

Fettsucht

Von Fettsucht *(Adipositas)* spricht man bei überstarker Entwicklung des Fettgewebes und stark erhöhtem Gewicht. Begleiterscheinungen sind Kurzatmigkeit, Kreislaufbeschwerden, Schwerfälligkeit, Einschränkung der Aktivität und Leistung, Beschwerden am Bewegungsapparat.

Fettsucht ist immer ein Ausdruck falscher Lebensweise, falschen Denkens, falscher Ernährung, mangelnder Bewegung. Weitere Ursachen sind unter anderen Störungen der Drüsenfunktionen und des Stoffwechsels sowie unbewältigte Probleme im psychischen Bereich (Kummerspeck). Letztere müssen durch Änderung des Denkens oder psychotherapeutische Behandlung zum Positiven verändert werden.

Selbstbehandlung

»Remedium Adiposum EKF«, und zwar drei- bis viermal täglich 15 Tropfen in Wasser nehmen. Kinder sollen nur 8 Tropfen erhalten.

Zur Entwässerung täglich 2 bis 3 Tassen »Herba Urologica-Tee EKF« zu sich nehmen.

Zum Abführen trinkt man abends eine Tasse »Herba Laxans-Tee«, der gleichzeitig das Blut reinigt.

Die wichtigste Maßnahme ist die Diät. Sie muß streng eingehalten werden, wozu größte Selbstdisziplin nötig ist. Jeder Verstoß dagegen entfernt Sie weiter vom Erfolg!

Die Diät für Fettsüchtige soll vor allem kalorienarm

sein und keinerlei Schweinefleischprodukte enthalten – also auch keine Wurst. Kohlehydrate müssen drastisch eingeschränkt werden. Verboten ist auch alles, was aus weißem Fabrikzucker und Weißmehl hergestellt wird – mithin die Lieblingsspeisen aller Dicken: Kuchen, Brötchen, Schokolade, Süßigkeiten, Pudding, Speiseeis, zuckerhaltige Limonaden und dergleichen »Köstlichkeiten«.

Empfohlen wird statt dessen eiweißreiche Nahrung wie mageres Fleisch und Fisch in gedünsteter, gekochter oder gegrillter Form, Buttermilch, Quark. Jede Mahlzeit soll einen möglichst hohen Rohkostanteil haben: Gemüse, Salate in roh zubereiteter Form, Frischobst, Vollkornprodukte.

Bei der Zubereitung der Speisen sind 30 Gramm Fett pro Tag das absolute Maximum. Auch mit Salz muß gegeizt werden, deshalb Meersalz verwenden.

Zur Entfettungsdiät gehört eine Trauben-Apfel-Kur, die bis zum Erreichen des Normalgewichts durchgeführt werden soll: Drei Tage im Monat (hintereinander) darf die Nahrung nur aus Äpfeln bestehen. Am Morgen des vierten Tages nimmt man auf nüchternen Magen 2 Eßlöffel Olivenöl zur reinigenden Abführung. Gleichzeitig trinkt man täglich viermal – vor den Mahlzeiten und vor dem Schlafengehen – je 6 Eßlöffel roten Traubensaft aus dem Reformhaus, vermischt mit 2 Eßlöffeln Wasser.

Außerdem soll man ein halbes bis ein Jahr lang täglich 3 Tassen »Pfarrer Künzles Frauentee I/25« trinken.

Furunkulose

Wenn durch Selbstansteckung aus einem Furunkel mehrere entstehen, spricht man von Furunkulose.

Selbstbehandlung

Die folgenden Mittel sind in ihrer Wirkung aufeinander abgestimmt und werden darum nebeneinander genommen:

»Mercurius Heel«	= viermal täglich 1 Tablette,
»Myristica sebifera D 2«	= stündlich 1 Tablette,
»Sulfur 18 LM«	= abends 5 Tropfen,
»Hepar sulf. C 30«	= 2 Wochen lang dreimal täglich 5 Tropfen.

Äußerlich macht man Umschläge mit »Biosanum Essenz«. Dazu gibt man 1 Eßlöffel Essenz in eine Tasse abgekochtes Wasser, feuchtet einen Leinenlappen gut darin durch und legt ihn bis zu vier Stunden täglich auf. Vorher mit »Traumeel-Salbe« einreiben.

Während der Krankheitsdauer ist eine vegetarische, ballaststoffreiche Diät anzuraten. Keine Eierspeisen!

Volksmedizin

Bockshornkleesamen zu Brei kochen und als Kompresse auflegen.

Jeden Tag einen Teelöffel Apfelessig einnehmen.

Man bereite sich täglich einen Salat aus Endivien, Zwiebeln, Brennesseln und Lauch.

Fußschweiß

Krankhaft verstärkte Absonderungen von Schweiß an den Füßen dürfen keinesfalls mit den chemotherapeutischen Mitteln der Schulmedizin unterdrückt werden. Dies würde zu Rückvergiftungen – in diesem Fall zur Nierensteinbildung – führen.

Selbstbehandlung

Man nimmt je dreimal täglich 1 Tablette »Abropernol«, 10 Tropfen »Psorinoheel« sowie 15 Tropfen »Jaborandi-Tropfen«. Bei starkem Schweißgeruch zusätzlich dreimal täglich 1 Tablette »Samcula D 4«. Zur Stärkung der Nierenfunktion zusätzlich dreimal täglich 20 Tropfen »Biosanum Saxifragum«. Abzuraten ist in solchen Fällen von Strümpfen und Socken aus Chemiefasern.

Volksmedizin

Täglich kalte Waschungen mit Essigwasser.

Teemischung je 1 Teelöffel Zinnkraut, Walnußblätter und Salbeiblätter auf eine Tasse Wasser geben, überbrühen und zehn Minuten bei kleiner Hitze weiterköcheln lassen. Von dieser Mischung dreimal täglich eine Tasse trinken.

Gedächtnisstörungen

Bei Schwierigkeiten, sich wichtige Dinge zu merken, wenn der »Film reißt«, bei Gedächtnislücken und ähnlichem spricht man von Gedächtnisstörungen.

Selbstbehandlung

»Biosanum Cerebrale« = dreimal täglich 25 Tropfen, »Tebonin forte« = dreimal täglich 20 Tropfen.

Bei allgemeiner geistiger und körperlicher Erschöpfung schluckt man zusätzlich dreimal täglich eine Tablette »Kalium phosphoricum oligoplex«. Achtung! Während der Anwendungsdauer dieses Mittels keine Sonnenbäder und keine Höhensonnenbestrahlung oder Sonnenbank nehmen.

Wenn die Gedächtnisstörungen mit einem Verkalkungs-Frühstadium zusammenhängen, sind dreimal täglich 30 bis 40 Tropfen »Memorobal forte« angezeigt.

Volksmedizin

Man mischt je 2 Teelöffel Obstessig und 2 Teelöffel Honig in einem Glas Wasser und trinkt täglich 3 Gläser von dieser Mischung.

In der Apotheke oder in einem Tee-Spezialgeschäft läßt man sich folgende Kräuter mischen: Augentrost, Ehrenpreis, Beifuß und Rosmarin. Zu gleichen Teilen wiegt man

50 Gramm ab und gibt davon einen gehäuften Teelöffel auf eine Tasse Wasser. Kurz aufkochen lassen und morgens und mittags je eine Tasse trinken.

Täglich zum Abendessen zwei Zehen rohen Knoblauch auspressen und auf Vollkornbrot streichen oder die fertige Gemüsesuppe damit abschmecken, aber nicht mehr kochen!

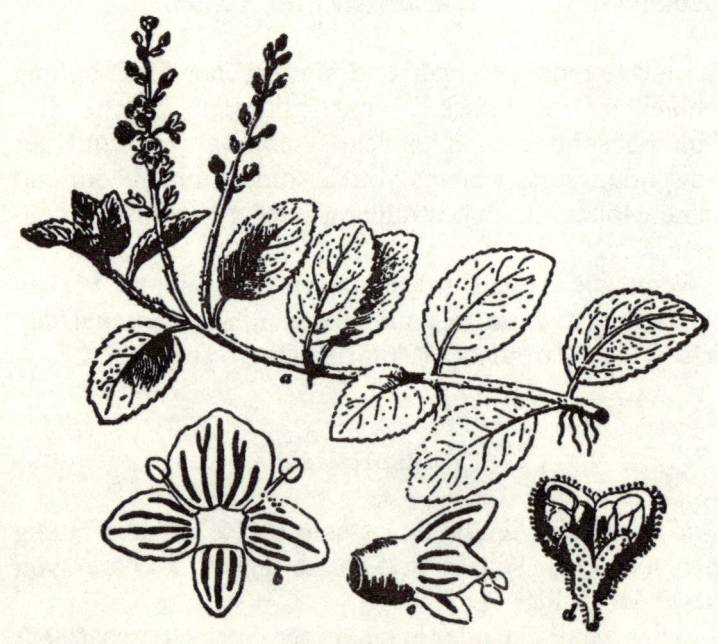

Ehrenpreis

Gehörgangsentzündung

Entzündungen im Ohr sind oft sehr schmerzhaft und entstehen durch Erkältung oder Zugluft.

Selbstbehandlung

Man nimmt dreimal täglich 1 Tablette »Mercurius Heel« und dreimal täglich 10 Tropfen »Psorinoheel«.

Äußerlich träufelt man sich mehrmals täglich 5 Tropfen »Traumeel-Tropfen« und 1 Tropfen »Biosanum Essenz« ins Ohr und deckt es mit Watte und einer Ohrenklappe ab.

Gehörgangsfurunkulose

Im Innenohr sind Furunkel besonders schmerzhaft.

Selbstbehandlung

»Hepar sulf. C 30« = dreimal täglich 5 Kügelchen,
»Belladonna Homaccord« = drei- bis sechsmal täglich
10 Tropfen,
»Abropernol« = dreimal täglich 1 Tablette.

Äußerliche Behandlung wie Gehörgangsentzündung.
Zwischendurch trägt man »Traumeel-Salbe« auf einen
Mullstreifen auf und schiebt ihn ins Ohr.

Volksmedizin

Heiße Auflagen mit Rizinusöl oder zu Brei verkochtem
Leinsamen oder einem Brei von Bockshornkleesamen.
Jeden Abend ein Teelöffel Apfelessig.

Grippaler Infekt
(auch banale Erkältungen)

Mindestens einmal im Jahr – oft auch mehrmals – wird ein Großteil der Bewohner der nördlichen Halbkugel von Erkältungskrankheiten und grippalen Infekten heimgesucht. Besonders häufig gegen Ende des Winters, wenn in der Nahrung Vitaminmangel und Eiweißüberfluß besteht.

Diese Krankheiten sind sehr ansteckend und haben einen epidemieartigen Charakter. Ihr Ausbruch kündigt sich schon Tage vorher durch depressive Zustände, nervöse Reizbarkeit, Mattigkeit und allgemeines Abgeschlagenheitsgefühl an.

Die Symptome variieren je nach Eigenart der verursachenden Erreger. Im Vordergrund stehen Fieber, Schüttelfrost, Fließschnupfen, Kopfschmerzen und Beschwerden in den oberen Luftwegen (siehe unter »Bronchitis«).

Nach immer noch vorherrschender Meinung handelt es sich bei Fieber und Absonderungen wie Schweiß und Fließschnupfen um etwas krankhaft Schädliches. Der aufgeklärte Patient muß wissen, daß das Gegenteil richtig ist. Die vermeintlichen Krankheitssymptome zeigen nämlich an, daß die Abwehrsysteme des Körpers intakt sind und sich bemühen, die eingedrungenen Krankheitserreger zu eliminieren, im Fieber werden sie verbrannt, mit den Flüssigkeiten ausgeschieden.

Unterdrückt man diese nützlichen Selbsthilfemaßnahmen des Körpers mit chemischen Arzneimitteln, hat dies fatale Folgen. Die Gifte werden nicht mehr ausgeschieden, sondern in den Körper zurückgetrieben. Im Verein mit den schädlichen Nebenwirkungen der Chemotherapeutika fördern sie dort das Entstehen von Nachfolgekrankheiten mit bösartigem, in der Regel chronischem Charakter.

Selbstbehandlung

In Zeiten erhöhter Ansteckungsgefahr sollte der kritische Patient versuchen, einer Infektion vorzubeugen. Sofern nicht eine der berüchtigten asiatischen Virusarten die Epidemie verursacht, sind die Chancen gut.

Die nachstehend genannten biologischen Präparate zeichnen sich durch eine besonders intensive Stärkung der Selbstheilungskräfte des Körpers aus und helfen ihm, die Infekterreger abzuwehren: »Gripperobal forte«, »Esberitox« und »Metavirulent«.

Da der Mensch verschieden reagiert, sollte er unter diesen drei Mitteln das für ihn wirkungsvollste auswählen. Für den Erfolg ist ausschlaggebend, daß das jeweilige Mittel konsequent beim ersten Anzeichen einer bevorstehenden Infektion, noch besser zur Vorbeugung während der gesamten kalten Jahreszeit eingenommen wird. Beachten Sie die Anweisungen auf dem Beipackzettel.

Wenn es aber zur Ansteckung gekommen ist, müssen zunächst zwei Vorbedingungen erfüllt werden:

1. Solange Fieber besteht, strenge Bettruhe!
2. Nach Ausbruch einer fieberhaften Infektion muß gleich am ersten Tag dafür gesorgt werden, daß die Erreger den Körper schnellstmöglich wieder verlassen. Das beste Mittel ist Abführen mit Hilfe von einem bis anderthalb Eßlöffel Rizinusöl.

Hauptmittel bei allen fieberhaften Erkrankungen ist »Remedium Febrogrippale EKF«. Solange das Fieber anhält, nimmt man stündlich 15 Tropfen – Kindern gibt man

7 Tropfen. Am zweiten, vierten und sechsten Tag nimmt man zusätzlich stündlich 40 Tropfen »Toxi Loges«.

Volksmedizin

Wadenwickel nach Urgroßmutters Art. Man gibt je 1 Teelöffel Linden- und Holunderblüten auf eine Tasse (Aufguß) und süßt mit Honig.

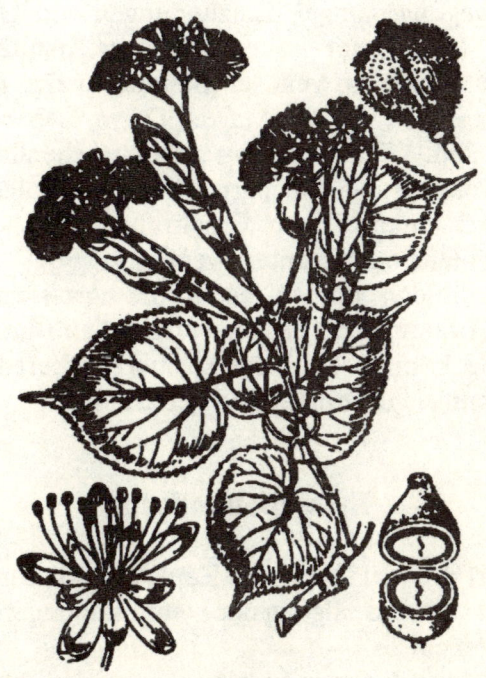

Linde

171

Hämorrhoiden

Dies ist eine Krankheit, unter der gut die Hälfte aller Bewohner der westlichen Industrieländer leidet, die aber meist schamhaft verschwiegen wird. Laut Duden handelt es sich um »krampfaderähnliche, meist von entzündlichem Gewebe umgebene knotenförmige Erweiterungen des Venengeflechts im unteren Mastdarm und After«.

Die möglichen Ursachen ihrer Entstehung sind vielfältig. Es kann sich zum Beispiel um Schwangerschaftsfolgen, Bewegungsmangel, Entzündungen von Unterleibsorganen, Herz- oder Leberleiden usw. handeln. Diese Vorgänge führen zu venösen Stauungen des Pfortaderkreislaufs im Gebiet von Magen, Darm, Leber und kleinem Becken. Ganz oben auf der Ursachenliste stehen jedoch Verstopfung und harter Stuhl als Folge der falschen und unnatürlichen Ernährung des Zivilisationsmenschen (siehe auch unter »Verstopfung«).

Hämorrhoiden können bis zu kirschgroß werden. Sie spannen, brennen und jucken, verursachen Blutungen am After und können höllische Schmerzen bereiten – vor allem, wenn sie entzündet und gereizt sind.

Selbstbehandlung

Man führt dreimal täglich ein Zäpfchen »Biosanum Lymphaticum« zur Beseitigung der Lymphstauungen und Entzündungen ein.

Bei starkem Juckreiz bestreicht man den After mehrmals täglich mit »Königssalbe«.

Bei starker Entzündung macht man zusätzlich Umschläge mit »Biosanum Essenz«. Man gibt einen Eßlöffel Essenz auf eine Tasse abgekochtes Wasser, feuchtet ein Stück Gaze gut darin durch und legt es nach Möglichkeit bis zu vier Stunden täglich am After ein. Vorher mit »Traumeel-Salbe« einreiben.

Wer sich von diesem ebenso lästigen wie schmerzhaften Übel befreien will, muß aber vor allem seine Ernährung umstellen. Was er braucht, ist biologisch wertvolle, ballaststoffreiche Nahrung im Sinne der Vollwertkost. Ein Drittel davon soll aus Rohkost bestehen, also aus roh zubereiteten Gemüsen und Salaten, Frischobst und täglich frisch gemahlenen Vollkornprodukten (Müslis). Den Rest bildet gesunde, fett- und salzarm zubereitete Mischkost. Gewürzt wird mit natürlichen Gewürzen, die zugleich auch Heilkräuter sind.

Absolut zu meiden ist Schweinefleisch und alles, was aus ihm hergestellt wird. Das gleiche gilt für Erzeugnisse aus weißem Fabrikzucker, für Weißmehlprodukte jeder Art und Konserven.

Wichtiger Therapiebestandteil ist ausreichende Bewegung und Sauerstoffzufuhr. Dazu gehört auch eine spezielle *Hämorrhoiden-Gymnastik:*

Man erhebt sich auf die Fußspitzen, streckt die Arme so hoch wie möglich und wippt mit dem Oberkörper mehrmals nach hinten. Dann beugt man den Oberkörper mit leicht gebeugten Knien nach vorn und berührt mit den Fingerspitzen mehrmals den Boden. Der Atem darf dabei nicht zum Stillstand kommen! Diese Übung soll man täglich fünf- bis zehnmal hintereinander machen.

Volksmedizin

Man macht warme Sitzbäder, denen man jeweils 2 Eßlöffel »Spiritus gallicus« hinzufügt.

Empfohlen werden täglich 3 Tassen Schafgarbenblätter-tee. Man gibt einen Eßlöffel Tee auf eine Tasse, läßt aufkochen und 20 Minuten ziehen.

Wenn die Hämorrhoiden entzündet sind, soll man Bockshornkleesamen in etwas Wasser zu Brei kochen, erkalten lassen und auf eine Gaze streichen, die man in den After einlegt.

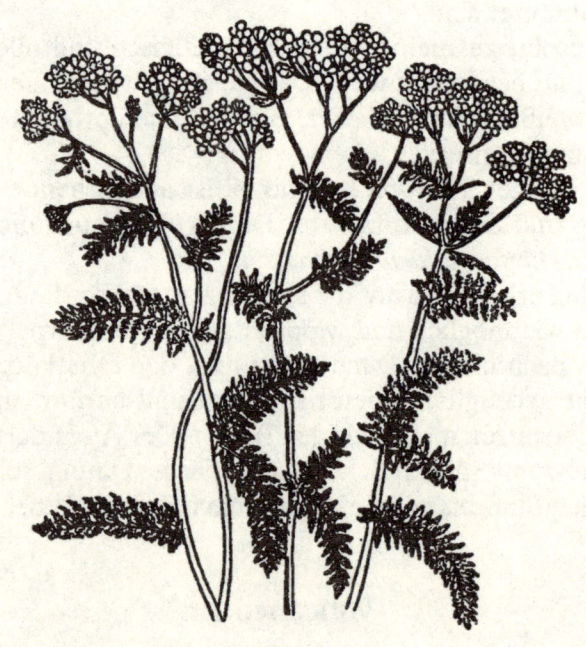

Schafgarbe

Hühneraugen

Schlecht sitzende Schuhe verursachen Hornhautbildungen und -verdickungen mit einwachsenden Zapfen auf einem Zeh.

Selbstbehandlung

Dreimal täglich nimmt man 1 Tablette »Arsuraneel«.

Äußerlich reibt man das Hühnerauge täglich vor dem Schlafengehen mit »Unguentum Buonosan« ein und läßt es über Nacht einwirken. Falls die Wirkung nicht den Erwartungen entspricht, läßt man statt dessen morgens und abends je einen Tropfen »Collomack« auf dem Hühnerauge eintrocknen.

Entzündete Hühneraugen behandelt man mit »Traumeel-Salbe«.

Volksmedizin

Das Hühnerauge mehrmals täglich mit Rizinusöl einreiben.

Insektenstiche

Selbstbehandlung

Im Normalfall werden die Stichstellen mehrmals mit »Biosanum Essenz« betupft oder eingerieben. Sind mehrere Stiche gleichzeitig erfolgt, nimmt man zusätzlich alle fünf Minuten 5 Tropfen »Apis Homaccord«.

Achtung! Bienen-, Wespen- und Hornissenstiche in den Hals oder in die Zunge bedeuten Lebensgefahr! Alarmieren Sie sofort den Rettungswagen, und geben Sie dem Betroffenen bis zu dessen Eintreffen einen Löffel Kochsalz in den Mund, das aber später wieder ausgespuckt werden muß!

Keuchhusten

Nur wenige Kinder bleiben von der Ansteckung durch den Keuchhustenbazillus verschont. Je jünger sie sind, desto schwerer ist in der Regel der Krankheitsverlauf.

Die Krankheit beginnt relativ harmlos wie ein Katarrh der oberen Luftwege. Im weiteren Verlauf steigert sie sich jedoch zur Qual für die kleinen Patienten. Es kommt zu krampfartigen, sehr heftigen Hustenanfällen, besonders nachts, mit oft bläulicher Gesichtsverfärbung, starkem Schleimauswurf, verstärktem Nasen-Rachen-Katarrh und erhöhten Temperaturen.

Die Ansteckung erfolgt hauptsächlich durch die Bazillen, die durch Husten und Niesen bereits Infizierter in die Atemluft gelangen. Darum sollten Spielplätze und Kindergärten in Epidemiezeiten unbedingt gemieden werden. Bei den größeren Kindern müssen die Schulärzte über den weiteren Schulbesuch entscheiden.

Heute wird von den früher üblichen Schutzimpfungen vielfach Abstand genommen. Experten stufen das damit verbundene Risiko oft höher ein als den Nutzen.

Selbstbehandlung

Je nach Alter des kranken Kindes gibt man stündlich 5 bis 10 Tropfen »Remedium Bronchiale EKF«. Außerdem stündlich 5 Tropfen »Drosera Homaccord« und, solange Fieber besteht, stündlich 5 Tropfen »Belladonna Homaccord«. Zur Schleimlösung verabreicht man zusätzlich alle zwei Stunden einen Teelöffel »Stern Bronchialsirup« und vor dem Schlafengehen nochmals einen Eßlöffel. Zusätzlich gibt man fünf- bis sechsmal täglich 5 Tropfen »Coccus cacti D 4« sowie eine Tasse »Aschauer Bronchialtee« pro Tag.

Da die krampfartigen Hustenanfälle eine starke Belastung für das Nervenzentrum sind, muß nach etwa drei Wochen Krankheitsdauer ein biologisches Präparat zur Nervenstärkung verabreicht werden: »Remedium Nervinum EKF«. Man gibt davon dreimal täglich 10 bis 15 Tropfen (je nach Alter) in einem heißen Getränk.

Kreislaufschwäche

Wenn die Hochs und Tiefs im körperlichen und seelischen Befinden häufiger als sonst wechseln, bei gleichzeitigem Leistungsabfall und rascher Ermüdung, wenn Schwindelanfälle auftreten und sich Arme und Beine häufig kalt anfühlen, sind das Indizien für eine Kreislaufschwäche.

Sie tritt besonders bei Herzfunktionsstörungen auf oder wenn der Blutdruck zu hoch oder zu tief ist. Außerdem bei fieberhaften Infektionskrankheiten, Krampfadern, als Folge außergewöhnlicher körperlicher Belastungen, nach überstandenen schweren Erkrankungen sowie als Begleiterscheinung des Klimakteriums.

Selbstbehandlung

In der Apotheke läßt man sich folgende Mischung herstellen:

»Aesculus D 2«   10,0
»Cralonin«   15,0
»Camphora Oligoplex« 25,0 m. f. sol.

Davon nimmt man dreimal täglich 30 Tropfen.

Äußerlich sind spezielle Kneipp-Maßnahmen wie Waschungen, Trockenbürsten, Wechselbäder usw. gut geeignet, den Kreislauf wieder in Schwung zu bringen. Taschenbücher mit Beschreibung der Kneipp-Methoden gibt es im Buchhandel.

Das Schiele-Kreislauftraining in Form von Überwärmungsbädern mit besonderen Zusätzen und unter Zuhilfenahme von Spezialgeräten wirkt sich gleichzeitig heilend bei einer großen Zahl weiterer Krankheiten aus. (Informationen: Firma F. Schiele, Saseler Weg 14, 22359 Hamburg.)

Volksmedizin

Mischen Sie 20 Gramm Rosmarin, 40 Gramm Schafgarbe und 60 Gramm Mistel m. f. spec. Von dieser Mischung 1 Teelöffel in eine Tasse Wasser geben, den Aufguß mit 1 Teelöffel Honig süßen und täglich drei Tassen trinken.

Luft-, Seekrankheiten, Reisefieber

Es ist zwar Mode geworden, Urlaub in anderen Erdteilen zu machen, aber trotzdem ist Reisen noch längst nicht jedermanns Sache. Der eine muß im Flugzeug zur Tüte greifen, der andere fürchtet den Wellengang auf hoher See. Vielen wird es auch im Auto schlecht. Und dann das sogenannte Reisefieber, das ein bis zwei Tage vor Reiseantritt einsetzt, mit Unruhe, Schlaflosigkeit, Kopfschmerzen. Der Mensch ist ein zappeliges Nervenbündel.

Selbstbehandlung

Eine Woche vor Beginn der Reise nimmt man kurzfristig dreimal täglich »Föhntropfen EKF«. Werden besonders große Beschwerden erwartet, nimmt man stündlich 25 Tropfen. Zwei Tage vor der Abreise schluckt man zusätzlich dreimal täglich 2 Tabletten »Vertigoheel«.

Um einer Kreislaufschwäche vorzubeugen, sind ab Reiseantritt stündlich bis viertelstündlich 10 bis 20 Tropfen »Cralonin« angeraten.

Luftröhrenkatarrh

Durch eine Infektion der Luftröhre kommt es zur Bildung von zähem Schleim in den Atemwegen und heftigen Hustenanfällen – besonders im Liegen.

Selbstbehandlung

Gleich zu Beginn verabreicht man sich einmalig 100 Tropfen »Pascotox« und setzt die Behandlung mit fünfmal täglich 20 Tropfen fort.

Von der folgenden Apothekenmischung nimmt man zusätzlich fünfmal täglich 20 Tropfen: »Tartephedreel«, »Arnicaheel« sowie »Phosphor Homaccord« aa ad 100,0 m. f. sol.

Volksmedizin

Man inhaliert zweimal täglich jeweils zehn Minuten und bereitet dazu folgende Mischung: Römische Kamille, Pfefferminze und Salbei. Davon gibt man je eine Handvoll in eine Schüssel, gießt 2 Liter fast siedendes Wasser darüber und fügt noch 2 Tropfen Eukalyptusöl hinzu.

Beim Inhalieren muß man darauf achten, daß das Gesicht nicht zu nah mit den heißen Dämpfen in Berührung kommt. Stellen Sie deshalb die Schüssel auf einen Stuhl, und nehmen Sie auf einem anderen davor Platz. Unter einer Decke können Sie jetzt aufrecht wie in einem Zelt sitzen und die heilenden Dämpfe einatmen.

Lymphdrüsenentzündung

Das Lymphsystem hat in unserem Körpergewebe unter anderem die Aufgabe der Abfallbeseitigung. In haarfeinen Kanälen werden Schadstoffe aller Art zu den etwa tausend Lymphdrüsen transportiert, die die Funktion von Filterstationen haben. Dort wirken die weißen Blutkörperchen *(Leukozyten)* als Gesundheitspolizei und machen die Bakterien, Viren usw. unschädlich.

Bei besonders großem Schadstoffanfall kann es zur Überlastung des Lymphsystems kommen. Dies äußert sich in Form von Entzündungen und schmerzhaften Schwellungen der überforderten Drüsen. Besonders häufig kommt dies in der Achselhöhle vor.

Selbstbehandlung

Gleich zu Beginn nimmt man einmalig 100 Tropfen »Pascotox« und setzt die Behandlung mit fünfmal täglich 20 Tropfen fort. Hauptmittel ist »Remedium Lymphaticum EKF«. Davon nimmt man anfangs stündlich 15 Tropfen; wenn die Symptome abgeklungen sind, behält man die Einnahme noch einige Wochen mit dreimal täglich 15 Tropfen bei. Zusätzlich schluckt man dreimal täglich eine Tablette »Mercurius Heel«.

Äußerlich helfen Umschläge mit »Biosanum Essenz«. In eine Tasse abgekochtes Wasser gibt man 1 Eßlöffel Essenz, tränkt eine Kompresse darin und legt sie bis zu vier Stunden täglich auf die entzündeten Körperstellen. Vorher müssen die Stellen mit »Traumeel-Salbe« eingerieben werden. Abends hingegen reibt man die entzündeten Stellen statt dessen mit »Unguentum Thymi comp.« ein.

Volksmedizin

Fünfmal täglich 1 Eßlöffel Brunnenkressesaft, im Reformhaus gekauft. Folgende Maßnahmen nur *nach* dem Abklingen der akuten Entzündungen wahlweise anwenden:

Mit Rizinusöl getränkte Kompressen auflegen oder zu gleichen Teilen zubereiteten Brei aus Mehl und geriebenem Meerrettich als Umschlag benutzen.

Magengeschwür

Daß der Magen der »Spiegel der Seele« ist, besagt schon eine alte Volksweisheit. Von unguten Ereignissen heißt es entsprechend, daß sie einem »auf den Magen schlagen« oder »schwer im Magen liegen«.

Auch im Licht wissenschaftlicher Forschung behält der Volksmund recht. Es gibt keinen Zweifel mehr daran, daß zwischen einem kranken Magen und der negativ beeinflußten Gedanken-, Gefühls- und Erlebniswelt eines Menschen direkte Zusammenhänge bestehen.

Aber nicht nur das falsch programmierte Innenleben allein macht uns krank. Was wir essen und wie wir essen nimmt der Magen kaum weniger übel. Dabei ist dieses ohnehin schon überstrapazierte Organ ein Muster an Langmut. Doch was die Menschen ihm zumuten, ist oft der reine Terror. Vielfach wird er wie ein Mülleimer behandelt, in den man planlos und ohne Sinn und Verstand den mit chemischen Schadstoffen belasteten »Abfall« des Tages wirft.

Daß selbst unter sogenannten Ernährungsfachleuten recht widersprüchliche Ansichten über die zweckmäßige Verteilung der Mahlzeiten und Portionen bestehen, verbessert die Situation auch nicht gerade. Zumal etliche dieser Ansichten völlig falsch sind.

Das betrifft vor allem die Empfehlung, öfter am Tag *kleine* Portionen zu sich zu nehmen, um dem Magen die Arbeit zu erleichtern.

Dabei vergißt man, daß der Magen nach einer Mahlzeit – ob groß oder klein – rund zweieinhalb Stunden braucht, um den Nahrungsbrei in den Zwölffingerdarm zu befördern. Noch einmal zweieinhalb Stunden benötigt er zur Produktion neuer Verdauungssäfte. Insgesamt dauert es also fünf Stunden, bis der Magen neue Nahrung aufnehmen und verarbeiten kann. Das bedeutet zwangsläufig: drei Mahlzeiten am Tag mit fünf Stunden Abstand. Wer diese Regel durchbricht, darf sich nicht wundern, wenn sich die Natur schließlich zur Wehr setzt.

Dies gilt auch für die Art und Weise, wie man ißt. Gründliches Kauen und innere Ruhe sind oberstes Gebot beim Essen. Wird der Nahrungsbrei nicht optimal eingespeichelt, belastet er den Magen entsprechend stärker und länger. Nimmt man das Essen in Hetze und/oder unter dem Druck von Alltagsproblemen ein, sündigt man mehr an seiner Gesundheit, als man es sich träumen läßt.

Tatsächlich sollte man unter solchen Umständen besser auf Nahrung verzichten und das Essen auf einen günstigeren Zeitpunkt verschieben. Denn jede Art von Streß, jegliche Abweichung von einer harmonisch-positiven Grundeinstellung im seelischen Bereich rächt sich. Wenn im Denken und Fühlen das Negative überwiegt, wird die Produktion sogenannter *Psychotoxine* (Seelengifte) gefördert, den gefährlichsten unter allen Krankmachern. Es gibt kein Leiden, das nicht durch sie verursacht werden könnte – bis hin zum Krebs. Während des Essens, so lehrt die Erfahrungsmedizin, ist ihre negative Wirkung besonders intensiv.

Magengeschwüre entstehen vorwiegend in der Magenwand. Sicher nachzuweisen sind sie nur durch Röntgenbilder, doch gibt es andere untrügliche Indizien für ihre Existenz. Nach den Mahlzeiten treten Schmerzen in der Magengrube auf, die entweder in den Rücken oder in Richtung Nabel ausstrahlen. Hinzu kommen Sodbrennen und Erbrechen sowie Blut im Stuhl, der dann schwarz und teerartig aussieht.

Selbstbehandlung

Am Anfang stehen Verbote und Änderung der Lebensweise. Rauchen und Alkohol sind unbedingt zu meiden. Bis zur völligen Ausheilung ist die strikte Einhaltung einer vegetarischen Diät notwendig.

Bei der Zubereitung der Speisen darf nur Butter verwendet werden, aber kein Salz. Wichtig ist die Aufnahme von viel Vitamin A in natürlicher Form, vor allem in frisch ausgepreßtem Karottensaft. Am besten richtet man sich nach einem Diätplan für Magenkranke.

Hauptmittel gegen Magenerkrankungen ist »Remedium Gastroduodenale E F«, und zwar drei- bis viermal täglich 15 Tropfen. Dazu dreimal täglich 1 Tasse »Aschauer Magentee« nach Anweisung. Gegen die Schmerzen empfiehlt sich zusätzlich dreimal täglich 1 Eßlöffel »Gastropulgit-Gel« einzunehmen.

Eine weitere zusätzliche Maßnahme ist die zwei- bis dreiwöchige Rollkur mit »Azupanthenol«. Sie wird zweimal täglich durchgeführt, jeweils eine halbe Stunde vor dem Frühstück und vor dem Abendessen. Man nimmt jeweils 30 Tropfen in einem Glas warmem Wasser und liegt dann wechselnd je fünf Minuten auf dem Rücken, auf dem Bauch, auf der rechten und linken Seite.

Achtung! Wenn der Stuhl schwarz wie Teer ist, sollte unbedingt ein Hämoglobintest (Arzt) durchgeführt werden, da bei stark abgesunkenen Werten klinisch behandelt werden muß. Ist dies nicht der Fall, nimmt man zusätzlich alle zwei Stunden 15 Tropfen »Hamamelis echtroplex«.

Äußerlich legt man bei blutenden Magengeschwüren Eisbeutel auf die Magengegend. Vorsicht! Keine heißen oder warmen Getränke! Wenn die Geschwüre nicht bluten, macht man Umschläge mit erwärmtem Rizinusöl.

Volksmedizin

Drei- bis viermal täglich trinkt man ein Glas frisch ausge-
preßten Saft von rohen Kartoffeln. Dieses Mittel ist auch
als Rollkur zu verwenden. Statt des Kartoffelsafts kann
man auch Weißkohl- oder Wirsingkohlsaft nehmen, allerdings die Blätter vorher gut waschen.

Achtung! Damit die Heilung von Dauer ist, muß der
Patient der Gefahr von Rückfällen vorbeugen. Das kann
er nur, wenn er seine Denkweise ändert und sein Persön-
lichkeitsbild entsprechend »umkrempelt«. Wertvolle Unterstützung ist dabei das autogene Training unter ärztlicher Anleitung. Kurse bieten auch die Volkshochschulen
an.

Magenschleimhautentzündung (Gastritis)

Was über Entstehung und Ursachen von Magengeschwüren gesagt wurde, gilt für alle Magenleiden – also auch für die Magenschleimhautentzündung. Auch hier gibt es unübersehbare Indizien für ihre Existenz: Magenschmerzen, Sodbrennen, Aufstoßen, Übelkeit, schlechter Mundgeruch, belegte Zunge, Kopfschmerzen.

Selbstbehandlung

An erster Stelle steht wieder das absolute Rauch- und Alkoholverbot. Ebenso soll auf vegetarische Kost umgestellt werden, wie beim Magengeschwür beschrieben. Drei- bis sechsmal täglich nimmt man 15 Tropfen »Remedium Gastroduodenale EKF«.

Speziell gegen das Sodbrennen nehmen Männer jeden Abend 5 Tropfen »Acidum sulf. D 30« – Frauen dagegen »Robinia 6 LM« in der gleichen Dosierung. Eine »Azupanthenol«-Rollkur von zwei bis drei Wochen Dauer ist auch hier nützlich (siehe beim Magengeschwür).

Äußerlich macht man Umschläge mit »Biosanum Essenz«. Dazu gibt man 1 Eßlöffel Essenz in eine Tasse abgekochtes, lauwarmes Wasser, feuchtet eine Kompresse gut darin durch und legt sie bis zu vier Stunden täglich über dem Magen auf. Vorher gut mit »Traumeel-Salbe« einreiben.

Volksmedizin

10 Gramm Anserineblätter und 1 Gramm Kümmel in einem Liter Milch fünf Minuten kochen und früh und abends je ein Glas davon trinken – kalt oder warm.

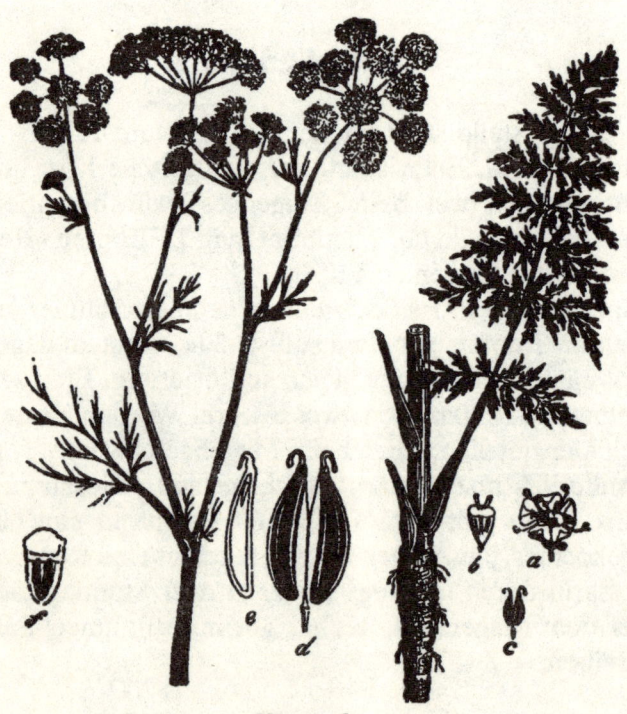

Kümmel

Masern

Wegen des besonders hohen Ansteckungsgrades gehören Masern zu den Krankheiten, die normalerweise keinem Kind erspart bleiben. Dafür ist es später aber auch in der Regel vor dem Erregervirus geschützt.

Der Wert der Schutzimpfung ist umstritten. Die Naturmedizin empfiehlt statt dessen bei den ersten Anzeichen einer aufkommenden Masernepidemie eine Injektionsbehandlung mit biologischen Präparaten zur Vorbeugung.

Wenn ein Kind die Masern bekommt, sieht alles zunächst nach einem schweren grippalen Infekt aus. Die Symptome sind die gleichen: Schnupfen, Fieber, Husten und Heiserkeit, gereizte Augenbindehaut, Abgeschlagenheitsgefühl und Appetitlosigkeit. Nach zwei bis drei Tagen steigt das Fieber bis auf 40 Grad, eventuell sogar noch höher. Bald darauf verbreitet sich braunroter Ausschlag vom Gesicht aus über den ganzen Körper. Zuletzt erfaßt er Hände und Füße. Bei normalem Verlauf ist damit die Krise überschritten. Das Fieber geht allmählich zurück, in der zweiten Woche beginnt sich die Haut zu schuppen.

An dieser Stelle muß meines Erachtens Grundsätzliches gesagt werden, was aufgeklärte Eltern über Kinderkrankheiten im allgemeinen und Fieber im besonderen wissen müssen.

Daß die Natur den Menschen mit Abwehrsystemen gegen Krankheitserreger und Schadstoffe ausgestattet hat, darf als bekannt vorausgesetzt werden. Allerdings entwickelt sich die Abwehr erst im Verlauf der ersten Lebensjahre und braucht dazu – sportlich ausgedrückt – entsprechende Trainingsmöglichkeiten. Anderenfalls bliebe die Abwehr schwach, unterentwickelt und könnte ihre lebenswichtige Aufgabe nicht voll erfüllen.

Zu diesem Trainingsprogramm gehören zum überwiegenden Teil die üblichen Kinderkrankheiten. Es besteht also kein Grund, sie als feindlich anzusehen und um das Kind zu bangen, wenn es mit ihnen kämpft.

Das gilt natürlich auch für die Symptome dieses Kampfes. So sind beispielsweise Fieber, Schweiß und Ausschlag nichts grundsätzlich Böses. Der Körper erzeugt sie vielmehr selbst im Rahmen seiner notwendigen Abwehrmaßnahmen. Sinn und Zweck: Im Fieber verbrennen die eingedrungenen Krankheitserreger, im Schweiß und im Ausschlag werden sie ausgeschieden. Dieser Vorgang kann sich gleichermaßen auch durch andere Formen der Ausscheidung wie Durchfall, Auswurf oder Eiterungen äußern.

In der Schulmedizin beginnt sich diese Anschauungsweise nur langsam durchzusetzen. Statt die kindlichen Abwehrsysteme in ihrem Kampf zu unterstützen und zu kräftigen, greift man vielfach immer noch mit Brachialgewalt in das sinnvolle Geschehen ein und unterdrückt es mit massiv dosierten Chemotherapeutika.

Die Folgen: Die Krankheitssymptome verschwinden vorerst. Die Erreger werden jedoch nicht ausgeschieden und verbleiben im Körper, noch zusätzlich verstärkt durch die giftigen Nebenwirkungen der verabreichten Medikamente. Abgesehen von der Schädigung der Abwehr entstehen auf diese Weise die gefährlichen und oft chronischen Nachfolgekrankheiten, die die Gesundheit des Kindes oft lebenslang beeinträchtigen können.

Etwa den gleichen verhängnisvollen Unterdrückungseffekt erzielen unwissende Eltern, die ihrem Kind, das an Masern oder einer anderen mit Ausschlag verbundenen Krankheit leidet, kalte Wickel oder Packungen anlegen. Durch diese gutgemeinte Maßnahme werden die Gifte, um deren Ausscheidung sich die kindliche Abwehr bemüht, in den Körper zurückgedrängt und verursachen dort eine noch weit gefährlichere Rückvergiftung.

Achtung! Bei Ausschlägen jeglicher Art niemals kalte Umschläge! Geben Sie dem Kind vielmehr dreimal täglich eine Tasse schweißtreibenden Tee aus Linden- und Holunderblüten zu gleichen Teilen und süßen ihn mit Honig.

Solange das Kind Fieber hat, gehört es grundsätzlich ins Bett. Ist das Fieber hoch, darf es keine Milch bekommen – auch keine Muttermilch. Am ersten hochfieberhaften Tag gibt man ihm lediglich dünnen Kamillentee, vom zweiten Tag an bis zum Ende der fiebrigen Phase bekommt es außerdem dünnen Haferschleim, mit Wasser gekocht. Gehaltvollere Nahrung wird das Kind kaum vermissen, da es sowieso keinen Appetit hat.

Eine besonders große Verantwortung haben aufgeklärte Eltern während der letzten Krankheitsphase. Der Ausschlag bildet sich zurück, die Temperaturen sind nur noch leicht erhöht, das Kind fühlt sich relativ wohl und möchte endlich wieder raus aus dem Bett. Das darf nicht sein, weil nämlich schon das Verlassen der Bettwärme zur Blockierung der Abwehrmaßnahmen und damit zur Rückvergiftung führen könnte, wie oben beschrieben. Bleiben Sie also unerbittlich, so schwer es Ihnen auch fällt, das Quengeln des Kindes zu ertragen. Das strenge Gebot der Bettruhe gilt so lange, bis auch die letzten Symptome der Krankheit restlos verschwunden sind.

Selbstbehandlung

Zur natürlichen Ableitung des Fiebers und Stärkung der Abwehr gibt man dem Kind, je nach der Höhe des Fiebers, stündlich 5 bis 10 Tropfen »Remedium Febrogrippale EKF« sowie dreimal täglich 1 Tablette »Bryaconeel«.

Gleichzeitig führt man dreimal täglich ein Zäpfchen »Viburcol supp.« ein.

Wenn der Ausschlag zum Vorschein kommt, verabreicht man zusätzlich viermal täglich 5 Tropfen »Ammonium carbonicum D 6«. Außerdem bekommt das Kind stündlich 5 bis 10 Tropfen »Remedium Bronchiale EKF« gegen den Husten und für die gereizte Augenbindehaut drei- bis fünfmal täglich 5 Tropfen »Pulsatilla D 6«.

Vorsicht bei starken, schmerzhaften Hustenanfällen mit hohem Fieber! In solchen Fällen muß man gegen eine Lungenentzündung vorbeugen und gibt dem Kind eine einmalige Dosis von 5 Tropfen »Phosphor D 200«.

Wenn die Krankheit überstanden ist, empfiehlt sich eine *Nachbehandlung*. Dazu gehört eine einmalige Gabe von 5 Tropfen »Tuberculinum Koch D 18« sowie einmal wöchentlich 5 Tropfen »Nosode morbilinum D 30«, insgesamt fünfmal.

Wenn nach der Krankheit Appetitlosigkeit zurückgeblieben ist, flößt man dem Kind dreimal täglich 20 Tropfen »Amara-Tropfen«, jeweils eine halbe Stunde vor dem Essen, ein. Gut tun ihm auch frisch ausgepreßte Obstsäfte und Sauerkrautsaft aus dem Reformhaus.

Mittelohrentzündung

Diese häufig auftretende Infektionskrankheit kann sowohl Säuglingen und Kindern als auch Erwachsenen zur Plage werden. Meist kommt sie im Gefolge anderer Krankheiten, beispielsweise Nasen-Rachen-Katarrhen, Grippe, Masern oder Scharlach. Nur selten entsteht sie durch Zugluft, kalte Füße oder starkes Schneuzen, wobei Nasenschleim ins Ohr gepreßt wurde.

Die Erkrankten klagen über heftige Ohren- und Kopfschmerzen, Fieber und Schwerhörigkeit. Die Lymphdrüsen in der Umgebung des betroffenen Ohres sind geschwollen. Bei Kindern kommen noch große Unruhe und häufiges Erbrechen hinzu.

Selbstbehandlung

Die Behandlung von Kindern und Erwachsenen ist unterschiedlich.

Mittelohrentzündung bei Säuglingen und Kindern:
An den ersten beiden Krankheitstagen flößt man ihnen in stündlichem Wechsel jeweils 5 Tropfen »Aconit D 12« und »Chamomilla D 12« ein. Vom dritten Tag an setzt man statt dessen – ebenfalls in stündlichem Wechsel – mit je 5 Tropfen »Belladonna D 12« und »Ferrum phosphoricum D 12« fort. Dazu bekommen Säuglinge zweimal täglich ein halbes Zäpfchen »Viburcol supp.« eingeführt. Vom zweiten Lebensjahr an gibt man zweimal täglich ein ganzes Zäpfchen. Ab dem schulpflichtigen Alter bekom-

men die Kinder viermal täglich 1 Zäpfchen. Kleinkindern gibt man außerdem fünfmal täglich 3 Tropfen »Traumeel-Tropfen«, größeren Kindern fünfmal täglich 5 bis 10 Tropfen, je nach Alter.

In das erkrankte Ohr träufelt man zusätzlich dreimal täglich »Traumeel-Tropfen« und verschließt es mit einem Wattebausch. Bei größeren Kindern fügt man noch je einen Tropfen »Biosanum Essenz« hinzu.

Äußerlich macht man Umschläge mit »Biosanum Essenz«. Dazu gibt man 1 Eßlöffel Essenz auf eine Tasse abgekochtes, zimmerwarmes Wasser, feuchtet eine Mullkompresse gut darin durch, legt sie bis zu zwei Stunden täglich auf und hinter das erkrankte Ohr und bedeckt es mit einer Ohrenklappe. Vorher reibt man es mit »Traumeel-Salbe« ein.

Wenn die Entzündung eitert, gibt man dem Kind zusätzlich einmal täglich 5 Tropfen »Pulsatilla 6 LM«, Kleinkinder bekommen nur 3 Tropfen sowie einmal im Monat 5 Tropfen »Hepar sulf. C 1000«.

Normalerweise dauert es rund zwei Wochen, bis das Kind wieder gesund ist. Zur vollkommenen biologischen Ausheilung sollte es dann noch zwei Monate lang dreimal täglich 1 Tablette »Silicea oligoplex« einnehmen.

Mittelohrentzündung bei Erwachsenen:
Man nimmt stündlich 15 Tropfen »Otovowen« und dreimal täglich 5 Kügelchen »Hepar sulf. C 30«. Gegen die Schmerzen führt man vier- bis fünfmal täglich 1 Zäpfchen »Viburcol supp.« ein. Wenn die Entzündung eitert, ist es notwendig, zusätzlich jeden Abend 5 Tropfen »Pulsatilla 6 LM« einzunehmen. Zweimal täglich träufelt man je 2 Tropfen »Aconitum comp.« in das kranke Ohr.

Äußerlich macht man Umschläge mit »Biosanum Essenz«. Man gibt 1 Eßlöffel Essenz auf eine Tasse abgekochtes, zimmerwarmes Wasser, feuchtet eine Mullkompresse gut darin durch, legt sie bis zu vier Stunden täglich auf und hinter das kranke Ohr und deckt es mit einer Ohrenklappe ab. Vorher mit »Traumeel-Salbe« einreiben.

Volksmedizin

Täglich dreimal erwärmtes Mandelöl in das kranke Ohr träufeln.

Man überbrüht je 1 Eßlöffel Majoran, Thymian und Pfefferminze mit zwei Litern kochendem Wasser, fügt 2 Tropfen »Japanisches Heilöl« hinzu und inhaliert die Dämpfe über einer größeren Schüssel.

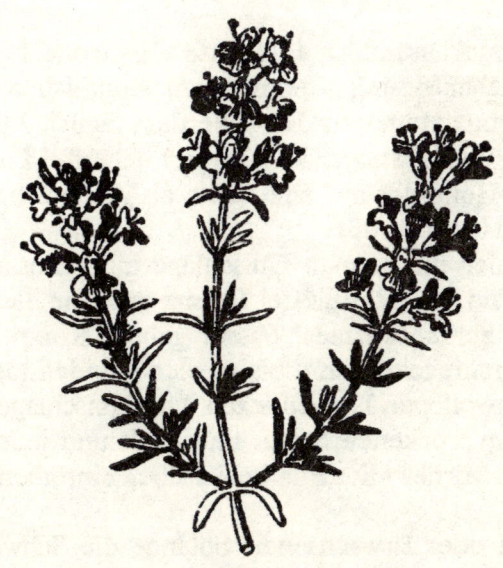

Thymian

Mumps (Ziegenpeter)

Jahr für Jahr erkranken in der Bundesrepublik rund 200 000 Menschen an Mumps, in erster Linie Kinder. Damit ist alles über den hohen Ansteckungsgrad dieser seuchenartig auftretenden Viruskrankheit gesagt, die man auch mehrmals bekommen kann. Etwa 14 Tage nach erfolgter Infektion kommt es zur sehr schmerzhaften Entzündung und Schwellung einer oder beider Ohrspeicheldrüsen mit Fieber und Schluckbeschwerden.

Selbstbehandlung

Man schluckt stündlich 1 Tablette »Bryaconeel«, und solange Fieber besteht, nimmt man stündlich 5 Tropfen »Belladonna Homaccord«. Außerdem täglich 2 bis 3 Tassen schweißtreibenden Tee, aus je 1 Teelöffel Lindenblüten und Holunder auf eine Tasse als Aufguß hergestellt und mit Honig gesüßt.

Äußerlich macht man Umschläge mit »Biosanum Essenz«. Und zwar 1 Eßlöffel Essenz auf eine Tasse abgekochtes, zimmerwarmes Wasser geben, Kompresse gut darin durchfeuchten und bis zu vier Stunden täglich auf die geschwollenen Drüsen legen. Die Umschläge werden mit einem trockenen Schal umwickelt und jede Stunde erneuert. Vorher mit »Traumeel-Salbe« einreiben.

Ob Kind oder Erwachsener: Solange die Schwellungen nicht abgeklungen sind, muß Bettruhe eingehalten werden.

Nagelvereiterung

Häufigste Ursache sind kleine Verletzungen bei der Fingernagelpflege (Entfernung der Nagelhaut). Dadurch können Erreger ins Fingergewebe eindringen und Entzündungen hervorrufen. Schmerzhafte Vereiterungen mit Klopfgefühl sind die Folgen. Man darf solche banalen Verletzungen nicht vernachlässigen. Schlimme Folgen könnten Knochenhautentzündung oder Blutvergiftung sein.

Selbstbehandlung

Man nimmt viermal täglich 1 Tablette »Mercurius Heel«, dazu dreimal täglich 1 Tablette »Abropernol« und ebenfalls dreimal täglich 1 Tablette »Hepar sulf. oligoplex«.

Äußerlich bepinselt man die entzündete Stelle jeden Tag einmal mit »20% Solutio Argent. nitricum« und läßt es eintrocknen. Nachdem sich die behandelte Stelle schwarz gefärbt hat, schält sich die Haut ab.

Volksmedizin

Vermengen Sie zerstoßene Andornblätter mit Honig, und streichen Sie die Mischung auf ein Leinenläppchen, das wie ein Umschlag verwendet wird.

Verkochen Sie 3 bis 4 Eßlöffel Bockshornkleesamen in 3 Eßlöffel Weinessig zu einem Brei, den Sie zentimeterdick auf der Entzündungsstelle auftragen.

Nebenhöhlenerkrankungen (Stirn-, Kiefer-, Nasennebenhöhlenentzündung)

Die Nebenhöhlen können einzeln oder gemeinsam erkranken. In der Regel geschieht dies nach Erkältungen und grippalen Infekten, Scharlach oder Angina. Anzeichen sind Schnupfen mit eitrigem Schleim und Kopfschmerzen, die sich beim Vorbeugen verstärken.

Bei Kieferhöhlenentzündung kommt klopfender Schmerz an den Zähnen und am Oberkiefer hinzu – bei einer Entzündung der Stirn- und Nasennebenhöhlen klopfender Schmerz über und hinter den Augen. Allgemein besteht starke Schleimabsonderung, Heiserkeit und das für Krankheiten typische Abgeschlagenheitsgefühl.

Selbstbehandlung

Gleich beim ersten Anzeichen nimmt man einmalig 100 Tropfen »Pascotox« und im weiteren Verlauf fünfmal täglich 20 Tropfen. Außerdem nimmt man stündlich 1 »Traumeel«-Tablette und – je nach Schwere der Erkrankung – drei- bis sechsmal täglich 25 Tropfen »Biosanum Pansinusitum«.

Ebenfalls drei- bis sechsmal täglich sprayt man »Euphorbium comp. Nasentropfen« in die Nase.

Volksmedizin

Man füllt das Waschbecken oder eine Schüssel mit lauwarmem Wasser und löst 1 Teelöffel Meersalz darin auf. In diese Lösung tauchen Sie viermal täglich das Gesicht, so lange Sie den Atem anhalten können. Dann reiben Sie das Gebiet um das Entzündungszentrum mit kaltgeschlagenem Olivenöl ein.

Nützlich soll auch sein, fünfmal täglich ein Stück Bienenwabe zu kauen.

Wirksam sind auch drei- bis viermal täglich Inhalationen von je fünf Minuten Dauer mit folgender Mischung: Kamille, Pfefferminze, Majoran, Thymian und Salbei. Man gibt je 1 Eßlöffel in eine Schüssel und überbrüht mit 2 Litern kochendem Wasser. Achtung! Nach dem Inhalieren darf man nie mit kalter Luft in Berührung kommen!

Offenes Bein

Es beginnt scheinbar harmlos mit einer winzigen, stark juckenden Stelle an der Innenseite des Unterschenkels – ähnlich wie bei einem Furunkel. Daraus entwickelt sich eine offene Wunde, die zu einem immer größer werdenden eitrigen Geschwür wird. Ursache sind schwere Durchblutungsstörungen.

Der aufgeklärte Patient muß wissen, daß es sich dabei um eine typische Notwehraktion des Körpers handelt. Die Abwehrkräfte müssen mit großen Schadstoffmengen im Blut fertig werden und benutzen das Geschwür sozusagen als Notausgang, um die Gifte loszuwerden.

Jeder Versuch, dieses »Tor« mit chemischen Mitteln abrupt zu schließen, würde einen schädlichen Eingriff in das von der Natur geschaffene Regelsystem bedeuten. Die Behinderung der Schadstoffausleitung müßte zwangsläufig zu bedrohlichen Rückvergiftungen im Körper führen.

Selbstbehandlung

»Venoplant retard«, und zwar morgens 2 Dragees, abends 1 Dragee, dazu dreimal täglich 50 Tropfen »Venorobal«. Außerdem dreimal täglich 3 Kapseln »Karmeliten Keimöl-Kapseln«, die das für die Ausheilung von Entzündungen notwendige Vitamin E enthalten. Man sollte sie daher über einen längeren Zeitraum einnehmen.

Dreimal täglich trinkt man eine Tasse »Theophrastus Venentee« nach Anweisung und nimmt jeden Abend 1 Eßlöffel »Luvos Heilerde« in etwas Wasser ein.

Äußerlich macht man Umschläge mit »Biosanum Essenz«. Man gibt 1 Eßlöffel Essenz auf eine Tasse abgekochtes, zimmerwarmes Wasser, feuchtet ein Stück Leinen gut darin durch und legt es bis zu vier Stunden täglich auf die offenen Stellen.

Volksmedizin

Waschen Sie Wirsingkohlblätter gründlich ab, legen Sie sie auf die offenen Wunden, und wickeln Sie einen trockenen Verband darum. Die Kohlblätter holen den schadstoffhaltigen Eiter in großen Mengen heraus. Wechseln Sie die Blätter mehrmals täglich!

Bereiten Sie sich die folgende Teemischung: Steinkleeblüten, Ginster und Weinrautenkraut zu gleichen Teilen. Von der Mischung 2 bis 3 Teelöffel auf eine Tasse als Aufguß geben und 3 Tassen täglich trinken.

Parodontose

Unzählige Menschen in den Industrieländern leiden an Zahnfleischbluten und lockeren Zähnen. Schuld ist die unbiologische Ernährungsweise, die Zivilisationskost, der es weitestgehend an natürlichen Vitaminen, Fermenten, Aufbau- und Ballaststoffen mangelt. Die epidemiehafte Ausbreitung der großen Menschheitsgeißeln, von der Parodontose bis zum Krebs, ist die unausbleibliche Folge.

Selbstbehandlung

Wie bei so vielen Leiden unserer Zeit muß die Behandlung beim Lebensmitteleinkauf im Supermarkt beginnen. Eine konsequente Umstellung der Ernährungsweise ist oberstes Gebot, wenn man die Parodontose loswerden will. Es wird Ihnen bestimmt leichterfallen, wenn Sie bedenken, daß mit einer solchen Umstellung viele weitere Krankheiten positiv beeinflußt oder verhindert werden können.

Wichtig ist vor allem, daß die Nahrung einen hohen Rohkostanteil enthält, damit dem Körper die notwendigen Fermente zugeführt werden können. Roh zubereitete Gemüse und Salate, dazu viel Vollkorngetreidemüslis und frisches Obst müssen auf dem Speiseplan stehen. Zu achten ist dabei auf natürliches Vitamin C. So reicht zum Beispiel eine Kiwifrucht für eine Tagesration aus.

Gemieden werden müssen Produkte aus weißem Fabrikzucker, das heißt Süßigkeiten aller Art sowie alles, was aus weißem Mehl hergestellt wird. Absolut tabu ist

Schweinefleisch, also auch Speck, Wurst, Schinken und dergleichen. Fleischgelüste kann man mit Rindfleisch, Lamm und Geflügel stillen. Wild und Fisch (ungeräuchert) sind ebenfalls erlaubt. Fett und Salz sollen äußerst sparsam verwendet werden. Benutzen Sie natürliche Gewürze (frische Kräuter), und bereiten Sie Ihre Speisen so schonend wie möglich im Schnellkochtopf, im Römertopf, in der Folie zu.

Neben der Nahrungsumstellung hilft dreimal täglich 1 Tablette »Osteoheel« und ebenfalls dreimal täglich 1 Tablette »Traumeel«.

Volksmedizin

Man soll das Zahnfleisch mehrmals täglich mit der Schale von ungespritzten Zitronen massieren. Es wird empfohlen, das Zahnfleisch jeden Tag mit Kaffeekohle einzupudern.

Wichtiger Bestandteil der Therapie ist ausreichende Bewegung in möglichst sauberer Luft.

Rachitis

Noch vor kurzem glaubte man, diese dramatische Man-
gelkrankheit endgültig besiegt zu haben, von der besonders Kleinkinder und Säuglinge betroffen werden. Doch
jetzt ist sie wieder da und nimmt, als typische Zivilisa-
tionserscheinung, vor allem in Großstädten und Indu-
striezentren weiter zu.

Kalkmangel im Knochenbau führt zu Knochenerwei-
chung, Hemmung des Wachstums, Mißgestaltungen.
Schuld ist ungenügende Versorgung mit dem lebenswichtigen Vitamin D, das für die Kalkbildung und Knochen-
festigkeit zuständig ist. Die Versorgungslücke gefährdet
vor allem Säuglinge, die künstlich ernährt werden, das
heißt, keine Muttermilch bekommen, die bckanntlich alles Notwendige reichlich enthält.

Ist ein Säugling blaß, weinerlich und reizbar, neigt er zu
Schweißausbrüchen und Haarausfall, hat er einen
schlechten Appetit und eine unregelmäßige Verdauung,
dann sind das bereits die noch relativ »harmlosen« Anzeichen einer Rachitis.

Wesentlich bedrohlicher sind die Symptome, die sich
daraus entwickeln: Die Knochen bleiben weich und neigen zu Verformungen (Hühnerbrust, O-, X- und Säbelbei-
ne usw.), die Nähte der Schädelknochen verwachsen
nicht, der Hinterkopf flacht durch das Liegen ab (Qua-
dratschädel) und vieles andere mehr.

Selbstbehandlung

Das Hauptmittel ist »Vigantol«. Man gibt dem Kind ein-
bis zweimal täglich, je nach Alter, 1 Tropfen in die Nahrung – nicht in die Flasche, in der stets Reste zurückbleiben!

Weiter behandeln Sie die Krankheit nach folgendem
Schema: dreimal täglich 1 Messerspitze »Stanum met.
Trituration«, zweimal täglich 5 Tropfen »Phosphor D 6«
und jeweils am Abend 5 Tropfen »Calcium carbonicum D
30«. Ein Jahr lang gibt man dreimal täglich 1 Tablette
»Osteoheel«.

Wo dies in ländlichen Gegenden noch möglich ist, sollten größere Kinder jeden Tag 1 Liter frische Kuhmilch
bekommen, in die man jeweils 1 Teelöffel Weizenkeimöl
einrührt.

Volksmedizin

Für eine Badekur läßt man je eine Handvoll Beinwellwur-
zel und Kalmuswurzel in einem Liter Wasser fünf Minuten kochen und mischt den Sud in ein 37 Grad warmes
Vollbad. Es wird empfohlen, zweimal wöchentlich jeweils
eine Viertelstunde zu baden.

Man gibt 1 Teelöffel feingemahlenen Bockshornkleesamen in eine Tasse zimmerwarmes Wasser und süßt mit
Honig. Größere Kinder und Erwachsene sollen davon
täglich drei Tassen schluckweise trinken.

Rheuma (Arthrose, Gelenkrheuma, Gicht)

Der schulmedizinischen Wissenschaft ist es bis jetzt nicht gelungen, die Ursachen der kostenintensiven Volkskrankheit Nummer eins zu enträtseln. Dementsprechend beschränkt sie sich hauptsächlich auf die Unterdrückung der Symptome mit Chemotherapeutika, deren risikoreiche Nebenwirkungen hinlänglich bekannt sind. Am Leiden selbst vermögen diese nichts zu ändern. Es schreitet in der Regel unaufhaltsam fort und gilt nach schulmedizinischer Ansicht als »im Prinzip unheilbar«.

Nach naturmedizinischer Erfahrung sind die Rheumakranken dagegen gar nicht so hoffnungslos dran. Heilungen selbst schwerster Fälle mit alternativen Methoden sind keineswegs selten.

Für die Entstehung rheumatischer Leiden macht die Naturmedizin vor allem fünf Ursachen verantwortlich:

- Vergifteter Stoffwechsel durch Störung der Leberfunktion und im Magen-Darm-Bereich,
- Störung der Nierenfunktion und dadurch bedingte harnsaure Erkrankungen,
- Rheumatische Konstitution als Erbanlage,
- Störfelder,
- Hormonschwäche.

Die Behandlung schwerer und chronischer rheumatischer Erkrankungen würde den Rahmen dieses Ratgebers sprengen. Sie sind dem erfahrenen, mit den neuesten Naturheilmethoden vertrauten Arzt zu überlassen. In leichten bis mittelschweren Fällen ist Selbsthilfe jedoch durchaus erfolgversprechend. Dies gilt vor allem für Arthrosen, Gelenkrheuma und Gicht.

Selbstbehandlung

Eine Kombination neuentwickelter und in ihrer Wirkung aufeinander abgestimmter Präparate ist Grundlage der Behandlung. Entsprechend müssen die drei Mittel *gleichzeitig* angewendet werden. Sie sind bei allen hier angeführten Rheumaformen geeignet.

1. »Arhrorobal forte«. Davon nimmt man dreimal täglich 20 bis 40 Tropfen, je nach Schwere der Erkrankung. Kinder bekommen die Hälfte.
2. »Biosanum Rheumatee«. In den ersten drei bis vier Wochen der Behandlung trinkt man dreimal täglich 2 Tassen, danach dreimal täglich 1 Tasse und süßt mit Honig.
   Bei Arthroseerscheinungen verteilt man jeweils den Saft einer halben (ungespritzten) Zitrone auf die Tagesration. Zur Vorbeugung vor Rückfällen sollte dieser Tee auch bei Beschwerdefreiheit auf Dauer getrunken werden.
3. »Biosanum Rheumaöl«. Damit reibt man die schmerzenden Gelenke und Körperpartien zwei- bis viermal täglich kräftig ein. Zusätzlich läßt man sich vom Ehepartner oder einer anderen Hilfsperson eine Streichmassage der Wirbelsäule machen. Jeweils fünf Minuten lang wird das Öl mit kräftigen Strichen vom Steiß aufwärts – immer in Richtung zum Herzen – in die Wirbelsäule, die in der Naturmedizin als »Baum des Lebens« gilt, eingerieben.

Bei *Arthrosen* und allen nichtentzündlichen Rheumaformen nimmt man »Biosanum Rheumaöl I«.

Bei *Arthritis* und allen entzündlichen Rheumaformen nimmt man »Biosanum Rheumaöl II«.

Zusätzlich macht man Umschläge mit »Biosanum Essenz«. Man gibt 1 Eßlöffel Essenz auf eine Tasse abgekochtes Wasser, feuchtet den Umschlag gut darin durch und legt ihn bis zu 3 Stunden täglich auf den schmerzenden Körperpartien auf. Wo Umschläge nicht zu befestigen sind, reibt man mehrmals täglich mit der Essenz ein. In jedem Fall vorher mit »Traumeel Salbe« einreiben. Die Umschläge sind nicht nur schmerzstillend, sie haben auch eine starke heilende Tiefenwirkung.

Zu einem wesentlichen Teil muß der Rheumakranke selbst zu seiner Gesundung beitragen. Es wird viel davon abhängen, wie gewissenhaft und diszipliniert er die Diät durchhält, die für den Erfolg der Therapie von größter Wichtigkeit ist.

Im Rahmen der Ganzheitsbehandlung darf der Rheumakranke in den ersten drei Wochen ausschließlich Rohkost zu sich nehmen, das heißt, roh zubereitete Salate und Gemüse, Frischobst und Vollkorngetreidemüslis. Diese Nahrung belastet den Organismus nicht, so daß er sich voll auf verstärkte Giftausscheidung konzentrieren kann. Die notwendigen Fermente, Nähr- und Aufbaustoffe sind in der naturbelassenen Nahrung reichlich und in konzentrierter Form vorhanden.

Weil sie so wertvoll ist, soll die Nahrung auch später 30 Prozent Rohkostanteil enthalten. Dazu zählt nicht zuletzt der besonders gesunde Knoblauch, der roh in die fertige Gemüsesuppe oder als Aufstrich auf Vollkornbrot gepreßt werden kann. Gegen den unausbleiblichen Geruch hilft das Kauen von Petersilien- oder Sellerieblättern.

Einige Nahrungsmittelgruppen müssen bis zur vollkommenen Ausheilung streng gemieden werden. Dazu gehören Fleisch in jeder Form, Eierspeisen, Weißmehlprodukte (Brötchen, Kuchen usw.) sowie alles, was aus weißem Fabrikzucker hergestellt wird. Auch Schokolade und andere Süßigkeiten sind ebenso wie zuckerhaltige Getränke und Speiseeis nicht erlaubt.

Disziplin und den Willen zum Gesundwerden muß der Rheumakranke aber auch in den dritten Hauptteil der Therapie investieren, der dann beginnt, wenn er keine Schmerzen mehr hat. Die Rede ist von der Bewegungstherapie. Die Idealform ist der langsame Dauerlauf – nicht zu verwechseln mit Jogging. Man beginnt mit einer Minute täglich und legt jede Woche eine weitere Minute zu, bis das Dauerpensum von täglich einer halben Stunde erreicht ist, das möglichst lebenslang beibehalten werden sollte.

Abgesehen von der Tatsache, daß es für Herz und Kreislauf nichts Besseres gibt als diese Art von Bewegungstherapie, ergibt sich für den Rheumatiker noch ein spezieller Nutzen. Jede rheumatische Erkrankung ist von einer Übersäuerung des Gewebes begleitet, die auf einem Zuviel an Wasserstoff im Körper basiert. Durch das Lauftraining wird dem Organismus die achtfache Menge Sauerstoff zugeführt, die achtfache Menge überschüssigen Wasserstoffs verbrannt und in Energie umgewandelt, achtmal soviel Kohlensäure und Wasser werden ausgeschieden. Das bewirkt sowohl eine drastische Entsäuerung als auch eine Reduzierung des Körpergewichts. Ein wichtiger Schritt zum Gesundwerden und Gesundbleiben.

Wer zusätzlich noch ein- bis zweimal in der Woche zum Schwimmen geht, wählt damit die bestmögliche Ergänzung der Bewegungstherapie.

Volksmedizin

Bei *Gicht* und *Arthritis* soll man im Frühjahr und im Herbst eine Wacholderbeer-Kur durchführen, bei der jedoch nicht gefastet werden muß. Die Wacholderbeeren kauft man im Reformhaus. Am ersten Kurtag nimmt man fünfmal eine Beere und an den folgenden Tagen täglich eine Beere mehr, bis man bei 15 Beeren täglich angelangt ist. Von da an wird die tägliche Ration wieder um eine Beere pro Tag verringert. *Achtung!* Diese Kur darf nicht bei Nierenerkrankungen angewandt werden! Also vorher unbedingt den Urin untersuchen lassen!

Bei *Arthritis* werden Umschläge mit frisch geriebenem Meerrettich empfohlen.

Umschläge mit leicht ausgedrücktem Magermilchquark sollen bei akutem *Gelenkrheuma* helfen. Man legt sie auf den schmerzenden Gelenken auf und erneuert sie, wenn der Quark trocken ist.

Gurkensalat ist eine beliebte Essensbeilage. Doch kaum jemand weiß, welch nützliche »Nebenwirkungen« die Gurke im Körper entfaltet. Sie hilft beispielsweise bei der Auflösung von Harnsäuren und überschüssigen Fetten und fördert die Ausscheidung von Schadstoffen, was für den Rheumatiker besonders wichtig ist. Man soll die Gurke unter warmem Wasser gründlich reinigen und mit der Schale essen, die besonders viele Fermente enthält.

Gemüsesaft-Cocktails sind nicht nur schmackhaft, sondern auch gesund. Deshalb bereiten Sie sich im täglichen Wechsel je ein großes Glas mit frisch ausgepreßtem Sellerie- und Tomatensaft und Sellerie- und Karottensaft. Die Blätter von Sellerie und Karotten geben Sie mit in die Gemüsesuppe.

Kresse wird bei rheumatischen Erkrankungen als Salat, Bestandteil der Gemüsesuppe oder frisch ausgepreßt als Saft empfohlen.

Achtung! Keine wilde Kresse verwenden!

Röteln

Diese Viruskrankheit ist leicht, aber äußerst ansteckend. Nachdem sich das Kind infiziert hat, dauert es zwei bis drei Wochen, bis kleinfleckiger Ausschlag zu sehen ist und leichtes Fieber aufkommt.

Dennoch gilt auch in diesem Fall das oberste naturmedizinische Gebot: Bei Ausschlägen aller Art gehört das Kind ins Bett! Verläßt es die Bettwärme, können die im Ausschlag bereits ausgeschiedenen Gifte wieder in den Körper eindringen und dort zu bösartigen Rückerkrankungen mit septischem Verlauf führen. Aufgeklärte Eltern müssen deshalb ihrem Kind gegenüber hart bleiben und streng darauf achten, daß es nicht aufsteht, bevor der Ausschlag nicht vollständig abgeheilt ist.

Selbstbehandlung

Die Behandlung ist denkbar einfach. Man gibt dem Kind dreimal täglich 1 Tasse schweißtreibenden Tee, um die Ausscheidung der Gifte zu fördern. Dazu je 1 Teelöffel Lindenblüten und Flieder auf eine Tasse geben und mit Honig süßen.

Solange das Kind Fieber hat, verabreicht man ihm stündlich 5 bis 10 Tropfen (nach Alter) »Remedium Febrogrippale EKF«.

Schilddrüsenüberfunktion

Die Schilddrüse sitzt unmittelbar unter dem Kehlkopf. Sie produziert ein Hormon, das einen steuernden Effekt auf Nervensystem und Stoffwechsel ausübt.

Sowohl Veranlagung als auch anhaltende Streßsituationen – zum Beispiel durch belastende Lebensumstände, Familien-, Partner-, Berufsprobleme – können zu einer Störung des inneren Gleichgewichts und damit zu einer Überfunktion der Schilddrüse führen.

Anzeichen einer solchen Störung sind innere und äußere Unruhe und erhöhte Reizbarkeit, Schlafstörungen, Neigung zu Schweißausbrüchen, zittrige Hände, Neigung zu Verstopfung und Haarausfall, Erschöpfungszustände, beschleunigte Herztätigkeit und unnatürlich glänzende Augen.

Selbstbehandlung

Man nimmt dreimal täglich 25 Tropfen »Lycovowen«, dreimal täglich 1 Tablette »Arsuraneel«, dreimal täglich 30 Tropfen »Remedium Nervinum EKF« in einem heißen Getränk.

Ernährungsumstellung ist ein Bestandteil der Therapie. Empfohlen wird biologische Vollwertkost mit reichlichem Anteil an roh zubereiteten Salaten, Gemüsen, Frischobst sowie Vollkorngetreideprodukten, die ausreichend Ballast- und Aufbaustoffe enthalten. Besonders zu achten ist darauf, daß zusätzlich Vitamin A in natürlicher Form, beispielsweise in frisch ausgepreßtem Karotten- und Tomatensaft, aufgenommen wird.

Verboten sind Schweinefleisch und alles, was aus ihm hergestellt wird, sowie alle Produkte, bei denen Weißmehl und weißer Fabrikzucker verwendet wurden, sämtliche Arten von Kohl und schließlich Kaffee und Tee, Alkohol und Tabak.

Achtung! Wer an Schilddrüsenüberfunktion leidet, soll keine Sonnenbäder nehmen!

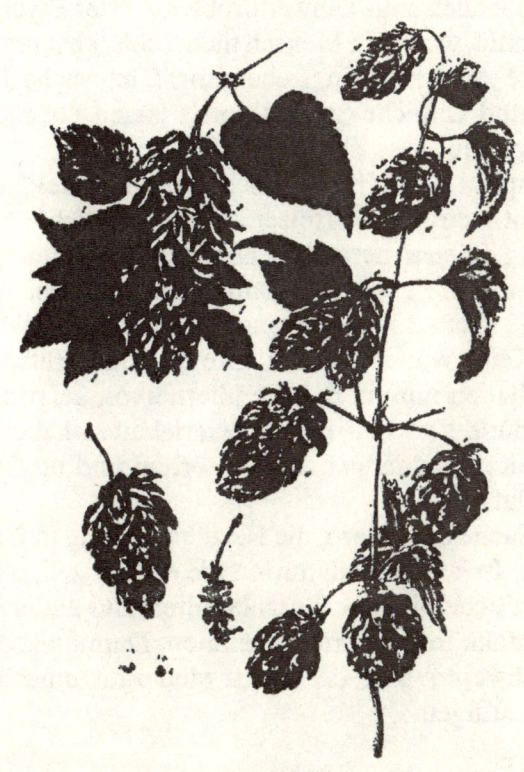

Hopfen

Schlaflosigkeit

Jeder dritte findet nachts keine Ruhe und schluckt Schlaf- und Beruhigungsmittel. Doch diese Mittel schenken keinen Schlaf – sie betäuben nur und bleiben schuldig, was den Wert des Schlafes ausmacht: Erholung, Regeneration der Kräfte.

Hauptsächlich sind Umweltprobleme oder Psychostreß daran schuld, wenn ein Mensch nicht schlafen kann. Nicht bewältigte Alltagssorgen, Lebensangst, häusliche Disharmonien und ähnliche Streßfaktoren lassen ihn nicht zur Ruhe kommen.

Ein Kapitel für sich ist die Schlaflosigkeit bei Kindern, verursacht von Umweltreizen, die tagtäglich über die kindlichen Seelen hereinbrechen. Häufig sitzen Kinder länger vor dem Fernseher als an ihren Schularbeiten, bei denen sie sich dann auch noch von Musik berieseln lassen. Kein Wunder, wenn ihre geistige Entwicklung dabei Schaden nimmt, daß sie übernervös, zerstreut und schnell müde sind und Lernschwierigkeiten haben. Lauter Begleiterscheinungen von gestörtem und ungenügendem Schlaf.

Es ist Sache der Eltern, die Reizüberflutung in Grenzen zu halten. In keinem Fall dürfen Sie es zulassen, daß Ihre Kinder mit chemischen Einschlafhilfen und anderen Psychopharmaka in Berührung kommen. Damit würden Sie ihnen schweren und oft nicht wiedergutzumachenden Schaden zufügen.

Selbstbehandlung

Naturmedizinische Präparate stärken und harmonisieren das Nervensystem und fördern den natürlichen Schlaf. Dabei erzeugen sie keinerlei schädliche Nebenwirkungen. Sie sind selbst bei Dauergebrauch gut verträglich, sie machen nicht abhängig und beeinträchtigen auch nicht die Fahrtüchtigkeit.

Bewährt hat sich die Kombination der drei folgenden Präparate: »Remedium Nervinum EKF«. Davon nimmt man täglich 30 bis 40 Tropfen in heißer Flüssigkeit vor dem Essen. Kinder bekommen die Hälfte.

»Remedium Somniferum EKF«. Man nimmt vor dem Schlafengehen ein- bis zweimal 40 Tropfen. Bei Schlafunterbrechung kann man noch einmal die gleiche Dosis nehmen.

»Biosan Schlaftee«. Man trinkt eine Tasse vor dem Schlafengehen und verstärkt die Wirkung, indem man das »Remedium Somniferum« hineingibt. Kinder trinken den Tee, mit Honig gesüßt, zum Abendessen.

Wichtig ist eine entsprechende Umstellung im seelischen Bereich. Sorgen und Probleme sind Feinde des Schlafs und dürfen die Schwelle des Schlafzimmers nicht überschreiten. Auch wer im Bett an die Ereignisse des vergangenen Tages denkt und sich auf den bevorstehenden einstimmt, handelt schlaffeindlich. Mit dem Augenblick des Niederlegens müssen Körper und Geist auf nichts anderes als den erquickenden Schlaf eingestellt sein.

Volksmedizin

Man mischt zu gleichen Teilen Baldrian, Frauenmantel, Melisse sowie Hopfen, Goldraute und weiße Taubnessel. Von dieser Mischung nimmt man so viel, wie man mit drei Fingern fassen kann, auf eine Tasse, überbrüht mit kochendem Wasser und läßt zehn Minuten ziehen. Vor dem Schlafengehen trinken.

Sehnenscheidenentzündung

Dazu kommt es, wenn man sich längere Zeit in immer der gleichen Weise überanstrengt. Es beginnt mit Druckschmerz im Bereich der langen Sehnen an Unterarm und Unterschenkel, an Fingern, Händen, Füßen und Zehen. In der erkrankten Sehnenscheide hört und fühlt man bei Bewegungen ein leises Knistern. Später kommen gerötete Schwellungen und Schmerzen hinzu.

Selbstbehandlung

Das erkrankte Körperglied muß ruhiggestellt werden. Außerdem nimmt man stündlich 10 Tropfen »Arnicaheel« und viermal täglich 1 Tablette »Zeel«.

Äußerlich legt man Umschläge mit »Biosanum Essenz« auf. Dazu gibt man 1 Eßlöffel Essenz auf eine Tasse abgekochtes kaltes Wasser, tränkt eine Kompresse darin und legt sie bis zu vier Stunden täglich über der erkrankten Stelle auf. Vorher mit »Traumeel-Salbe« einreiben.

Verletzungen (Schnitt- und Brandwunden, Prellungen, Quetschungen)

Selbstbehandlung

Schnittwunden mit »Biosanum Essenz« austupfen, »Traumeel-Salbe« in die Wunde drücken und mit einem Pflaster verschließen.

Brandwunden bedeckt man dick mit »Traumeel-Salbe« und wickelt einen sterilen Verband darum. Zusätzlich nimmt man fünfmal täglich 10 »Traumeel-Tropfen« (Kinder die Hälfte) und fünfmal täglich 5 Tropfen »Causticum D 4«.

Bei Prellungen und Quetschungen nimmt man stündlich 10 »Traumeel-Tropfen«, nach Besserung dreimal täglich.

In schweren Fällen mit Bluterguß macht man zusätzlich Umschläge mit »Biosanum Essenz«. Das heißt, man gibt 1 Eßlöffel der Essenz in eine Tasse abgekochtes kaltes Wasser, feuchtet ein Stück Leinen gut darin durch und legt es bis zu vier Stunden täglich auf. Vorher mit »Traumeel-Salbe« einreiben.

Verstopfung

Von der Volksseuche Verstopfung ist bei uns jeder dritte Mann betroffen, bei den Frauen jede zweite, und innerhalb der Gruppe Frauen über 40 leiden sogar 75 Prozent darunter.

Hauptschuld hat unsere Ernährungsweise, der es weitgehend an lebensnotwendigen Fermenten, Vital- und Ballaststoffen fehlt. Durch die unnatürliche Ernährung kommt es zu Regulationspannen im Organismus. Weil die Voraussetzungen für eine normale Verdauungstätigkeit nicht mehr gegeben sind, kommt es zwangsläufig zur Verstopfung.

Im Körper eines an Verstopfung Leidenden werden dauernd giftige Gase und Schadstoffe erzeugt, es kommt zur chronischen Selbstvergiftung durch den Darm. Wie gefährlich dieser Zustand ist, geht aus Untersuchungen des amerikanischen nationalen Krebsinstituts hervor. Danach gehören falsche Ernährung und Verstopfung zu den Hauptursachen bei 30 bis 60 Prozent aller Krebserkrankungen.

Auch Bewegungs- und Sauerstoffmangel tragen zum Entstehen der Verstopfung bei, ebenso wie seelische Verspannungen, Lebensangst und Probleme in der privaten oder beruflichen Umwelt. Nicht zu vergessen die Nebenwirkungen chemischer Arzneimittel.

Wer das Übel noch verschlimmern will, bedient sich aus dem Riesenangebot von Abführmitteln, deren ständiger Gebrauch zur Funktionsunfähigkeit des Verdauungsapparates führt. Außerdem wird die Lymphzirkulation gestört, der gleichzeitige Kaliumverlust verursacht Herzrhythmusstörungen und Herzschwäche. Weitere häufige Nebenerscheinungen sind Allergien, Leber- und Gallefunktionsstörungen, Fehlgeburten, schließlich psychische Störungen und in schweren Fällen sogar Tod durch Nierenversagen. Nicht ohne Grund sprechen medizinische Experten von einer Abführmittelkatastrophe.

Selbstbehandlung

Hier muß sich der Mensch in allererster Linie selbst helfen, indem er seine Ernährungsweise radikal umstellt und auf Abführmittel verzichtet.

Was der Körper zur Wiederherstellung seiner natürlichen Funktionen braucht, ist eine biologisch zweckmäßige Nahrung im Sinne der Vollwertkost. Nur die ausreichende Versorgung mit lebenswichtigen Fermenten, Vitaminen, Mineralien, Aufbau- und Ballaststoffen kann die Verdauungsorgane zu normaler Tätigkeit anregen.

Ein gutes Drittel der Nahrung muß aus Rohkost bestehen, aus roh zubereiteten Gemüsen, Salaten und Frischobst, wenn möglich aus biologischem Anbau. Besonders wichtig sind Vollkorngetreidemüslis, sie enthalten die wertvollen Stoffe in höchster Konzentration. Das frisch gemahlene Korn darf jedoch vor dem Verzehr höchstens zwei Stunden eingeweicht werden. Ließe man es über Nacht stehen, würde sich daraus ein Nährboden für zum Teil äußerst gefährliche Mikroorganismen entwickeln.

Auf dem Hauptteil des Speiseplans sollen die für die Jahreszeit typischen Gemüse und Feldfrüchte dominieren. Zu empfehlen sind außerdem Naturreis, Haferflocken, Vollkorn- und Schrotbrot, Milch und Buttermilch, Joghurt, Kräutertees sowie Mineralwasser und frisch ausgepreßte Gemüse- und Obstsäfte. Fisch muß frisch oder tiefgefroren sein.

Auf Fleisch muß keineswegs verzichtet werden. Empfehlenswert sind Lamm und Hammel, Rind und Kalb, Wild und Geflügel. Streng zu meiden ist dagegen alles vom Schwein, dessen Fleisch besondere Schadstoffe enthält, die beim Entstehen chronischer Krankheiten eine wichtige Rolle spielen. Des weiteren muß auch auf tierische Innereien, Fleischsalate, Mayonnaisen und Fleischbrühen wegen ihres hohen Harnsäure- und Fettgehalts verzichtet werden.

Auf der Tabu-Liste stehen außerdem Weißmehl und alles, was aus ihm hergestellt wird, sowie alle Erzeugnisse, bei denen weißer Fabrikzucker verwendet wird. Dazu gehören nicht nur Schokolade, Bonbons und andere Süßigkeiten, sondern auch zuckerhaltige Getränke und Speiseeis.

Ebenso wichtig wie die Auswahl der Nahrungsmittel ist die Art und Weise, wie man sie zubereitet. Da durch die herkömmlichen Koch- und Bratmethoden die meisten wertvollen Inhaltsstoffe zerstört werden, sollte man die schonendsten Zubereitungsarten mit den kürzesten Garzeiten und dem geringsten Wasserbedarf wählen. Vor allem zu empfehlen sind Schnellkochtopf, Folie, Bratbeutel und Römertopf, obwohl er nicht zu den »Schnellen« gehört.

Gleichzeitig mit der Ernährungsumstellung muß sich der aufgeklärte Patient ein ausreichendes Maß an Bewegung und Sauerstoff verordnen. Sauerstoff ist die Hauptnahrung der menschlichen Zellen. Aber die circa 15 Liter, die der Mensch bei vorwiegend sitzender Lebensweise stündlich mit der Atemluft aufnimmt, sind zum Sterben zuviel, für die Erhaltung der Gesundheit jedoch viel zuwenig. Selbst mit langen Spaziergängen läßt sich der Mangel nicht ausgleichen.

Die ideale Methode zum Ausgleich des Sauerstoff- und Bewegungsmangels ist der langsame Dauerlauf. Man beginnt mit einer Minute täglich und verlängert das Training um je eine weitere Minute wöchentlich, bis das ideale Pensum von einer halben Stunde täglich erreicht ist, das nun auf die Dauer beibehalten werden sollte.

Volksmedizin

Man führt zwei- bis dreimal wöchentlich ein Darmbad durch. Dazu mischt man zu gleichen Teilen die folgenden Zutaten: Kamillenblüten, Angelikakraut und -wurzel, Löwenzahnkraut und -wurzel, Mariendistelsamen, Ringelblumenblüten und Faulbaumrinde.

Eine Handvoll dieser Mischung, die man sich in der Apotheke anfertigen lassen kann, läßt man in 1 Liter Wasser kurz aufkochen und seiht durch. Gleichzeitig hat man 2 Eßlöffel Leinsamen in einem Viertelliter Wasser zwanzig Minuten kochen lassen, seiht nun ebenfalls durch und füllt den Sud zusammen mit dem Aufguß in den Behälter des Einlaufgeräts. Nach Abkühlung auf 35 Grad flößt man das Gemisch dem Patienten langsam und tropfenweise durch das Darmrohr ein. Das macht man am Anfang zweimal in der Woche, später einmal monatlich.

Man schneidet 6 Trockenfeigen oder 8 Trockenpflaumen in kleine Stücke und weicht sie in einem Glas Wasser über Nacht ein. Vor dem Frühstück ißt man die Früchte und trinkt den Saft.

Man soll am Vor- und Nachmittag je 2 bis 3 angewärmte Äpfel essen.

Man weicht am Abend 2 Eßlöffel ungeschroteten Leinsamen und 1 Eßlöffel ungeschwefelte Rosinen in einem Glas Wasser ein. Morgens ißt man den Brei nüchtern und trinkt den Saft.

Man läßt sich folgende Teemischung herstellen:

Löwenzahnwurzel und -pflanze	15 g
Fenchel	10 g
Kümmel	10 g
Faulbaumrinde	20 g
Rhabarberwurzel	25 g

Von dieser Mischung geben Sie 1 Teelöffel auf eine Tasse Wasser, lassen kurz aufkochen und fünf Minuten ziehen. Trinken Sie morgens und abends je eine Tasse.

Zur Beachtung! Wer an Verstopfung leidet, sollte dies nicht auf die leichte Schulter nehmen. Die empfohlenen Gegenmaßnahmen bringen zwar einige Beschwerlichkeiten mit sich, doch davon darf man sich nicht abschrecken lassen, wenn es um die Gesundheit geht. Halten Sie sich im eigenen Interesse an die Regel: »Gesundheit ist ein Zustand, der täglich neu erarbeitet werden muß!«

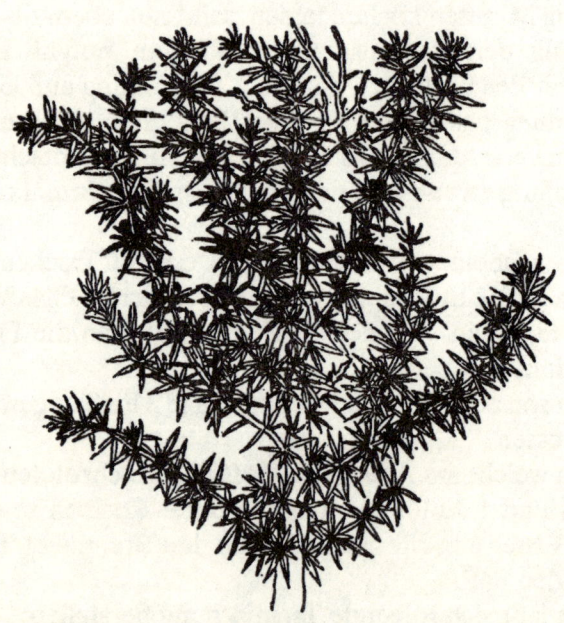

Wacholder

Wadenkrämpfe

Häufigste und harmloseste Ursache solcher plötzlich und häufig nachts auftretenden Muskelkrämpfe sind Überanstrengungen der Beinmuskulatur. Andere mögliche Ursachen sind zum Beispiel Mangelzustände (Magnesium, Kalzium) oder Durchblutungsstörungen. Ist die Ursache nicht eindeutig feststellbar, sollte sicherheitshalber ein Arzt konsultiert werden.

Selbstbehandlung

Man nimmt dreimal täglich 25 Tropfen »Biosanum Spasticum«. Treten die Wadenkrämpfe überwiegend nachts auf, schluckt man zusätzlich dreimal täglich 20 Tropfen »Cheplacard«.

Äußerlich stehen drei Mittel für Einreibungen zur Wahl, unter denen man für sich selbst das wirkungsvollste herausfinden sollte: »Biosanum Rheumaöl I«, »Biosanum Essenz« sowie »Wacholderöl«.

Ebenfalls zu empfehlen ist das Kreislauftraining mit dem Schiele-Gerät.

Wetterfühligkeit

Rund 40 Millionen Bundesbürger leiden mehr oder weniger schlimm unter dem Wetter, und den Bewohnern anderer zivilisierter Länder geht es ebenso. Wetterfühlig sein bedeutet, daß der Organismus auf die Vorgänge in der Atmosphäre wie ein Barometer reagiert.

Die Bezeichnung klingt harmlos, die Beschwerden, die sie benennt, sind es jedoch keineswegs. Zum nicht geringen Teil können sie sogar ein lebensgefährliches Ausmaß annehmen. Man denke nur an die berüchtigte Föhnkrankheit, die immer wieder für dramatische Schlagzeilen sorgt. Nicht nur im Voralpenland, sondern überall dort, wo warme Fallwinde Gebirge und Höhenzüge in Süd-Nord-Richtung überqueren. Föhntage sind im wahrsten Sinne des Wortes Katastrophentage. Die Polizeiberichte melden eine Zunahme der Verkehrsunfälle mit Toten und Verletzten, sprunghaftes Ansteigen der Gewaltkriminalität und von Selbstmorden. Alarmzustand in den Krankenhäusern: Schwierige Operationen werden verschoben, Schlaganfälle und Herzinfarkte häufen sich. Weil sich Richter unpäßlich fühlen, werden sogar Prozesse vertagt.

Nur für Apotheken und die Hersteller von Anti-Schmerztabletten, Schlaf-, Beruhigungs- und Aufputschmitteln ist der Föhn ein wahrer Segen, denn er verschafft ihnen Rekordumsätze. Dabei können alle diese Präparate bestenfalls die Beschwerden kurzzeitig lindern. Auf die Ursache – nämlich die Wetterfühligkeit – haben sie keinen Einfluß.

Wie es zu den unheimlichen Phänomenen kommt, hat die Wissenschaft erst in jüngster Zeit feststellen können.

So produziert der Körper bei Föhnwetterlagen zu große Mengen der hormonähnlichen Substanz Serotonin, die in unserem Blut kreist. Das wirkt sich auf die Tätigkeit verschiedener Drüsen mit innerer Sekretion aus und bringt auf diese Weise das vegetative Nervensystem durcheinander.

Aber nicht nur der Föhn macht den Menschen zu schaffen. In anderen Gebieten leiden sie nicht weniger. Jede Veränderung von Temperatur, Luftdruck, Luftfeuchtigkeit und -elektrizität, die wir als Wetterwechsel empfinden, kann mehr oder weniger dramatische Reaktionen sowohl im körperlichen als auch im seelischen Bereich auslösen.

Typische Wetterbeschwerden sind beispielsweise Kreislaufstörungen, Bluthochdruckkrisen, Herzrasen, Schlaflosigkeit in der Nacht und extreme Müdigkeit am Tage, Kopfschmerzen, Übelkeit, Konzentrationsschwäche und depressive Zustände.

Doch am schlimmsten ergeht es den chronisch Kranken. Bei ihnen führen die atmosphärischen Vorgänge zur drastischen und oft lebensgefährlichen Verschlimmerung ihres Leidens. Dies gilt insbesondere für Angina pectoris, Bronchialasthma, Epilepsie, Herzkrankheiten aller Art, multiple Sklerose, Nierenleiden sowie Neigung zu Thrombosen, Embolien und Infarkten.

So wird es zum Beispiel für Herz- und Kreislaufkranke im norddeutschen Raum besonders kritisch, wenn sich ein Tief von der Nordsee her ankündigt. Die dabei entstehenden extremen Temperaturunterschiede sind für sie eine tödliche Bedrohung.

Obwohl es praktisch die gleichen Beschwerden wie in den vom Föhn betroffenen Gebieten sind, handelt es sich im Norden jedoch nicht um Auswirkungen eines überhöhten Serotoninspiegels. Hier ist vielmehr eine Störung im Gebiet des Hypothalamus die Ursache. Das ist die Schaltzentrale im Zwischenhirn, die für die Anpassung der

Körperfunktionen an die jeweiligen Umweltbedingungen zu sorgen hat. Fällt sie aus, ist der Mensch den krank machenden Wettereinflüssen schutzlos ausgeliefert.

Selbstbehandlung

In Föhn-Gebieten heißt das Hauptmittel »Föhntropfen EKF«. An Föhntagen nimmt man alle halbe Stunde 20 Tropfen, bis die Beschwerden abgeklungen sind.

An föhnfreien Tagen nimmt man kurmäßig dreimal täglich 25 Tropfen vor dem Essen, und zwar so lange, bis der Körper nicht mehr auf die Wettereinflüsse reagiert.

Wer bei Föhn an Kopfschmerzen leidet, nimmt im halbstündlichen Wechsel mit den »Föhntropfen« jeweils 20 Tropfen »Biosanum Migränum«.

Ebenfalls als Langzeitkur helfen dreimal täglich 25 Tropfen »Biosanum Vegetativum« bei der Stabilisierung des vegetativen Nervensystems.

Für die Wetterfühligen in den *anderen* Klimabereichen ist das Hauptmittel »Solum uliginosum comp.«. Man läßt dreimal täglich vor dem Essen 10 Kügelchen auf der Zunge zergehen, bis der Wetterstreß seine Wirkung verloren hat.

Äußerlich macht man Einreibungen mit »Solum uliginosum-Öl« und gönnt sich einmal in der Woche ein »Solum uliginosum-Bad«.

Bei wetterbedingten Kopfschmerzen sind stündlich 25 Tropfen »Biosanum Migränum« angezeigt.

Als unterstützende Maßnahmen zum Abbau der Wetterfühligkeit haben sich Kneippsche Methoden wie Wechselduschen, Güsse, Wassertreten und Bäder bewährt. Auch Saunabesuch hilft, daneben Gymnastik, Schwimmen und Freizeitsport in vernünftigen Grenzen.

Windpocken

Eine Virusinfektion ist Ursache dieser relativ ungefährlichen, aber sehr ansteckenden Kinderkrankheit. Dazu genügt schon, sich mit einem an Windpocken erkrankten Kind in einem Raum zu befinden.

Zwei bis drei Wochen nach der Infektion kommt stark juckender Ausschlag in Form von kleinen roten Flecken zum Vorschein, die sich in Schüben über den ganzen Körper ausbreiten. In ihrer Mitte bilden sich wasserhelle Bläschen, die nach wenigen Tagen wegtrocknen. Oft ist diese Krankheit auch mit leichtem Fieber verbunden.

Selbstbehandlung

Wie bei allen mit Ausschlag verbundenen Krankheiten muß bis zu dessen völligem Verschwinden strenge Bettruhe eingehalten werden – auch wenn das Kind kein Fieber hat. Würde es die Bettwärme verlassen, könnten die bereits ausgetretenen Körpergifte wieder in den Körper eindringen und dort gefährliche Rückvergiftungen verursachen.

Solange Fieber besteht, gibt man dem Kind stündlich 5 bis 10 Tropfen, je nach Alter, »Remedium Febrogrippale EKF«. Mehrmals täglich reibt man den Körper mit »Traumeel-Salbe« ein.

Zur Beachtung: Waschen Sie dem Kind oft und gründlich die Hände, und schneiden Sie ihm die Fingernägel ganz kurz. Es könnte sonst durch Kratzen zu einer zusätzlichen Infektion kommen.

Zahnschmerzen

Dafür ist in jedem Fall der Zahnarzt zuständig. In der Regel dauert es jedoch seine Zeit, bis man einen Behandlungstermin bekommt – mindestens einige Stunden, unter Umständen auch Tage. Dennoch braucht der kritische Patient nicht zu verzweifeln. Und er braucht den Schmerz auch nicht mit chemischen Antischmerzpräparaten zu betäuben, deren schädliche Nebenwirkungen bekannt sind. Die moderne Naturmedizin hat wirkungsvolle und unschädliche Alternativen für diesen Fall.

Selbstbehandlung

Eine Apothekenmischung, die man vorsorglich immer im Hause haben sollte:
»Belladonna D 6«,
»Staphisagria D 6«,
»Chamomilla D 6«,
»Mercur. sol. D 12«,
»Zinc. met. D 12«,
»Plantago major D 12«.

Diese Zutaten läßt man zu gleichen Teilen auf insgesamt 50 Milliliter mischen. Bei Zahnschmerzen nimmt man davon viertelstündlich 10 Tropfen. Außerdem dreimal täglich 1 Tablette »Osteoheel«.

Bei schmerzenden Zahnhälsen zerkaut man alle zwei Stunden eine »Kieselsäuretablette«.

Äußerlich hilft »Biosanum Essenz«. Man gibt 2 Teelöffel Essenz in ein Glas lauwarmes Wasser und spült öfters den Mund damit. Außerdem legt man ein mit Essenz getränktes Stück Watte direkt um den schmerzenden Zahn und betupft die betreffende Kieferpartie von außen mit der Essenz.

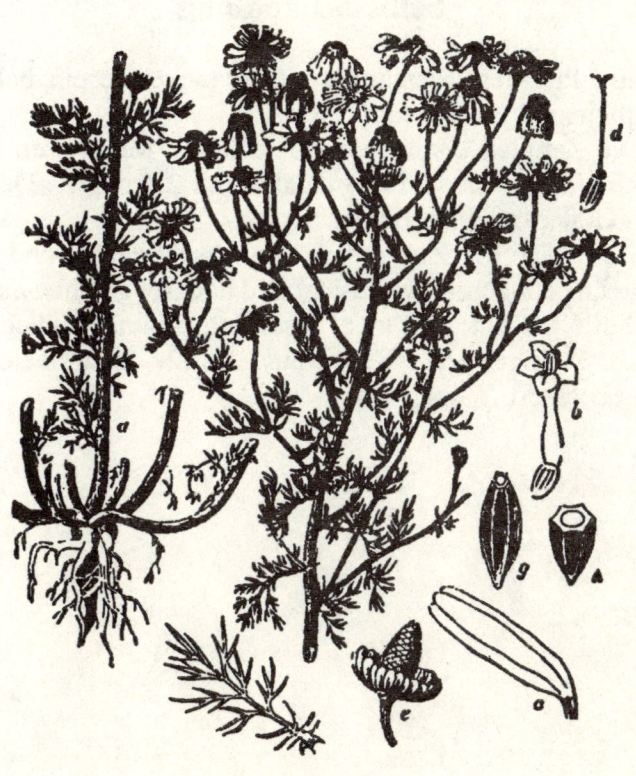

Kamille

231

Zahnungsbeschwerden

Wenn die ersten Zähnchen kommen, muß ein Baby sehr leiden. Es hat Schmerzen, oft auch Fieber, und ist vor allem nachts sehr unruhig.

Selbstbehandlung

Man führt dem Säugling zweimal täglich je ein halbes Zäpfchen »Viburcol supp.« ein.

Die Zahnleiste wird jeweils nach den Mahlzeiten und noch einmal vor dem Einschlafen mit 2 Tropfen »Dentinox Gel« sanft eingerieben.

Wenn sich der Zustand nachts verschlimmert und der Säugling ein gerötetes Gesicht und hochrot geschwollenes Zahnfleisch hat, löst man zusätzlich dreimal täglich jeweils 5 Kügelchen »Belladonna D 12« in 1 Teelöffel abgekochtem Wasser auf.

Richtige Lebensweise

Gesunde Ernährung

Nicht durch die Apotheke, sondern durch die Küche geht der Weg zur Gesundheit.

Dr. Hindhede,
Ernährungs- und Diätwissenschaftler

Der Mensch ist, was er ißt

Weltweit kommen die Forscher, die sich mit der Frage der Verlängerung des Lebens beschäftigen, zu der Erkenntnis, daß die richtige Ernährung der Quell der Jugend ist. Was versteht man aber unter richtiger Ernährung?

- Eine zweckmäßige Ernährung, die den einzelnen Zellen des Körpers nicht nur quantitativ, sondern auch qualitativ die Nahrung gibt, die sie brauchen.
- Eine ausgeglichene Ernährung, die den Körperzellen die Nährstoffe im richtigen Verhältnis zuführt. Die Experten sind sich nämlich darüber einig, daß Überernährung durch Speicherung überschüssiger Kalorien in Form von Fett den körperlichen Verfall und den Alterungsprozeß wesentlich beschleunigt.

Das, was man im Alter zwischen 40 und 60 ißt, bestimmt wesentlich, wie man sich mit 70 und 80 fühlt und wie man dann aussieht. Aber egal, wie alt man ist, fit und gesund sein hängt immer auch mit den Ernährungsgewohnheiten zusammen, und diese sollte man einmal kritisch überprüfen und gegebenenfalls ändern.

235

Richtig essen

Eine Maxime des schwedischen Ernährungsforschers Ragnar Berg lautet: »Das Essen muß sich mit Lust verbinden!« Es wird ja immer noch viel zuwenig beachtet, daß sich einer der wichtigsten Regulatoren für die menschliche Ernährung im Gehirn befindet – eine Art von Appetit- und Sättigungszentrum. Gesunde Ernährung geht sicherlich durch den Magen, auf jeden Fall aber beginnt sie im Kopf.

Man sollte Essen deshalb nicht als einen bloßen Sättigungsprozeß oder gar als die Zuführung von Brennstoff für einen unermüdlich arbeitenden Motor ansehen, sondern als einen Genuß. Viele Menschen allerdings – vor allem solche, die unglücklich sind – suchen in diesem Genuß Ersatz für andere Freuden und essen dann viel zuviel und viel zu fett. Außerdem wird die Nahrung oft nur hastig hinuntergeschluckt, ohne auf Geschmack, Zusammensetzung oder Zubereitung zu achten. Auf diese Art und Weise wird aber nur ein Minimum an Befriedigung des Appetits erreicht. Die Folge: Die betreffenden Menschen nehmen noch mehr Nahrung zu sich.

Richtiger ist, langsam und genußvoll zu essen. Dazu gehört auch, daß man sich am Anblick und am Duft der Speisen freut und jede Hast vom Eßtisch verbannt. Wenn man langsam und ausgiebig kaut, kann man nicht nur den Geschmack der Speisen viel besser wahrnehmen – man kann auch ihre Inhaltsstoffe besser aufschließen und verwerten. Auf diese Art wird man schneller satt und ißt automatisch weniger.

Das Richtige essen

Das Geheimnis eines langen und gesunden Lebens liegt vor allem darin, daß man lernt, intelligent zu essen. Lernen Sie die Speisen zu lieben, die Ihnen guttun! Das wird um so einfacher, je mehr Sie über den Nährwert dieser Speisen, über ihren Gehalt an Vitaminen und Mineralien Bescheid wissen.

Der folgende Überblick, der keinen Anspruch auf Vollständigkeit erhebt, sondern lediglich Anregungen und Denkanstöße geben will, möchte Ihnen dabei behilflich sein.

Milch

Der Ernährungsforscher Prof. Kollath ist der Auffassung, daß naturbelassene frische Kuhmilch zu den hochwertigsten Lebensmitteln überhaupt gehört, während er gekochte Milch, konservierte und pasteurisierte Milch sowie Dosenmilch zu den »denaturierten« Nahrungsmitteln zählt, die nur noch Teilaufgaben im Organismus erfüllen können.

Der amerikanische Ernährungsforscher Pottenger bewics durch eine interessante Versuchsreihe mit Katzen, daß sich die üblich gewordene Behandlung der Milch auf die Volksernährung verhängnisvoll auswirkt. Seine mit pasteurisierter, mit pulverisierter oder mit Kondensmilch gefütterten Katzen wiesen schon in der ersten Generation schwere Degenerationserscheinungen auf. Die deutlichsten Mangelerscheinungen betrafen jeweils die Zähne, die kümmerliche Entwicklung, unregelmäßige Stellung und parodontische Veränderung zeigten.

Auch Prof. Kollath konnte in ähnlichen Tierversuchen zeigen, daß die Denaturierung der Milch durch Erhitzen oder Pasteurisieren zu gesundheitlichen Schädigungen der Tiere führte, zu Schäden, die den Zivilisationserkrankungen des modernen Menschen vergleichbar sind.

Es gibt kaum ein Nahrungsmittel, das beinahe alle wichtigen Nähr- und Aufbaustoffe in so hervorragender Zusammensetzung bietet wie die Milch. Sie ist der beste Kalziumspender und gewährleistet dadurch einen gesunden Aufbau und Erhalt von Knochen und Zähnen. Auch Zellwandbildung und Zellteilung, Blutgerinnung und Muskelbewegung funktionieren nur bei genügend Kalzium.

Die Milch enthält auch die meisten Vitamine – darunter Vitamin A für die Sehkraft, Vitamin D für die Knochenbildung und Vitamin B_2, B_6 und B_{12} für schöne Haut und gute Nerven.

Das eigentliche Geheimnis der Milch sind aber Fett, Eiweiß und Milchzucker. Das Fett in der Milch ist das leichteste, am besten verdauliche Nahrungsfett. Das Milcheiweiß ist besonders hochwertig und wird vom Körper fast vollständig ausgenutzt. Der Milchzucker sorgt für eine gesunde Verdauung, denn ein Teil davon wird durch die Darmbakterien in Milchsäure verwandelt. Diese verhindert Fäulnisbildung im Verdauungstrakt.

Ernährungstip

Verzichten Sie auf pasteurisierte Trinkmilch. Kaufen Sie statt dessen ungekochte frische Vollmilch – beispielsweise vom Bauern, in Bio-Läden oder im Reformhaus.

Butter

Als Milchprodukt ist auch die Butter ein besonders wertvolles Lebensmittel mit vielen Inhaltsstoffen.

In der Butter sind beispielsweise die essentiellen Fettsäuren enthalten, die der menschliche Organismus braucht, aber weder aus Eiweiß noch aus Kohlehydraten selbst produzieren kann.

Butter ist auch sehr reich an den fettlöslichen Vitaminen A, D und E. Die Vitamine A und D kommen in ihrer aktiven Form ausschließlich in tierischen Fetten vor, zu denen die Butter ja gehört. Der Organismus braucht diese Vitamine nicht erst umzuwandeln.

Vitamin A ist für unsere Sehkraft unentbehrlich, denn es baut vor allem den Sehpurpur in der Hornhaut der Augen auf. Aber auch unsere Haut braucht Vitamin A, um glatt und geschmeidig zu bleiben. Außerdem beugt Vitamin A der Infektionsanfälligkeit vor.

Vitamin D ist das antirachitische Vitamin. Es ist besonders für die Härtung der Knochen unserer Kinder in der Entwicklungsphase von großer Bedeutung. Außerdem fördert es die Heilungstendenzen der Haut.

Vitamin E wird auch das Jugend-Vitamin genannt, weil es die Spannkraft und Vitalität erhöht und erhält.

In geringen Mengen sind in der Butter auch die Vitamine B_2 und B_6 enthalten, die im Zellstoffwechsel unseres Körpers wichtige Aufgaben erfüllen.

Auch anorganische Bestandteile weist Butter auf: Kalzium und Phosphor. Beide sind Bausteine für unsere Knochen und Zähne.

Ernährungstip:

Ziehen Sie Butter der Margarine vor. Sollten Sie sich dennoch für Margarine entscheiden, nehmen Sie hochwertige Reform-Margarinen.

Pflanzenöl

Nach Ansicht der Ernährungswissenschaftler sollen unsere Nahrungsfette reichlich mehrfach ungesättigte Fettsäuren enthalten, weil der menschliche Organismus diese

Stoffe nicht selbst aufbauen kann. Sie intensivieren den Stoffwechsel und verhindern die Bildung von Schlacken im Körper. Neben der Butter enthalten auch Pflanzenöle diese Fettsäuren.

Sonnenblumenöl, Distelöl und Leinöl haben den höchsten Gehalt an mehrfach ungesättigten Fettsäuren. Am gesündesten sind kaltgeschlagene Pflanzenöle, die nur durch hydraulische Pressung gewonnen werden. Bei diesem Verfahren bleiben alle Vitalstoffe, vor allem aber das wertvolle Vitamin E und die Polyensäure erhalten.

Normale Konsumspeiseöle werden jedoch raffiniert und durch dieses Verfahren zum minderwertigen Nahrungsmittel denaturiert. Bei diesem Verfahren werden die Pflanzenöle nicht kaltgepreßt, sondern mit Hilfe chemischer Lösungsmittel gewonnen, dann durch Vakuumdestillation und Laugenraffination einer Entsäuerung unterworfen, entfärbt, gebleicht sowie in der Desodorierungsanlage geruchsfrei gemacht, wozu man unter Vakuum Wasserdampf einleitet. Danach wird das Fett im Vakuum getrocknet, um seine Lagerfähigkeit zu verbessern. Das farblose Öl wird nachträglich noch geschönt, angefärbt und häufig mit Antioxidantien versehen.

Ernährungstip:

Achten Sie beim Einkauf von Speiseöl auf den Vermerk »naturbelassen, kaltgepreßt«, bei Olivenöl »extra vergine«. Nur dann haben Sie die Gewähr, ein wirklich hochwertiges Lebensmittel eingekauft zu haben.

Mehl und Brot

Unser tägliches Brot, das als Weißbrot, Schwarzbrot oder Graubrot auf den Tisch kommt, besteht meistens aus Auszugsmehlen und ist insofern denaturiertes Brot. Immer wieder wurde nachgewiesen, daß dieses aus Auszugsmehlen hergestellte Brot vom ernährungswissenschaftlichen Standpunkt minderwertig ist.

Ratten, die nur mit Weißmehl gefüttert wurden, starben nach wenigen Wochen, während die mit Vollkornbrot ernährten Tiere gesund blieben.

Es ist übrigens ein Irrtum zu glauben, für die Gesundheit etwas Gutes zu tun, wenn man Weißbrot meidet und statt dessen Schwarzbrot oder Graubrot ißt. In der biologischen Wertigkeit ist zwischen Weißmehl (aus Weizen) und Graumehl (aus Roggen) kein wesentlicher Unterschied. Die Farbe des Brotes sagt also überhaupt nichts über seinen biologischen Wert aus. So kann beispielsweise helles Brot noch den Weizenkeim enthalten, wie etwa Weizenschrotbrot, und ist dadurch als Brot wertvoller als ein aus Auszugsmehlen hergestelltes Schwarzbrot.

Während das volle Korn alle Inhaltsstoffe besitzt, die zur Gesunderhaltung des menschlichen Organismus notwendig sind, bleibt nach der Entfernung der Randschichten des Getreidekorns und des Keims nur noch der kohlenhydrathaltige Stärkekern übrig. Zwar ist das Mehl dadurch haltbarer, aber aus dem einstmals aus ernährungswissenschaftlicher Sicht perfekten Korn ist jetzt ein isoliertes Kohlenhydrat geworden.

Auf diese Weise gehen bei der Behandlung des Korns nicht allein Vitamine, sondern insgesamt etwa 50 für die Ernährung wichtige Stoffe verloren. Der bedeutendste Verlust ist der des Vitamins B_1, das vor allem benötigt wird, um die im Mehl und auch in anderen Nahrungsmitteln enthaltenen Kohlenhydrate in Energie umzuwandeln.

Bei der Weißmehlherstellung werden über 80 Prozent des Vitamins B_1 zerstört. Das naturbelassene Korn dagegen kann gleichzeitig als Lieferant und als Umwandler von Kohlenhydraten wirken.

Nach der Behandlung liefert es jedoch nur noch isolierte Kohlenhydrate, und es bedarf der Zufuhr anderer Nahrungsmittel, um den Abtransport der denaturierten Kohlenhydrate zu übernehmen.

Es ist kaum möglich, den Bedarf an Vitamin B_1 ohne Vollgetreide zu decken. Vitamin B_1 ist für den normalen Ablauf des Kohlenhydratstoffwechsels unentbehrlich, und je mehr Kohlenhydrate der Organismus in Energie umsetzen muß, desto größer ist sein Vitamin-B_1-Bedarf. Sein Mangel macht nicht nur dick, sondern auch krank.

Ernährungstip:

Verwenden Sie anstelle von Auszugsmehlen zum Kochen und Backen nur noch Vollkornmehle aus den Bio-Läden oder dem Reformhaus. Ideal wäre es, das Getreide bei Bedarf frisch zu mahlen. Achten Sie beim Einkauf von Brot darauf, Vollkornbrot auszuwählen.

Gemüse

Gemüse sind unverzichtbare Lieferanten von Vitaminen und Mineralstoffen. Essen Sie deshalb unbedingt täglich Gemüse. Die Zubereitung sollte so schonend wie möglich sein – das Gemüse also nur dünsten statt kochen. Was roh verzehrbar ist, soll auch roh gegessen werden.

Geben Sie einige Tropfen Pflanzenöl an Rohkostsalate – manche Vitamine können nur durch Fett aufgeschlossen werden, wie beispielsweise das Provitamin A (Karotin) in Möhren. Achtung: Grüne Bohnen und einige Pilzarten dürfen nicht roh verzehrt werden!

Vitamin A

hilft, die Widerstandskraft gegen Infektionen und andere Erkrankungen zu stärken. Es hält die Haut gesund und geschmeidig und stärkt die Sehkraft.

Es ist vor allem enthalten in:
Löwenzahn, Spinat, Möhren (Provitamin A), Grünkohl, Kürbis, Brokkoli, Aprikosen, Tomaten, Erbsen, Pfirsichen, grünen Bohnen, Spargel und Mais.

Vitamin B$_1$

hilft dem Magen bei der Verdauung der Nahrung und ihrer Weiterbeförderung zu den anderen Verarbeitungsorganen.
Es ist vor allem enthalten in:
Getreide, Sojabohnen, Erdnüssen, Tomaten.

Vitamin B$_2$

wirkt zellverjüngend und beugt nervösen Beschwerden vor.
Es ist vor allem enthalten in:
Weizenkeimen, Sojabohnen, Grünkohl.

Vitamin B$_6$

ist ein wichtiger Faktor beim Abbau ungesättigter Fettsäuren und der Verwertung des Eiweißes durch den Körper. Ebenso regt es die Produktion von Antikörpern an, die das Blut enthalten sollte, um ein Eindringen von Bakterien abwehren zu können.
Es ist vor allem enthalten in:
Bananen, Kohl, Kopfsalat, Kartoffeln, Spinat, Erdnüssen, Erbsen, Äpfeln, Blumenkohl.

Das B-Vitamin/Pantothensäure

unterstützt die Arbeit der Nebennieren und ist ein wichtiger Wirkstoff für das gesamte Nervensystem. Man glaubt auch, daß es dazu beiträgt, die natürliche Haarfarbe zu erhalten – also vor dem frühzeitigen Ergrauen schützt.
Es ist vor allem enthalten in:
Pilzen, Weizen, Blumenkohl, Sojabohnen, Erbsen, Orangen, Kartoffeln.

Das B-Vitamin/Folsäure
ist notwendig zur Bildung der roten Blutkörperchen und
für das Zellwachstum.
Es ist vor allem enthalten in:
Spinat, Weizen, Spargel, Orangen, Kartoffeln, Bananen, Grünkohl, Petersilie, grünen Bohnen.

Vitamin C
stellt die beste Abwehr gegen Infektionen dar, beschleunigt Heilungsprozesse und intensiviert die Produktion von
roten Blutkörperchen.
Es ist vor allem enthalten in:
Zitrusfrüchten, Paprika, Tomaten, Himbeeren, Ananas,
Kohl, Kopfsalat, Gurken, Kartoffeln.

Vitamin D
ist das »Knochenvitamin«. Bei ausreichender Zufuhr ha-
ben wir gesunde Zähne, starke Knochen, ein kräftiges
Rückgrat und gute Nerven.
Es ist vor allem enthalten in:
Milch, Butter, Käse, Eigelb, Fischleber.

Vitamin E
ist das Vitamin für Herz und Muskeln und beeinflußt
auch die geschlechtliche Potenz.
Es ist vor allem enthalten in:
Weizenkeimen, Grünkohl, Mais, Spinat, Möhren, Ro-
senkohl, Sellerie, Petersilie.

Vitamin K
ist für die Gerinnungsfähigkeit des Blutes notwendig.
Es ist vor allem enthalten in:
Spinat, Kohl, Tomaten, Erbsen.

Die richtige Mahlzeitenplanung

Wenn wir uns heute noch auf unseren natürlichen Appetit verlassen könnten, würden wir beim Essen nichts falsch machen. Denn das Gehirn verfügt von Natur aus über einen Regulator, der zwischen dem natürlichen Nahrungsbedarf einerseits und dem Durst, Hunger, Appetit andererseits vermittelt. Wenn unser Körper eine bestimmte Nahrung benötigt, signalisiert dieser Regulator normalerweise Hunger und Appetit. Aber die heutige Lebensweise, die Art unserer Ernährung und unserer Lebensmittel haben diese instinktive Regulationsmöglichkeit mehr und mehr verkümmern lassen. Um uns trotzdem richtig und gesund zu ernähren, müssen wir deshalb unseren Verstand gebrauchen.

Das Frühstück

Der Rat, »wie ein König zu frühstücken«, zeugt von einer tiefen Einsicht in die Vorgänge unseres Körpers und dessen Rhythmen. Er kann nämlich eine in den Morgenstunden eingenommene Mahlzeit sehr viel besser verdauen und ausnutzen als eine zu später Stunde gegessene Kost.

Alle Ernährungswissenschaftler sind sich heute über den Wert eines Frischkornbreis, eines sogenannten Müslis, einig. Wichtig ist, daß man dafür kein Fertigprodukt verwendet, sondern das Getreide am Vorabend schrotet. Inzwischen gibt es schon sehr preiswerte Handmühlen, und die reichen für die Müslizubereitung aus. Der Getreidebrei wird dann mit Wasser verrührt und soll bis zum Morgen quellen. Nur so bleiben die wichtigen Vitalstoffe auch wirklich erhalten. Am Morgen gibt man nach Belieben Honig, Früchte, Nüsse, Trockenobst, Milch oder Dickmilch dazu.

Wer regelmäßig einen solchen Frühstücksbrei aus frisch geschrotetem Korn ißt, fühlt sich leistungsfähiger, ist weniger anfällig für Erkältungskrankheiten und Infektionen und hat kaum Verdauungsbeschwerden. Die Ballaststoffe des Getreides quellen im Darm stark auf. Sie unterstützen dadurch die Produktion von Verdauungssäften und regen den Darm zu stärkerer Tätigkeit an. Neueren Erkenntnissen der Ernährungswissenschaftler zufolge ist sogar anzunehmen, daß besonders die Ballaststoffe des nicht erhitzten Vollkorns die Fähigkeit haben, bestimmte Giftstoffe, die wir täglich mit unserer Nahrung aufnehmen oder die sich im Körper selbst bilden und die unter Umständen bei der Entstehung von Darmkrebs eine Rolle spielen, an sich zu binden und aus dem Körper hinauszubefördern.

Während nach einem Normalfrühstück mit Brötchen, Weiß- oder Graubrot und Marmelade der Blutzucker stark ansteigt und später wieder abfällt – es kommt dann zu dem bekannten Leistungstief am Vormittag –, ist dies beim Frischkornmüsli anders. Nach Untersuchungen der Technischen Universität Berlin bleibt der Blutzucker nach einem Frischkornfrühstück nahezu konstant. Wir fühlen uns also den ganzen Vormittag über frisch und leistungsfähig.

Das Mittagessen

Mittags sollte es – was immer Sie sonst essen – ein Salatgericht geben. Und zwar soll der Salat nicht zur Hauptmahlzeit, sondern unbedingt vorher gegessen werden.

Diejenigen, die schon seit vielen Jahren die Rohkost an den Anfang ihrer Mahlzeit stellen, sind nach den modernsten Erkenntnissen der Ernährungsforschung up to date. Aber das wußten schon die alten Griechen vor mehr als 2000 Jahren. Ihnen waren die gesundheitlichen Vorteile einer solchen Ernährung geläufig, denn der griechische Arzt Diokletian von Karystos schrieb:

»Iß zuerst rohe und frische Dinge, laß dann die gekochten Speisen folgen und beende das Mahl mit einer Frucht.«

Der frische Geruch und Geschmack der Rohkost regen nämlich die Geschmacksnerven an, die Verdauungssäfte beginnen sich zu bilden, und diese wunderbare Chemie des Körpers bleibt für den Rest der Mahlzeit in Gang, so daß wir in kulinarischer wie physiologischer Hinsicht den größten Nutzen daraus ziehen können.

Rudolf Virchow, einer der großen Naturwissenschaftler des 19. Jahrhunderts, entdeckte, daß es physiologische Gründe dafür gibt, frische Nahrungsmittel als Vorspeise zu essen. Er stellte fest, daß es zu einer starken Vermehrung der weißen Blutkörperchen kommt, nimmt man bei einer Mahlzeit nur gekochte Speisen zu sich. Der Körper reagiert also genauso wie im Falle eines Eindringens von Krankheitserregern, beispielsweise von Bakterien. Zu seiner großen Überraschung stellte Virchow weiter fest, daß diese Vermehrung der weißen Blutkörperchen dann nicht eintrat, wenn er seinen Patienten auch – und das am Anfang – frische Nahrung gab. Diese Patienten konnten ihre gekochten Speisen essen, ohne daß es zu der vermehrten Bildung weißer Blutkörperchen kam.

Außerdem stillt die Rohkost, die man am Anfang einer Mahlzeit ißt, den ersten starken Hunger und bewahrt so davor, daß man zuviel ißt. Ein Salat mit einer mild-sauren Soße, zum Beispiel aus Pflanzenöl und Obstessig oder Zitronensaft, regt darüber hinaus alle Verdauungsvorgänge in unserem Körper an. Er sorgt auch dafür, daß sich unsere Magen- und Darmmuskulatur zu bewegen beginnt, die sonst träge werden könnte.

Das Abendessen

Wie viele andere Körperrhythmen arbeiten auch die Verdauungsprozesse über Nacht »auf Sparflamme«. Deshalb ist es auch so gesund und weise, »wie ein Bettler« zu Abend zu essen. Das heißt also: keine schweren Gerichte, die den Magen belasten und oft auch zur Ursache von Schlaflosigkeit werden. Vollkornbrot mit Käse, Salat, Obst, Gemüsesaft oder Milch, auch ein einheimischer Kräutertee reichen vollkommen aus.

Muntermacher für zwischendurch

Wer zwischen den Mahlzeiten Hunger verspürt, wer sich müde und gestreßt fühlt oder einfach etwas knabbern möchte, der findet auf den nächsten Seiten eine kleine Auswahl an leckeren Knabbereien sowie erfrischenden und belebenden Getränken, die nicht nur besser schmekken als Knabberzeug und Limonade, sondern darüber hinaus den Vorteil haben, gesund und vital zu machen.

Leckere Knabbereien

- Getrocknete Bananen- und Apfelscheiben; aber achten Sie darauf, daß diese ungezuckert sind!
- Nüsse, und zwar ungesalzen.
- Rohe Gemüsestreifen; dazu eignen sich Paprika, Möhren, Fenchel, Weißkohl.

Fitneß-Drinks

Vitaminstoß für Wintertage

Mischen Sie einen Becher Dickmilch mit einer halben
zerdrückten Banane, vier Eßlöffeln Weizenkeimen, einem
Eßlöffel Bienenhonig, einem Eigelb und dem Saft einer
Orange. Das Ganze gut verrühren.

Fitneßtrunk gegen Frühjahrsmüdigkeit

Ein halbes Glas Vollmilch mit einem halben Glas Spinat-
saft, frisch gepreßt oder aus dem Reformhaus, verrühren.
Einen Teelöffel Honig dazugeben und mit gehackter Petersilie bestreuen.

Karottentrank

Einen Eßlöffel Weizenkeime in ein Glas Karottensaft
geben und zusammen mit einem Teelöffel Zitronensaft
gut verquirlen.

Rote-Bete-Trank

Unter ein Glas Rote-Bete-Saft, frisch gepreßt oder aus
dem Reformhaus, einen Teelöffel Honig rühren.

Muntermacher

Zwei Apfelsinen und eine Zitrone auspressen, mit einem
Eßlöffel Honig mischen und unter einen Magermilch-Jo-
ghurt schlagen.

Tomatentrank

Ein halbes Glas Tomatensaft, frisch gepreßt oder aus dem Reformhaus, mit einem halben Glas Vollmilch verrühren, mit etwas Salz und Pfeffer abschmecken und gehackte Petersilie darüberstreuen.

Frühjahrstrank

In einer Tasse heißer Milch einen Eßlöffel Butter und einen Teelöffel Bienenhonig verrühren, bis sich beides vollständig gelöst hat. Dann ein Eigelb unterschlagen.

Schönheitsdrinks

Auch die VIPs haben ihre kleinen Geheimnisse, sich jung und gesund zu erhalten. Häufig sind es einfache, aber sehr wirkungsvolle Rezepturen, die vielleicht auch Ihnen den gewünschten Erfolg bringen.

Im folgenden finden Sie zwei zur Auswahl:

Der Schönheitstrank der Königin von England

Königin Elizabeth II. von England ist bekannt für ihren makellosen Teint. Alma McKee, die jahrelang Köchin der königlichen Familie war, verrät in ihren Lebenserinnerungen Elisabeths Geheimnis: Sie trinkt regelmäßig Gerstenwasser, das wie folgt zubereitet wird:

Eine Tasse Gerste, aus dem Reformhaus, zusammen mit zwei Litern Wasser in einen Topf geben. Das Ganze zugedeckt eine Stunde lang leise köcheln lassen, dann durch ein Sieb gießen. Der Flüssigkeit werden die Schalen von einer Zitrone und von drei Orangen hinzugefügt, die natürlich ungespritzt sein müssen. Nun mit etwas Honig süßen und abkühlen lassen. Vor dem Trinken werden die Fruchtschalen herausgenommen und das Getränk mit dem Saft von sechs Orangen und zwei Zitronen aufgefüllt.

Die berühmte Hauser-Brühe

Gayelord Hauser gilt in den USA als der »Ernährungspapst«. Zu seinen Patienten gehören Künstler wie Raquel Welch. Seine Kuren basieren nicht auf Pillen, sondern er empfiehlt Kräuter, Gemüse, frische Säfte, Honig und Milchprodukte, um seinen Patienten Gesundheit und Jugendfrische zu erhalten.

Die berühmt gewordene Hauser-Brühe, die man über den ganzen Tag verteilt trinken soll, besteht aus einer Tasse gehacktem Sellerie, mit Stiel und Blättern, einer Tasse gehackten Karotten, einer halben Tasse kleingehacktem Spinat, einem Eßlöffel gehackter Petersilie, einem Teelöffel Meersalz, einem Liter Wasser und einer Tasse Tomatensaft. Das Ganze wird in einem Topf eine halbe Stunde lang sanft gekocht. Dann die Brühe durch ein Sieb gießen.

Wundermittel aus der Küche

Bienenhonig

Ein wahres Wundermittel zur Erhaltung von Gesundheit und Vitalität ist der Bienenhonig. Er ist nicht nur ein guter Vitaminspeicher, sondern enthält auch Kupfer, Eisen, Kalzium, Natrium, Magnesium, Mangan und Phosphor sowie Silizium, Schwefel, Titan und Kalium – alles Spurenelemente, die der Körper in winzigen Mengen braucht. Honig und Blütenstaub enthalten außerdem Aminosäuren, die Bausteine des Proteins. Von den mehr als 20 wichtigen Aminosäuren, deren natürliches Vorkommen bisher nachgewiesen wurde, kann der menschliche Körper ungefähr die Hälfte synthetisch herstellen. Die andere Hälfte, die *essentiellen Aminosäuren,* die der Körper nicht produzieren kann, müssen wir ihm mit der Nahrung zuführen. Zehn Aminosäuren sind für Erwachsene wichtig, elf für Kinder – der Honig enthält sie alle.

Honig enthält natürlich auch Zucker – aber nicht den Mehrfachzucker, der im Rohrzucker und in der Stärke vorkommt. Diese Art von Zucker muß im Verdauungstrakt und im Dickdarm erst durch Enzyme zu einfachem Zucker verarbeitet werden, der vom Körper assimiliert werden kann. Beim Honig hat das bereits die Biene für uns getan. Das ist besonders vorteilhaft, wenn man rasch eine Energiezufuhr braucht oder eine schwache Verdauung hat.

In Blütenpollen und Honig ist auch ein Antibiotikum enthalten, das bestimmte pathologische Mikroorganismen zerstört oder in ihrer Wirkung abschwächt – so zum Beispiel die Erreger des Typhus und der Ruhr, ferner Bakterien, die mit Bauchfellentzündung oder eiternden Abszessen einhergehen. Den Beweis erbrachten Laboruntersuchungen, bei denen man Kulturen solcher Mikroorganismen mit Honig versetzte.

Honig hat eine schonend-abführende Wirkung und hilft bei chronischer Verstopfung selbst dann noch, wenn andere Mittel versagen. Gleichzeitig wirkt er heilend auf andere Magen-Darm-Beschwerden, einschließlich Durchfall.

Das ist kein Widerspruch – denn als natürliches Heilmittel wirkt der Honig regulierend auf die Darmfunktionen und »pendelt sie wieder ein«.

Honig wirkt ferner beruhigend. Etwas Honig am Abend kann in Verbindung mit geeigneten Entspannungsübungen für einen natürlichen und ungestörten Schlaf sorgen. Auch bei Husten verschafft Honig Linderung. Um die Atemwege frei zu machen, sollte man den Honig mit Zitrone mischen und diese Lösung warm trinken.

Bierhefe

Bierhefe ist ein natürliches Konzentrat aus lebenswichtigen B-Vitaminen. Außerdem enthält sie verschiedene andere Vitamine, mindestens 16 Aminosäuren, 14 Mineralsalze sowie Spurenelemente. Bierhefe, die angenehm süß schmeckt, ist besonders wirksam während der Schwangerschaft, Stillzeit, Rekonvaleszenzzeit, bei Infektanfälligkeit, Nervosität und bei Mangelernährung. Man kann sie pulverisiert oder als Tabletten kaufen. Die pulverisierte Bierhefe paßt gut in das Frühstücksmüsli aus Weizenkeimen sowie zu Milch und Joghurt.

Sojaprodukte

Es gibt wohl kaum ein Nahrungsmittel, das bei uns so viel gelobt und so wenig gegessen wird wie die Sojabohne. Sie enthält hochwertiges Eiweiß, Kalzium, Eisen, Vitamin A, B und C und zählt deshalb in den unterentwickelten Ländern zu den wichtigsten Grundnahrungsmitteln. Sojabohnen kann man in Bio-Läden und in Reformhäusern kaufen. Auf den Verpackungen sind die verschiedenen Gebrauchsanweisungen für die Verwendung in der Küche angegeben. Außerdem wird auch hochwertiges Sojamehl angeboten, mit dem man kochen kann.

Praktisch in der Anwendung ist auch das Sojamilchpulver, mit dem man Sojamilch, ein rein pflanzliches Getränk von hohem biologischem Wert, herstellen kann. Es enthält Eiweiß, Kalium, Fett, Kohlehydrate, Mineralstoffe, Kalzium, Phosphor und Lezithin.

Knoblauch

Die Knoblauchzwiebel enthält unter anderem organische Verbindungen, die in ihrer desinfizierenden Wirkung dem Jod nahestehen. Vor kurzem fand man im Knoblauch sogar antibakterielle Stoffe, wie sie schon bei einer Reihe höherer Pflanzen entdeckt wurden. Knoblauch enthält verschiedene Fermente, die eine verbesserte Sauerstoffausnutzung der Gewebe bewirken. Durch chemische Analysen, Laborversuche und Langzeitbeobachtungen sind folgende Wirkungen des Knoblauchs bekannt:

- Knoblauch wirkt gefäßerweiternd und entspannend an allen Blutgefäßen, in gewissem Umfang auch am Herzen.
- Knoblauch senkt den krankhaft erhöhten Blutdruck sowie den Cholesterinspiegel.
- Knoblauch wirkt gegen Verdauungsstörungen mit Appetitlosigkeit, Aufstoßen und Blähungen. Er hemmt die Gärungsprozesse und beseitigt Blähungen.
- Eine allgemeine kräftigende Wirkung verspüren vor allem Kranke und ältere Menschen sehr schnell nach Einnahme eines Knoblauchpräparats.
- In jüngster Zeit gibt es Hinweise, daß Zink – ein Inhaltsstoff des Knoblauchs – nützlich ist bei Erkrankungen mit einer erhöhten Infektionsgefahr.
- Knoblauch beugt der Arteriosklerose vor, weil er Fettablagerungen im Körper vermindert.
- Knoblauch fördert die Durchblutung der Gefäße und Organe und wirkt daher den verschiedensten Erkrankungen des Kreislaufsystems entgegen.

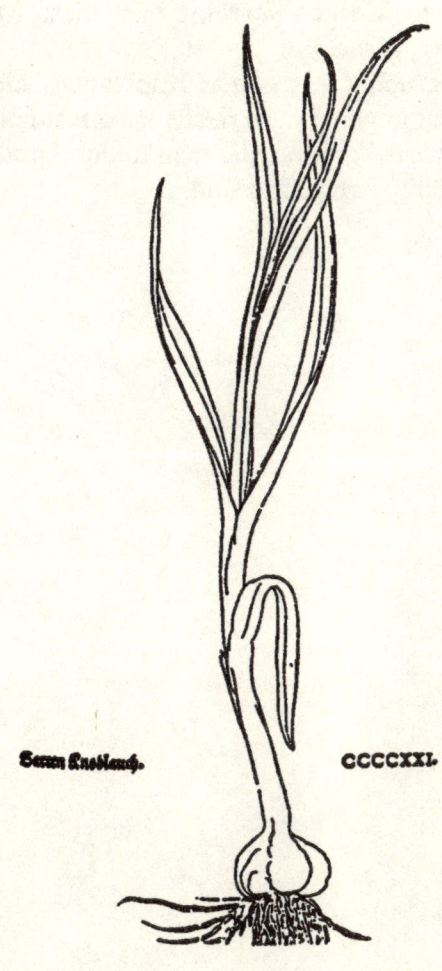

Garten Knoblauch.   CCCCXXI.

Gartenknoblauch

Um gesund und fit zu bleiben, sollte man zwei bis drei Knoblauchzehen täglich verzehren, vielleicht in Form der französischen Frühstücks-Knoblauch-Diät.

Dazu schneidet man bereits am Abend eine (oder mehrere) Knoblauchzehe(n) klein, mischt etwas gehackte Petersilie darunter und vermengt das Ganze mit einigen Tropfen Öl. Am Morgen verrührt man diese Mischung mit Quark oder Frischkäse.

Wer den Geruch des frischen Knoblauchs nicht mag oder fürchtet, unangenehm zu riechen, kann auf die Knoblauchkapseln zurückgreifen, die man in der Apotheke erhält und die völlig geruchsfrei sind.

Bewährte Kräuterküche

Beim Würzen von Speisen läßt sich Kochsalz zu einem großen Teil durch die Beigabe von Kräutern ersetzen. Das macht die meisten Gerichte auch schmackhafter.

Viele Gewürze und Kräuter, die wir in der Küche verwenden, sind nicht nur Würzzutaten, sondern gleichzeitig mild wirkende Heilmittel; denn sie sind überaus reich an gesundheitswirksamen Inhaltsstoffen wie Phytofermenten, Phytohormonen, Saponinen und Pektinen. Sie enthalten Mineralien, Spurenelemente und seltene Wirkstoffe, die noch gar nicht alle erforscht sind.

Die meisten Kräuter erhält man in getrockneter Form, viele gibt es inzwischen auch tiefgefroren. Sie können auch die Kräuter in Töpfen auf der Fensterbank ziehen – viele dieser Gewächse sind ja äußerst dekorativ (beispielsweise der Lorbeerbaum) oder duften aromatisch (wie Rosmarin und Lavendel). Schließlich gibt es auch noch die vielen Wildkräuter, die unseren Speisen eine ganz besondere Note geben und auch besonders viele wertvolle Inhaltsstoffe enthalten.

Einige Tips zum richtigen Würzen:

Samengewürze wie Pfeffer, Kümmel, Anis, Fenchel, Piment und Muskat bewahren ihr Aroma am besten, wenn sie erst kurz vor dem Verbrauch gemahlen beziehungsweise gerieben werden. Eine Gewürzmühle ist also kein Luxus. Auch mit Getreidemühlen können Sie Gewürze mahlen (am besten unter das Getreide mischen). Samengewürze schmecken intensiver, wenn sie vor dem Mahlen in der Pfanne leicht geröstet werden.

Getrocknete Kräuter bleiben würzkräftiger, wenn sie nur gerebelt, also grob zerkleinert aufbewahrt werden. Bei Bedarf kann man sie zwischen den Fingern etwas zerreiben.

Grob zerkleinerte oder ganze Gewürze läßt man am besten mitkochen. Getrocknete Kräuter sollten zum Schluß einige Minuten in dem fertigen Gericht ziehen. Mit gemahlenen Gewürzen und frischen, gehackten Kräutern schmeckt man die Speisen erst nach dem Kochen ab.

Die folgende Auswahl an Würzkräutern soll Ihnen einige Anregungen geben und Sie zum Ausprobieren und Experimentieren anregen.

Anis

Aufgrund seines intensiven Geschmacks sollte Anis nur sparsam verwendet werden. Am häufigsten wird Anis zum Würzen von Gebäck und Lebkuchen gebraucht, doch verfeinert er auch Kompotte, Rotkohl, Gurken, Kürbis und Pilze sowie chinesische und indonesische Gerichte.

Gesundheitlicher Wert: Anis beugt Blähungen und Verdauungsstörungen vor, stärkt den Kreislauf und wirkt lindernd bei Asthma. Man kann Anis auch als Tee trinken.

Basilikum

In gekochten Gerichten läßt man Basilikum am besten mitkochen. Bei Frischkost gibt man es vor dem Servieren dazu. Als Gewürz schmeckt Basilikum am besten zu Lamm-, Hammel- und Schweinebraten, Kalbfleisch, Backfisch, Tomatengerichten, grünem Salat, Erbsen, Kartoffelspeisen und Kräutermayonnaisen.

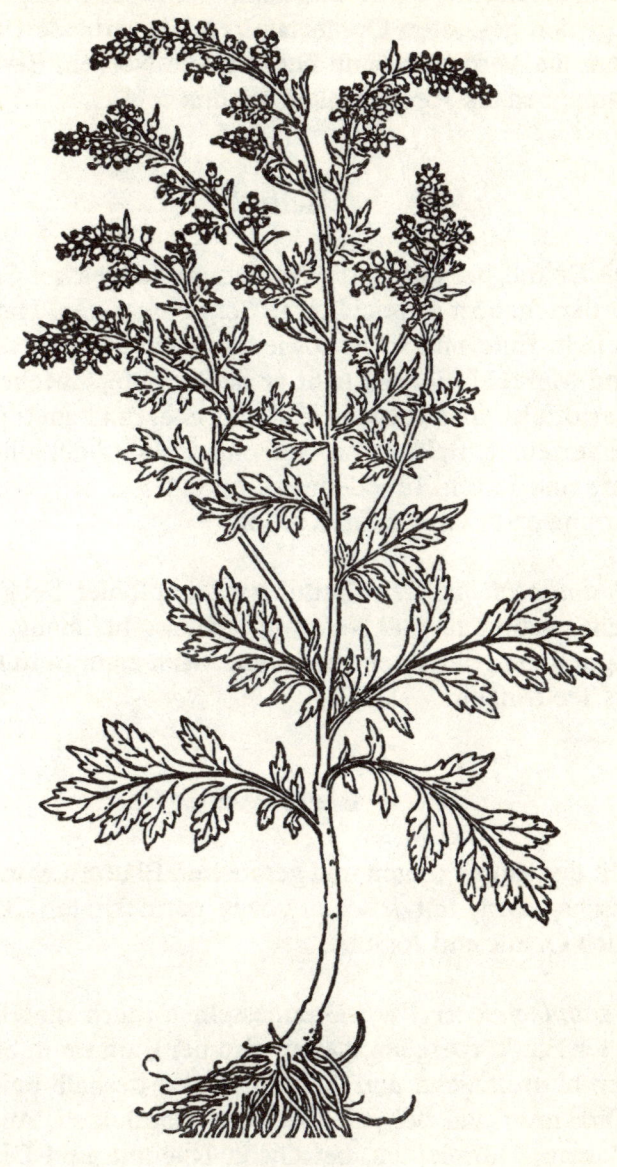

Beifuß

Gesundheitlicher Wert: Basilikum stärkt den Magen und regt den gesamten Organismus an. Es verbessert außerdem die Verdauung und beruhigt die Nerven. Basilikum kann auch als Tee getrunken werden.

Beifuß

Da Beifuß besonders die Verdauung fettreicher Speisen fördert, gehört er reichlich zu Schweinebraten, Hammelfleisch, Ente und Gans sowie zu fetten Fischen wie Aal und Makrele. Ebenso paßt er in Eintöpfe, Zwiebel- und Kartoffelsuppen sowie in Fleischbrühe. In kleinerer Menge verfeinert Beifuß den Geschmack von Weißkohl, Wirsing und Pilzen. In jedem Fall entfaltet er sein typisches Aroma erst richtig beim Kochen.

Gesundheitlicher Wert: Beifuß wird empfohlen bei körperlicher Schwäche und Nervosität, ebenso bei mangelndem Appetit und gestörter Verdauung. Man kann Beifuß auch als Tee trinken.

Brennessel

Mit den getrockneten und gerebelten Blättern würzt man Fischspeisen, mit frischen sowie getrockneten Blättern auch Quark und Joghurt.

Gesundheitlicher Wert: Brennesseln fördern die Bildung roter Blutkörperchen, helfen also bei Blutarmut. Sie wirken blutreinigend und empfehlen sich deshalb bei Frühjahrskuren und bei jeder Art von Hautleiden. Auch bei Magen-, Darmleiden, bei Gicht, Rheuma und Diabetes wirken Brennesseln heilend und lindernd. Man kann Brennesseln auch als Tee trinken.

Borretsch

Die jungen, frischen Blätter verwendet man zu Kopf- und Gurkensalat. Gehackt schmecken die Blätter auf Butterbrot, zu Quark, Kartoffeln und Pilzen. Man sollte Borretsch nicht mit den Speisen mitkochen, sondern diese nach dem Garen würzen.

Gesundheitlicher Wert: Borretsch (Blätter und Blüten) wirkt blutreinigend und nervenstärkend. Er hat auch eine gemütsaufhellende Wirkung. Man kann Borretsch als Tee trinken.

Dill

Mit Dill legt man Gurken ein, stellt Kräuteressig und Marinaden her, würzt helle Soßen zu Fisch, Schalentieren und hartgekochten Eiern. Außerdem gibt man ihn an Mayonnaisen für Fleisch- und Fischsalate und verfeinert mit ihm neue Kartoffeln, Kräuterquark und klare Suppen. Schließlich gehört er unbedingt an Gurkensalate und Schmorgurken. Die Samen dienen zum Einlegen von Gurken.

Gesundheitlicher Wert: Dill ist ein ausgezeichnetes Mittel zur Kräftigung der Verdauungsorgane. Man kann Dill auch als Tee trinken.

Estragon

Estragon ist nützlich für die Herstellung von Marinaden und Kräuteressig. Er verfeinert weiße Soßen zu hellem Fleisch, gehört in Kräuterbutter und Remoulade. Er paßt gut zu Eierspeisen, gekochtem Fisch, Kopfsalat und geschmorten Gurken.

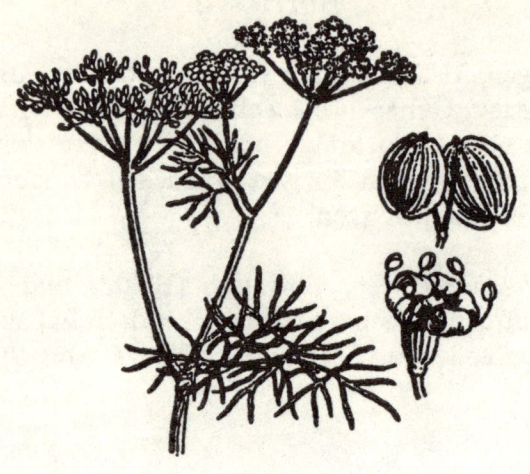

Dill

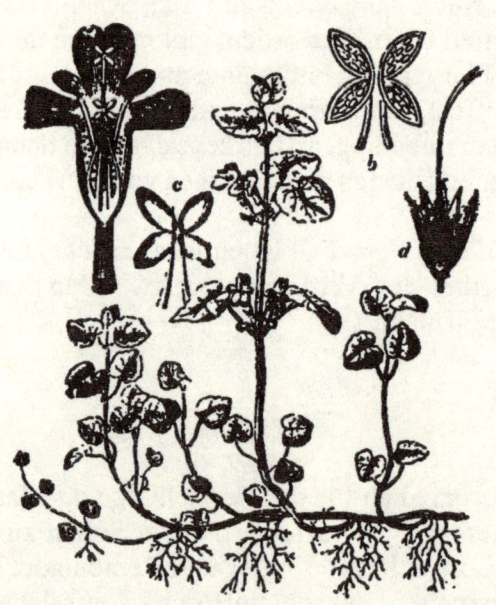

Gundermann

Gesundheitlicher Wert: Estragon ist ein gutes Mittel gegen Verdauungsstörungen aller Art. Man kann Estragon als Tee trinken.

Fenchel

Blätter und Stengel ergeben ein feines Gemüse und eignen sich roh gut für Salate. Die frischen, feingewiegten Blätter machen überdies schwerverdauliche Gerichte wie etwa Hülsenfrüchte bekömmlicher. Mit Fenchelgrün würzt man Fischsud sowie Soßen, Salate, Marinaden, Mayonnaisen und Füllungen für Fisch. Mit Fenchelsamen werden Gebäck, Brot, Suppen italienischer Art, Salate und Marinaden verfeinert.

Gesundheitlicher Wert: Fenchel wirkt lindernd und heilend bei Verdauungsstörungen, Magen- und Darmbeschwerden und bei Bronchitis. Man kann Fenchelsamen auch als Tee trinken.

Gundermann

Mit dem frischen, geschnittenen und getrockneten Kraut würzt man Kräuterbutter und Kräutersoßen sowie Füllungen, Schweinebraten, Eiergerichte, Quark und Joghurt.

Gesundheitlicher Wert: Der Gundermann wirkt lindernd bei Entzündungen der Magenschleimhaut, des Darms und der Harnwege. Man kann Gundermann als Tee trinken.

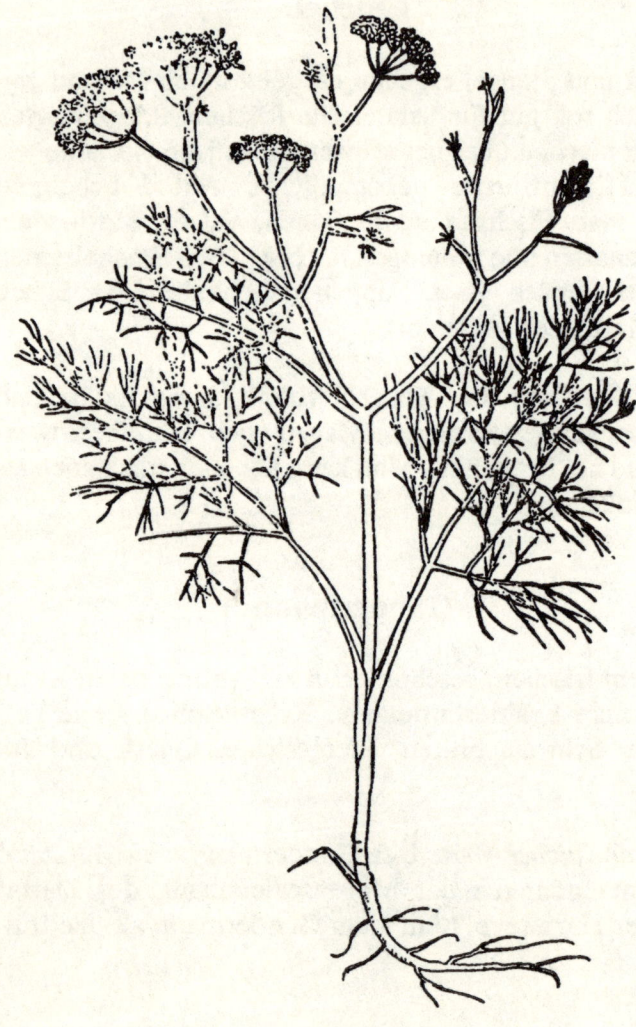

Fenchel

Holunder

Die Blüten eignen sich für die Herstellung von sektähnlichen Getränken und zum Ausbacken in sehr flüssigem Teig, außerdem zum Aromatisieren von Milchsuppen.

Gesundheitlicher Wert: Holunderblüten wirken harn- und schweißtreibend, leisten also gute Hilfe bei Erkältungskrankheiten und grippalen Infekten. Man kann Holunderblüten als Tee trinken.

Kerbel

Mit Kerbel würzt man Kartoffelsuppen und Tomaten, weiße Rahmsoße zu Fisch, gegrillten Fisch, grüne Salate, Karottengemüse und Spinat.

Gesundheitlicher Wert: Kerbel wirkt blutreinigend, leicht abführend, entschlackt Leber und Nieren. Außerdem ist er verdauungsfördernd. Man kann Kerbel als Tee trinken.

Kümmel

Kümmel gehört in alle Kohl- und Sauerkrautgerichte. Er würzt Brot, Brötchen sowie Gebäck und schmeckt ausgezeichnet an Schweinebraten, Kartoffeln, gekochtem Hammelfleisch, deftigem Quark und Käse.

Gesundheitlicher Wert: Kümmel ist ausgesprochen magenfreundlich, verdauungsfördernd und blähungstreibend. Man kann Kümmel als Tee trinken.

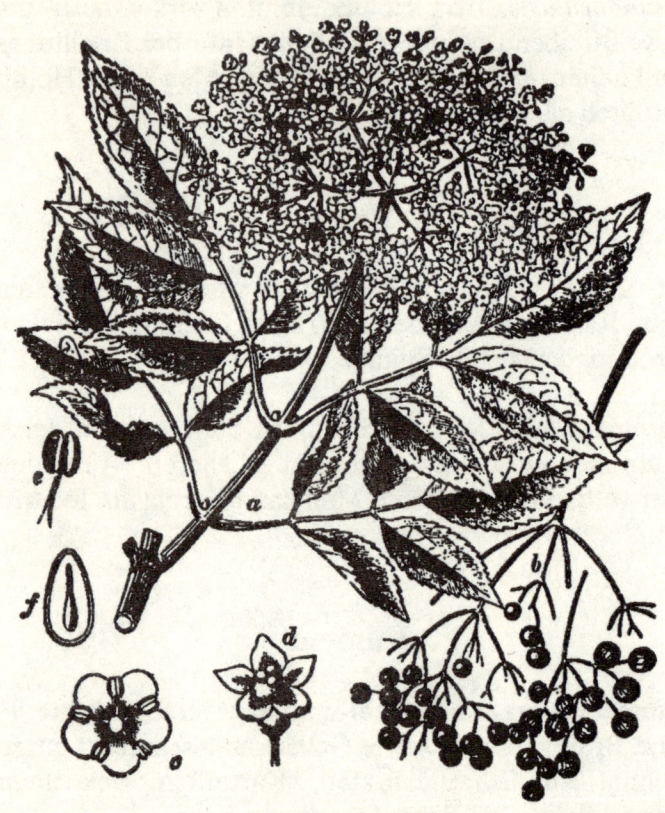

Holunder

Liebstöckel (Maggikraut)

Mit seinem vollen Geschmack paßt Liebstöckel zu allen deftigen Speisen – so in Eintöpfe, Bohnen-, Erbsen-, Hühner- und Kartoffelsuppe. Es schmeckt ferner in Soßen zu Schweinebraten sowie in Leberpastete und verfeinert frisch gepflückt alle grünen Salate. Getrocknetes Liebstöckel soll man nach Möglichkeit mitkochen lassen, aber sparsam verwenden.

Gesundheitlicher Wert: Liebstöckel regt die Darm- und Nierenfunktion an und wirkt außerdem harntreibend und krampflösend. Man kann Liebstöckel als Tee trinken.

Majoran

Majoran wird wegen seiner verdauungsfördernden Wirkung hauptsächlich an alle schwerverdaulichen Gerichte getan, zum Beispiel Erbsensuppen, Gänse- und Schweinebraten. Aber auch Getreideaufläufen gibt er Würze und Aroma.

Gesundheitlicher Wert: Majoran wirkt gegen Blähungen und Verdauungsbeschwerden aller Art. Man kann Majoran auch als Tee trinken.

Oregano (oder Dost)

Oregano ist ein typisches Gewürz der italienischen Küche. Man würzt damit besonders Pizzas und Tomatengerichte, Tomatensoßen und -salate sowie Kartoffelsuppen, Paprika-, Auberginen- und Zucchinigemüse. Da Oregano erst beim Kochen sein Aroma richtig entfaltet, gibt man

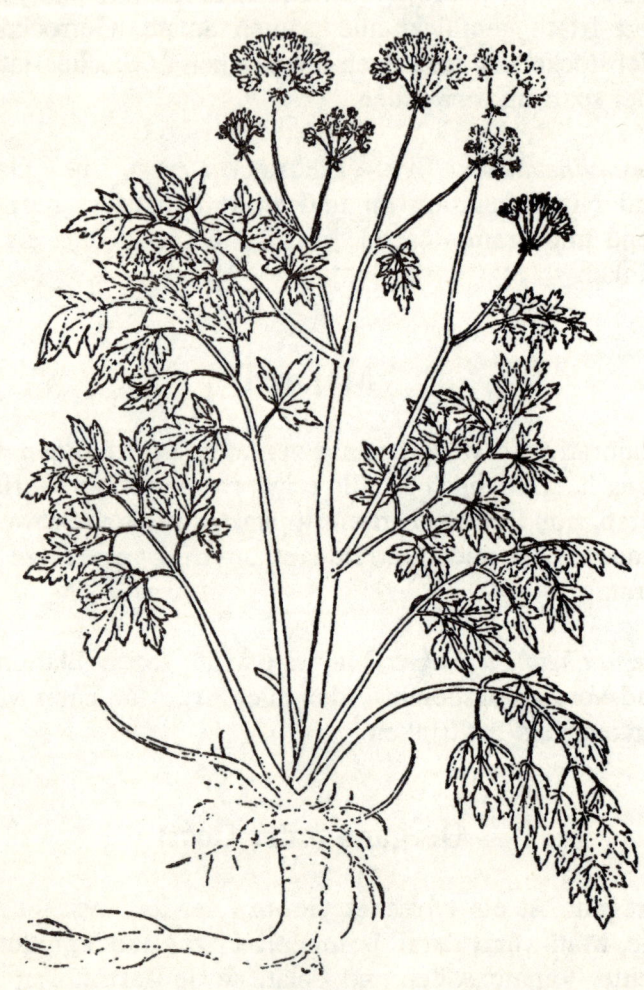

Liebstöckel

ihn in geringen Mengen zumindest 15 Minuten vor Ende der Kochzeit an die Gerichte.

Gesundheitlicher Wert: Oregano wird seit alters her bei Verdauungsstörungen, geblähtem Magen und zum Kurieren von Leber- und Milzbeschwerden verwendet. Man kann Oregano als Tee trinken.

Petersilie

Petersilie ist ein Universalgewürz. Sie paßt grundsätzlich an jedes Gericht, an das man üblicherweise auch Salz gibt.

Für Frischkost, wie etwa Salate, werden die Blätter genommen, ebenso zum Bestreuen von gekochten oder gebratenen Speisen. In diesem Fall verwendet man die Petersilie aber erst vor dem Servieren, denn Petersilienblätter sollen nicht mitkochen.

In Suppen mitkochen dürfen dagegen die Stengel, und die Wurzel muß man sogar wie anderes Suppengrün mitkochen lassen. Dazu schabt oder schält man sie dünn und läßt sie je nach Größe und Belieben ganz oder schneidet sie in Scheiben.

Petersilie gehört in die »Frankfurter Grüne Soße«, ins »Bouquet garni«, einem Sträußchen aus drei Petersilienstengeln, einem Zweig Thymian und einem Lorbeerblatt zum Würzen von Suppen, Eintöpfen und Schmorgerichten, sowie zu den »Fines herbes« – das ist eine feine Kräutermischung aus Petersilie, Schnittlauch, Kerbel und Estragon zum Würzen von feinen gebundenen Suppen, Eierspeisen, Frischkäse.

Gesundheitlicher Wert: Die Petersilie zeichnet sich durch eine harntreibende, blutsäubernde Wirkung aus und kann überdies bei Blutarmut, Rheuma und Gicht empfohlen werden. Man kann Petersilie als Tee trinken.

Pfefferminze

Minze ist das traditionelle Würzkraut der Angelsachsen, doch sie wird auch in der südeuropäischen Küche gern verwendet. Sie schmeckt hervorragend zu Hammelfleisch und Wild, Karotten, Bohnen, gegrillten Tomaten, Quarkspeisen, Erbsen, Eierspeisen und Soßen für sommerliche Salate.

Gesundheitlicher Wert: Pfefferminze wirkt belebend, anregend und krampflösend. Sie ist hilfreich bei Magen- und Darmbeschwerden sowie bei Darmgärungen und ungenügender Gallensekretion. Pfefferminze kann als Tee getrunken werden.

Pimpinelle (oder Bibernelle)

Mit Pimpinelle würzt man Kräuterquark und -mayonnaisen, grüne Salate, Gurkensalat und -gemüse, Tomatensalat sowie Suppen und Eintöpfe.

Gesundheitlicher Wert: Die Pimpinelle wirkt appetitanregend und lindert außerdem Dünndarmentzündungen. Auch bei Leber- und Gallenstörungen sowie bei Durchfall ist sie hilfreich. Man kann die Pimpinelle als Tee trinken.

Rosmarin

Rosmarin paßt zu Soßen und Salaten, zu Pilz- und Kartoffelgerichten, Gemüse, Tomatengerichten. Rosmarin kann mitgekocht werden und ist besonders gut für südländische Gerichte geeignet.

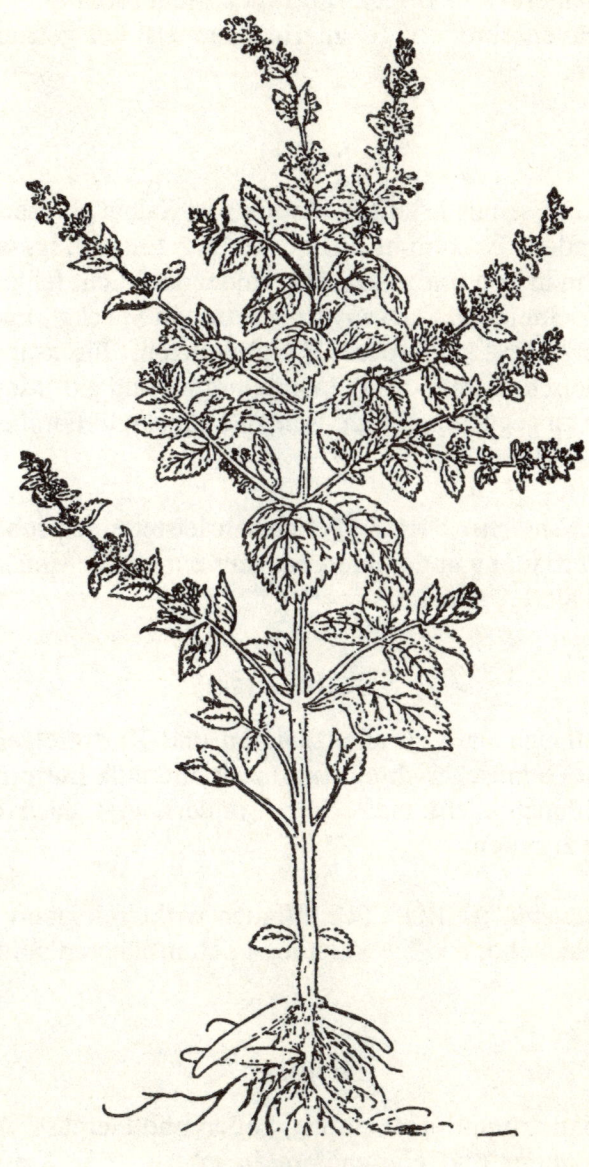

Pfefferminze

Gesundheitlicher Wert: Rosmarin regt den Kreislauf an und steigert zu niedrigen Blutdruck. Außerdem fördert es die Gallensekretion. Rosmarin kann als Tee getrunken werden.

Salbei

Aufgrund seines kräftigen Aromas ist Salbei sparsam zu verwenden. Er kommt am besten zur Entfaltung, wenn man ihn in Fett mitbraten läßt. Salbei darf nicht fehlen an Aalgerichten, am Schweinebraten und in Speckgerichten. Er verfeinert außerdem Fischfüllungen, Fischsuppen, Kalbfleisch, Lamm- und Hammelbraten und gibt Mayonnaisen zu gegrilltem Fisch, Wild, Geflügel und Forelle das gewisse Etwas.

Gesundheitlicher Wert: Salbei gewährleistet eine problemlose Verdauung und mildert Magenschmerzen. Man kann Salbei als Tee trinken.

Schnittlauch

Schnittlauch paßt zu allen Salaten und Kartoffelgerichten, zu Gemüsegerichten, zu Quark und aufs Butterbrot. Schnittlauch nicht mitkochen, sondern erst nach dem Garen zugeben.

Gesundheitlicher Wert: Schnittlauch wirkt reinigend und entschlackend. Als Tee kann man Schnittlauch nicht trinken.

Thymian

Thymian aromatisiert Suppen, Soßen und Gemüse. Auch dem Lamm- und Hammelbraten gibt er eine kräftige, aromatische Note.

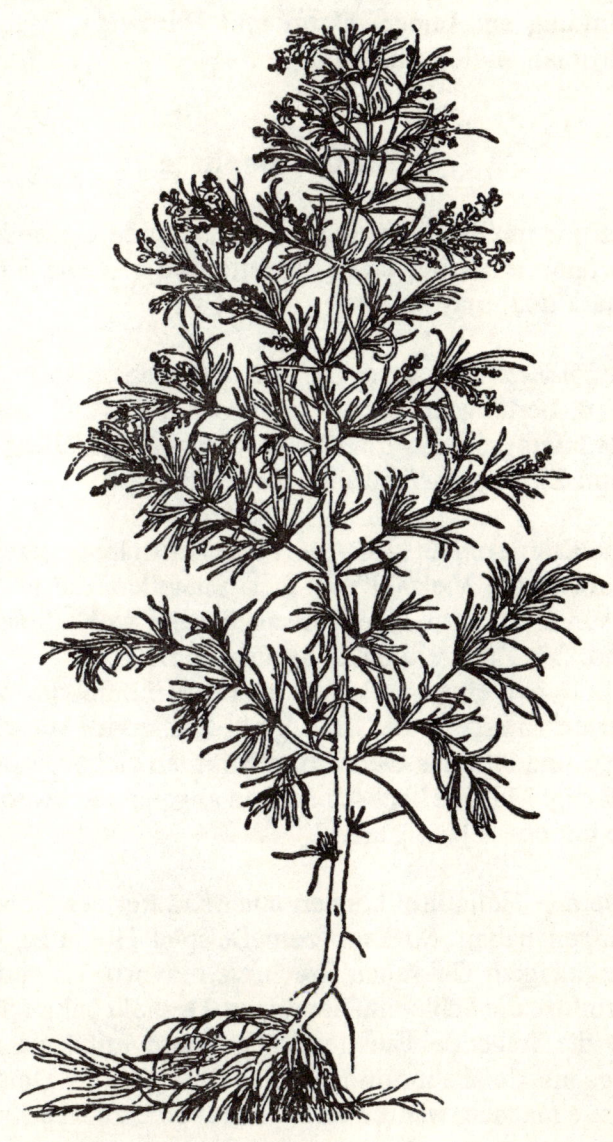

Rosmarin

Gesundheitlicher Wert: Thymian wirkt blutdrucksteigernd, regt die Gallensekretion an und hat eine antiseptische Wirkung auf Lunge, Darm und Harnwege. Man kann Thymian als Tee trinken.

Zitronenmelisse

Zitronenmelisse gibt man in erfrischende Getränke. Sie verfeinert frische Salate, Kräuterbutter sowie Kräuterquark und -mayonnaise.

Gesundheitlicher Wert: Die Zitronenmelisse wirkt kräftigend, beruhigend und krampflösend. Sie hilft auch bei Verdauungsbeschwerden und Schwindelgefühlen. Man kann Zitronenmelisse auch als Tee trinken.

Aus Kräutern läßt sich – wie diese Aufstellung gezeigt hat – auch eine Vielzahl von Tees herstellen, die nicht nur gesund, sondern zum Teil auch sehr wohlschmeckend sind. Die Zubereitung ist denkbar einfach:
Man gibt einen Teelöffel bis einen Eßlöffel des zerkleinerten Krauts in die Tasse, gießt kochendes Wasser darüber und läßt das Ganze fünf Minuten ziehen. Abseihen – fertig! Manche Tees schmecken angenehmer, wenn man sie mit etwas Honig süßt.

Wie alle Heilmittel können auch Kräutertees Nebenwirkungen haben. So kann zum Beispiel Holunder bei zu ausgiebigem Gebrauch Brechreiz hervorrufen und Pfefferminze die Schleimhäute reizen. Deshalb halten Sie sich an die folgende Faustregel: Teekuren mindestens drei Tage, maximal aber drei Wochen durchführen. Dann eine Pause machen, während der Sie auf eine andere Kräuterart »umsteigen«.

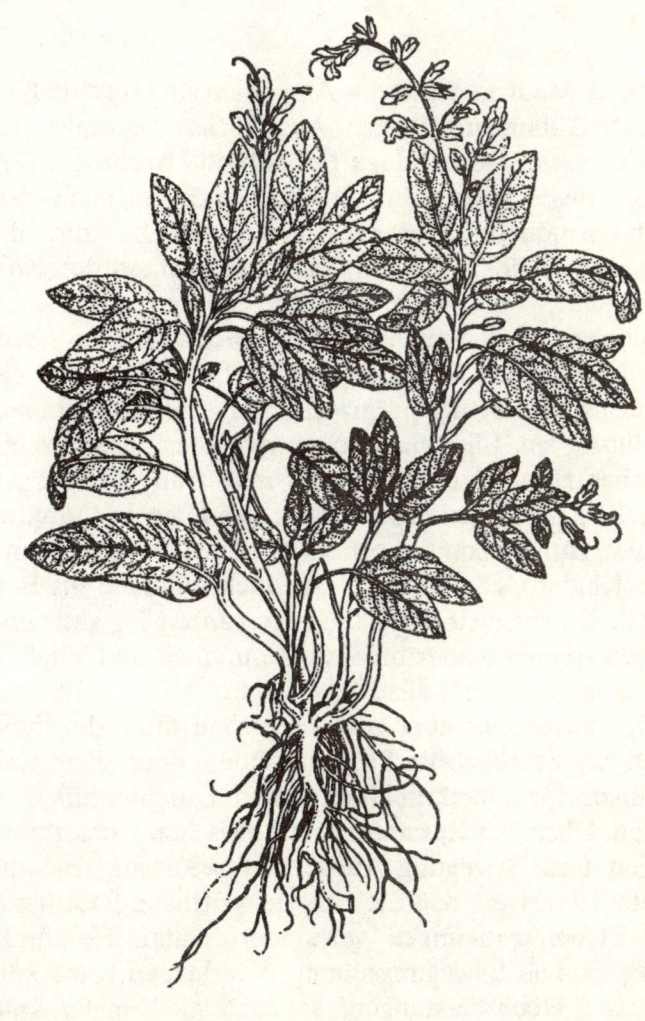

Salbei

Ausreichende Bewegung

Die beste Medizin gegen das Altwerden sind regelmäßige Gymnastikübungen. Dieser Ansicht ist jedenfalls der amerikanische Gerontologe Dr. Joseph Hrachovec. Solche Übungen lösen nämlich unter anderem auch chemisch-hormonelle Prozesse im Organismus aus, die »Antialter«-Effekte auf das Gehirn wie auf auf den Körper haben.

Mancher wird nun vielleicht einwenden, sein Beruf erfordere schon so viel körperliche Bewegung, daß ein spezielles Bewegungsprogramm für ihn vollkommen überflüssig sei. Eine vielbeschäftigte Hausfrau – um ein typisches Beispiel anzuführen – mag früh am Morgen aufstehen, ihre Familie versorgen, das Haus in Ordnung bringen, zum Einkaufen gehen, Abendessen kochen, mit ihren Kindern spielen und schließlich todmüde ins Bett sinken. Sie war zwar tatsächlich den ganzen Tag aktiv und auf den Beinen – aber für ihre Gesundheit und Vitalität hat sie dadurch nicht allzuviel erreicht.

Noch schlimmer aber sind Menschen dran, die ihren Beruf hauptsächlich im Sitzen ausüben, denn diese sind anfälliger für Herzkrankheiten und Durchblutungsstörungen. Über den Zusammenhang zwischen Herzerkrankungen und Bewegung wurde viel geforscht, und die Ergebnisse zeigen, daß die richtige sportliche Betätigung viele Herzerkrankungen vermindern kann. Herzfunktionsstärkende Bewegungsübungen verlangen keine körperlichen Höchstleistungen, sondern gleichmäßig-konstante körperliche Anstrengung. Neben der positiven Wirkung auf die Herztätigkeit verhelfen maßvolle Bewegungsübungen zu einer Reduzierung der Gelenkversteifung, zu nachlassender Erschöpfung, zur besseren Durchblutung des gesamten Organismus, zur Dehnung der Lungen durch intensivere Atmung und zu mehr Beweglichkeit für Körper und Geist.

Das Schlüsselwort für alle sportlichen Betätigungen in nicht mehr ganz jungen Jahren heißt: maßhalten!

Es wäre eher schädigend, plötzlich mit anstrengenden Turnübungen zu beginnen, wenn man früher niemals Gymnastik betrieben hat. Besser gewöhnt man den Organismus an mehr Leistung durch intensives Gehen, Schwimmen oder Radfahren.

Kegelsport ist nicht unbedingt zu empfehlen, weil die Bewegung immer wieder unterbrochen wird.

Golf ist nur dann geeignet, wenn die Golfrunde zu Fuß und nicht im elektrischen Caddy-Wagen absolviert wird, weil auch beim Golfen die kontinuierliche Körperbewegung unterbrochen wird.

Auch Tennis ist in nicht mehr ganz jungen Jahren nicht unbedingt gesund für den Herzmuskel, weil es höchste Aktivität nur für kurze Augenblicke verlangt und keine gleichbleibende Aktivität fordert.

Skilanglauf wird von Experten nur dann befürwortet, wenn der Anstieg auf den Berg zu Fuß bewältigt wird und sich der Organismus dadurch an die Höhenunterschiede gewöhnen kann.

Ideal ist das Tanzen. Es bringt Geselligkeit, Musik und individuell steuerbare Beanspruchung für Kreislauf und Gelenke.

Auch das Schwimmen ist ein gutes Training für Kreislauf, Gefäße und Gelenke und kann in jedem Alter erlernt werden. Weitere ideale sportliche Betätigungen sind Radfahren und Wandern.

Bewegungstraining – der Weg zu einem neuen Körpergefühl

Muskeln, die nicht oder wenig beansprucht werden, bilden sich zurück, verlieren an Kraft und Elastizität. Aber auch Organe, die nicht genügend belastet werden, verlieren an Vitalität. Vitalität aber bedeutet Lebenskraft.

Wir begegnen – nüchtern betrachtet – unserem Körper mit einer fahrlässigen Respektlosigkeit. Je älter wir werden, desto mehr erziehen wir ihn – der doch für kraftvolle und anmutige Bewegungen geschaffen ist – förmlich zur Bewegungslosigkeit.

Wer von Berufs wegen zu einer sitzenden oder einseitig belastenden Tätigkeit gezwungen ist, sollte diese Mißhandlung des Körpers – und darum handelt es sich – nicht noch nach Feierabend freiwillig fortsetzen.

Aber genau das geschieht tagtäglich. Vom Schreibtisch geht es ins Auto, vom Auto in den Fernsehsessel, vom Fernsehsessel ins Bett. So betrachtet könnte man uns fast als ein Volk von Masochisten ansehen. Und am Wochenende wundern wir uns darüber, daß wir weder die Energie noch die körperliche Kraft aufbringen, eine Wanderung, eine Radtour oder sonst etwas durchzustehen, das andere Muskeln beansprucht als – das Sitzfleisch.

Kraft, Energie und Leistungsfähigkeit sind aber keine Eigenschaften, die man einfach hat. Sie verkümmern, wenn man sie nicht ständig ausreichend beansprucht, und sie wachsen, sobald man sie trainiert.

Entschließt man sich ernstlich, etwas gegen diese Abschlaffung oder gegen den körperlichen Verfall zu unternehmen, sollte man aber auch nicht ins entgegengesetzte Extrem verfallen! Man soll zwar den Körper fordern, aber nicht überfordern. Und wenn man jahrelang nichts für seine Kondition getan hat, wäre es unvernünftig, ja schädlich, wenn man nun alles Versäumte an einem Tag nachholen wollte. Dazu ist der Körper einfach nicht in der Lage.

Gehen Sie deshalb die Umstellung Ihres Lebens – denn darauf läuft das Bewegungstraining in gewisser Weise hinaus – langsam an. Zwingen Sie sich nicht, und betrachten Sie das, was Sie tun, keineswegs mit tierischem Ernst. Bewegungstraining soll Spiel sein – aber ein Spiel, bei dem Sie sich jeden Tag ein kleines bißchen mehr zumuten können und sollen.

Jede Minute Ihres Daseins bedeutet ja Bewegung – Ihr Herz schlägt, die Lungen arbeiten usw. Durch Bewegungstraining lernen Sie, intensiver zu leben und zu erleben, indem Sie ganz bewußt die körperliche Dimension in Ihr Leben einbeziehen.

Nun ist es allerdings schwer, sich schlechte Gewohnheiten wieder abzugewöhnen. Schließlich haben wir jahre- und jahrzehntelang daran »gearbeitet«, sie uns anzuerziehen und zu übernehmen. Jetzt müssen wir ebenso daran arbeiten, uns »gute« Gewohnheiten anzuerziehen. Das dauert zwar lange, aber da wir es bewußt tun, werden wir weder Jahre noch Jahrzehnte dafür brauchen.

Das A und O des Bewegungstrainings ist nicht das Wo, Wie oder Wann, sondern die Regelmäßigkeit. Wenn Sie einmal in der Woche schwimmen, Fußball spielen, laufen oder einen Gymnastikkurs besuchen, tun Sie – so hart dies klingen mag – so gut wie gar nichts für die Gymnastizierung und damit für die Leistungsfähigkeit und das Wohlbefinden Ihres Körpers. Was Sie in einer Stunde angespannter Bewegung mehr oder weniger mühsam aufgebaut haben, geht in den restlichen 167 Stunden der Woche schnell wieder verloren – wenn Sie kein zusätzliches Bewegungstraining durchführen.

Sport und Bewegungstraining

Um den Körper zu gymnastizieren, ihm Beweglichkeit, Ausgeglichenheit, Harmonie und Gesundheit zu geben, reicht Sport einfach nicht aus. Natürlich können manche Sportarten, da sie den Blutkreislauf und den Stoffwechsel fördern, auch als »Körperpflege« aufgefaßt werden. Bei der Sportausübung wird aber kaum auf die individuellen Eigenarten des einzelnen Rücksicht genommen, sondern es handelt sich immer um nach bestimmten Gesetzen in einer bestimmten Technik ausgeführte Bewegungen. Der Sinn des Sports liegt ja auch nicht in der Körpergestaltung, sondern in der Leistung.

Der menschliche Körper muß aber als Ganzes betrachtet werden, von dem jeder Teil eine lebenswichtige Bedeutung hat. Ein Organ ist ja auf das andere angewiesen. Das schlechte Funktionieren des einen Organs belastet zusätzlich die anderen Organe. So gerät der innere Haushalt des Körpers aus dem Gleichgewicht. Genauso ist es mit den Muskeln, ja mit jeder einzelnen Körperzelle.

Der Körper kann nur als harmonisch ausgebildetes Ganzes optimal funktionieren. Es ist also von entscheidender Bedeutung, daß er in allen Teilen trainiert wird. Dieses Training ist heute besonders wichtig, da die Lebensumstände der meisten Menschen alles andere als optimal sind. Umweltbelastungen aller Art, Streß, Hektik und vieles andere mehr hindern uns daran, das zu sein, was wir eigentlich sein sollen: gesunde, ausgeglichene Menschen.

Die Einstellung zur Bewegung und zum Körper

Wer sich nicht gern bewegt, hat im Grunde eine negative Einstellung zu seinem Körper – er geht nicht gerne mit ihm um. Woher kommt eine solche Einstellung? Sie kann physische und intellektuelle Ursachen haben.

Letztere basieren darauf, daß Körperlichkeit und Sinnlichkeit der Geistigkeit des Menschen nicht nur untergeordnet, sondern weitestgehend ignoriert werden. Es ist zwar richtig, daß der Mensch eben durch den Geist zum Menschen wird und sich dadurch vom Tier unterscheidet. Aber der menschliche Geist hat seinen Sitz in der Materie – also im Körper –, und die Leiblichkeit des Menschen ist gewissermaßen das Bindeglied zur übrigen Natur.

Das eine oder das andere zu vernachlässigen oder gar zu leugnen hieße, sich selbst eines beträchtlichen Teils menschlicher Möglichkeiten und Erfahrungen zu berauben. Das antike Lebensideal, daß zum vollen Menschsein ein gesunder Geist *und ein* gesunder Körper gehören, ist heute aktueller denn je.

Die physischen Ursachen für eine negative Einstellung zum eigenen Körper haben ihren Grund meistens darin, daß man diesen Körper nicht akzeptieren mag, weil man sich buchstäblich in seiner Haut nicht wohl fühlt. Deshalb beschäftigt man sich sowenig wie möglich mit ihm, obwohl doch gerade das Gegenteil richtig wäre. Sie können zwar nicht aus Ihrer Haut fahren, aber Sie können sich darin so angenehm wie möglich einrichten.

Das Bewegungstraining ist geradezu ein idealer Weg, um wieder ja zu seinem Körper und damit zu sich selbst sagen zu können. Sie gewinnen durch Bewegungstraining Elastizität, Spannkraft, eine bessere Figur, eine gute Haltung, Ausdauer und eine insgesamt positivere Einstellung zum Leben.

Gerade wenn Sie mit Ihrem eigenen Körper unzufrieden sind, können Sie es sich nicht leisten, sich nicht mit ihm zu befassen.

Gymnastik

Schon der griechische Arzt Hippokrates empfahl die Gymnastik zur Vorbeugung und Heilung von Krankheiten, und der Philosoph Plato meinte sogar, man könne durch Gymnastik seine Gesundheit so festigen, daß eine Heilbehandlung nur in Ausnahmefällen nötig würde.

So optimistisch dürfen wir zivilisationsgeschädigten Menschen des 20. Jahrhunderts leider nicht mehr sein. Für Umweltbelastungen, Wohlstandskrankheiten und den allgegenwärtigen Streß ist die Gymnastik sicherlich kein Allheilmittel mehr. Aber gerade in unserer kopflastig gewordenen Gesellschaft sollten wir die Forderung des französischen Philosophen Jean-Jacques Rousseau beherzigen – daß nämlich Übungen des Geistes und des Körpers sich wechselseitig zur Erholung dienen sollen.

Wenn die Gymnastik auch keine Wunderkur ist, mit der man plötzlich alle körperlichen Sorgen los ist, so kann sie doch vielen gesundheitlichen Schäden vorbeugen und viele mildern oder ganz beseitigen. Nicht von ungefähr ist ja beispielsweise die Krankengymnastik ein wichtiges Mittel der ärztlichen Therapie.

Das Wort Gymnastik hat für viele Menschen etwas Erschreckendes. Sie sehen kostbare Viertelstunden für langweilige Übungen dahinschwinden und halten das Ganze für eine furchtbare Plackerei, die nichts bringt. Das muß aber nicht so sein. Räumen wir also zunächst mit einigen Vorurteilen auf.

I. Vorurteil
Gymnastik ist anstrengend.

Ja – weil bei der Gymnastik Muskeln und Organe, zum Beispiel Herz und Lunge, trainiert werden sollen. Dazu ist eine gewisse Belastung unumgänglich.

Nein – weil Sie Ihre Übungen jeweils Ihrem ganz individuellen »Leistungsstand« anpassen können. Wenn Sie also bislang keinerlei Bewegungsübungen gemacht haben, werden Sie in den ersten Tagen Ihr Gymnastikprogramm auf wenige und einfache Übungen beschränken und diese erst ganz allmählich steigern.

2. Vorurteil
Gymnastik ist langweilig.

Nein – denn Ihrer Phantasie sind keine Grenzen gesetzt. Gymnastik besteht im wesentlichen im Strecken, Beugen, Kreisen und Lockern der einzelnen Gliedmaßen. Aus diesen Elementen lassen sich für jeden Körperteil, für jede Muskelpartie die unterschiedlichsten Bewegungen zusammenstellen.

Sie werden bald selbst merken, an welchen Stellen Sie eine gründliche Gymnastizierung nötiger haben als an anderen. Sie brauchen auch nicht jeden Tag die gleichen Übungen zu machen und müssen ebensowenig eine feste Reihenfolge einhalten. Gymnastik soll Spaß machen und keine triste Pflichtübung sein.

Wer glaubt, selbst nicht genug Phantasie zu haben, um ein eigenes Übungsprogramm aufzustellen, kann Anregungen in einschlägigen Büchern und vielen Zeitschriften finden. Auch am Ende dieses Kapitels finden Sie einige Vorschläge. Aber lassen Sie sich wirklich nur anregen und nicht von irgendwelchen vorgeschriebenen Programmen tyrannisieren!

3. Vorurteil

Gymnastik ist zeitraubend.

Nein – denn die jeweilige Dauer der Übungen bleibt Ihnen selbst überlassen. Wenn Sie einmal weniger Zeit oder Lust haben oder sich nicht wohl fühlen, dürfen Sie es durchaus bei fünf Minuten bewenden lassen. Wenn Sie mögen, können Sie dafür an anderen Tagen eine halbe Stunde lang Gymnastik treiben.

Übrigens ist es nicht nötig, daß Sie Gymnastik als Frühsport betreiben. Es gibt viele Menschen, die morgens eine gewisse Anlaufzeit benötigen, um ihrem Körper den Übergang vom Schlaf- in den Wachzustand zu ermöglichen. In einem solchen Fall wäre es unsinnig, vom Körper Leistungen zu verlangen, zu denen er dann noch gar nicht fähig ist.

Was wirklich wichtig ist, ist allein die Regelmäßigkeit, mit der Sie Ihre Übungen machen. Es ist also nicht nur egal, wie lange Sie turnen, sondern auch wann. Eine gute Gelegenheit bietet sich beispielsweise abends vor dem Baden oder Duschen. Dann werden durch die Lockerungsübungen auch gleich Verkrampfungen und Verspannungen gelöst, die sich während des Tages »angesammelt« haben. Im übrigen ist Gymnastik für jede Tag- und Nachtzeit geeignet. Turnen Sie, wann immer Sie Lust und Gelegenheit dazu haben – aber tun Sie es.

4. Vorurteil

Gymnastik ist nutzlos.

Nein – denn durch regelmäßige Gymnastik werden Muskeln, Gelenke, Herz und Kreislauf trainiert, und der Stoffwechsel wird angeregt. Mit einem Wort: Der Körper wird widerstandsfähiger.

Aber Gymnastik ist nicht nur gut für Ihre Gesundheit, sondern auch für Ihr Aussehen. Wenn Sie regelmäßig üben, werden Sie schon sehr bald feststellen, daß Ihre Figur sich verbessert. Indem Sie häßliche Fettpolster in

Muskeln verwandeln – genau das tun Sie bei der Gymnastik –, können Sie ganz bewußt Ihre Figur modellieren.

Außerdem ist ein trainierter Körper geschmeidiger – eckige und abrupte Bewegungen werden geglättet, die Haltung findet ihre natürliche Anmut wieder.

Bewegungstraining über den ganzen Tag

Nutzen Sie jede Gelegenheit, sich zu bewegen. Ihr schlimmster Feind wird hierbei allerdings nicht Ihr untrainierter Körper sein, sondern Ihre Trägheit. Faulenzen ist herrlich – aber nur, wenn es etwas Besonderes bleibt.

Suchen Sie selbst nach Gelegenheit, sich bewußt zu bewegen und den Körper immer wieder neuen Belastungen auszusetzen. Das ist weder schwierig noch zeitraubend, wie die folgenden Vorschläge zeigen.

- Beginnen Sie den Tag noch vor dem Aufstehen mit einem kräftigen Gähnen, Recken und Strecken. Rekken und strecken Sie sich auch tagsüber, soóft Sie dazu Lust und Gelegenheit haben.
- Legen Sie ab und zu immer wieder ein bißchen mehr Kraft in Ihre Bewegungen, als Sie eigentlich dazu brauchen. Springen Sie beispielsweise lebhaft auf, wenn Sie eigentlich nur aufzustehen brauchen; laufen Sie zur Tür, statt einfach zu gehen; drücken Sie einen nassen Wischlappen kräftig aus, anstatt ihn ganz normal auszuwringen und dergleichen mehr
- Wenn Sie Kinder haben, lassen Sie sich keine Gelegenheit entgehen, mit ihnen herumzutoben. Das braucht jeweils nur einige Minuten zu dauern – denn Ihre eigene körperliche Kondition reicht meistens bei weitem nicht an die Ihrer Kinder heran. Sie sollen sich ja auch nicht überanstrengen, sondern sich bewegen.

- Sie sind nach einem langen Arbeitstag müde? Spielen Sie fünf Minuten lang mit Ihren Kindern. Sie werden dann zwar immer noch müde sein, sich jedoch nach dieser Bewegung wesentlich besser fühlen.
- Erledigen Sie einen Weg, den Sie zu Fuß machen können, nicht mit dem Auto.
- Wenn es eine Treppe gibt, benutzen Sie nicht den Fahrstuhl.
- Wenn Sie die Möglichkeit haben spazierenzugehen, wozu alle Tempi zwischen Schlendern und Traben gehören, sitzen Sie nicht im Sessel herum und lassen sich von einem mäßigen Fernsehprogramm anöden.
- Bringen Sie ganz allgemein Bewegung in Ihr Leben. Dazu braucht man keine ausgeklügelten Trainingsprogramme und keinen Zeitplan – nur Phantasie, ein bißchen Nachdenken und die Wiederentdeckung der Lebensfreude.
- Rennen Sie ruhig mal eine Strecke, auch ohne daß Sie eine Straßenbahn oder einen Bus erwischen wollen – einfach so. Oder hopsen Sie über die »Himmel-und-Hölle«-Quadrate, die Kinder aufs Straßenpflaster gemalt haben. Oder machen Sie ein paar Tanzbewegungen, wenn Sie die entsprechende Musik hören.

Diese kleinen »Nebensächlichkeiten« sind bei regelmäßiger Anwendung wirksame Konditionierungsmittel, die Sie mit Leichtigkeit und ganz nebenbei vor dem gefürchteten »Abschlaffen« bewahren.

Es gibt unendlich viele Möglichkeiten, unserem Körper das zu geben, was er braucht. Und unser Körper braucht Bewegung, denn er ist auf Beweglichkeit angelegt. Unbeweglichkeit lähmt ihn in jeder Beziehung.

Es sind ja letztlich immer nur die kleinen Dinge, die uns umbringen oder gesund machen – die kleinen Dinge, die sich durch ihre Regelmäßigkeit summieren.

Die richtige Körperhaltung

Bewahren Sie Haltung! Das ist allerdings leichter gesagt als getan, denn Bewegungsübungen jeder Art sind so angelegt, daß man sie nach der Ausführung erst einmal vergessen kann. Die richtige Haltung dagegen ist etwas, das man regelrecht durchhalten muß. Das bedeutet aber natürlich nicht, daß Sie den ganzen Tag lang steif wie ein Ladestock umherlaufen sollen – denn das ist nun bestimmt nicht die richtige Haltung und würde Ihnen sicherlich bald Rücken- und andere Schmerzen verursachen.

Aber beobachten Sie sich einmal selbst, und Sie werden mit Sicherheit folgendes feststellen:

Beim *Gehen* ist der Kopf immer ein Stück voraus, der Körper versucht, dem vorgestreckten Kopf zu folgen.

Beim *Stehen* verlagert sich das Gewicht auf einen Fuß, der Körper ist nicht mehr gerade, sondern knickt in der Hüfte ab und ist schief.

Beim *Sitzen* sacken Schultern und Kopf immer weiter nach vorn, der Rücken wird immer runder.

Richtig wäre es, beim Gehen den Kopf aufrecht zu tragen und die Schritte locker aus der Hüfte schwingen zu lassen; beim Stehen fest auf beiden Beinen zu stehen; sich beim Sitzen aufzurichten. Nun wird sicherlich mancher sagen: Aber die fehlerhafte Haltung ist eben viel bequemer und weniger anstrengend. Das ist – oberflächlich betrachtet – richtig, denn das schlaffe Hängenlassen der Muskeln ist in der Tat nicht so anstrengend wie ihre Straffung. Aber eine fehlerhafte Haltung wirkt ja nicht nur unschön – allerdings gibt es genug Menschen, die Bequemlichkeit einem vorteilhaften Äußeren vorziehen –, sondern auch in höchstem Maße gesundheitsschädigend.

Sollte der Mensch vom Affen abstammen, so haben Verfechter dieser Abstammungstheorie ein wunderbares Argument, indem sie auf die Haltung eines Großteils der Menschen hinweisen. Die nach vorne hängenden Schultern und der vorgestreckte Kopf lassen in der Tat eine Ähnlichkeit mit der Haltung ihrer angeblichen Vorfahren erkennen.

Der Mensch ist aber nun einmal als aufrecht gehendes Wesen konzipiert. Versuchen Sie einmal, über längere Zeit auf allen vieren zu gehen, und Sie werden sich sehr schnell von der Richtigkeit dieser Behauptung überzeugen. Außerdem führt die bequeme Körperhaltung im Gegensatz zur richtigen sehr schnell zu Verkrampfungen und Verspannungen, woran Sie schon merken sollten, daß die bequeme Haltung so richtig eigentlich nicht sein kann.

Vor allem Menschen, die von Berufs wegen viel sitzen müssen und dabei bequem sitzen, wissen ein trauriges Lied davon zu singen. Aber auch die Organe, die in der Körperhöhle untergebracht sind, werden durch eine falsche Körperhaltung beeinträchtigt – beim vorgebeugten Sitzen beispielsweise entsteht ein Knick in der Körpermitte. Wenn dann noch der Hosen- oder Rockbund auf die inneren Organe drückt, sind Sie von chronischen Magenschmerzen nicht mehr weit entfernt. Auch für das richtige Atmen und damit für einen ausreichenden Stoffwechsel ist eine richtige Körperhaltung Voraussetzung.

Die aufrechte Haltung und den aufrechten Gang zu erlernen muß ein Kind lange trainieren. Aber auch um die aufrechte Haltung und den aufrechten Gang beibehalten zu können, ist ständiges Training nötig – Muskeln, die nicht ständig geübt werden, verkümmern.

Wegen dieses mangelnden Muskeltrainings erscheint uns die falsche Körperhaltung ja auch als so bequem. Hier wieder »Haltung« zu zeigen, dazu braucht man zwar keine aufwendigen Übungen, aber etwas, das sehr viel schwieriger ist: ständige Selbstkontrolle und Selbstdisziplin.

Korrigieren Sie immer wieder Ihre Haltung – jeden Tag, von morgens bis abends. Richten Sie sich immer wieder auf, tragen Sie den Kopf hoch. Nach ein paar Minuten werden Sie sicherlich wieder in eine »bequeme« Haltung verfallen, aber sobald Sie daran denken, verbessern Sie sich erneut. Auch wenn es ein langer Weg ist – eines Tages werden Sie die neue, richtige Körperhaltung als bequemer empfinden als die alte, falsche.

Wenn Sie über Ihre Gesundheit hinaus auch an Ihrem guten Aussehen interessiert sind, dann mag Ihnen eine kleine Anekdote des Astronautentrainers Laurence E. Morehouse als Anreiz dienen. Er erzählt in seinem Buch *Fitneß für Faule:*

»Mir passiert es oft, daß andere Mitglieder des Golfklubs, dem ich angehöre, nach dem Spiel im Umkleideraum zu mir kommen und mich fragen, wie sie ihr Bäuchlein loswerden könnten. ›Das geht in zwei Sekunden‹, erkläre ich dann meistens. ›Und was habt ihr sonst noch für Sorgen?‹«

Der dicke Bauch, in aller Welt als erstes Anzeichen körperlichen Verfalls angesehen, ist gewöhnlich nichts weiter als das Ergebnis schlechter Haltung. Wenn Sie einen Beweis brauchen, stellen Sie sich vor einen Spiegel: Schauen Sie sich an, wie Sie von der Seite her aussehen. Die Chancen, daß Sie dabei ein Bäuchlein entdecken, stehen ungefähr 98 zu 2 Prozent. Dabei ist folgendes passiert: Die Schale, aus der Ihr Becken besteht, hat sich nach vorn gesenkt, und die Eingeweide drücken nun gegen die Bauchdecke. Wenn Sie nun sowohl den Nabel als auch Ihr Brustbein leicht anheben, hebt sich auch der vordere Teil Ihres Beckens, die Beckenschale nimmt wieder eine horizontale Stellung ein, Ihre Eingeweide passen sich da wieder ein. Blitzerfolg ist, daß ein Teil Ihres Schmerbauchs weg ist.

So einfach?
So einfach!

Anregungen für Ihr Gymnastikprogramm

Das tut der Wirbelsäule und dem Rücken gut

Auf den Boden setzen. Bei angezogenen Oberschenkeln die Arme vor den Unterschenkeln verschränken und dann den Oberkörper gegen den Widerstand der vor den Unterschenkeln verschränkten Hände so kräftig wie möglich strecken.

Auf den Rücken legen. Aus der Rückenlage aufrichten und mit dem rechten Ellbogen das linke Knie berühren und umgekehrt.

Im Stand die Beine grätschen und die Arme hochheben. Nun Rumpfbeuge vorwärts machen, dabei den Boden mit den Fingerspitzen berühren. Danach im Schwung gestreckt aufrichten und so weit wie möglich nach hinten wippen.

Aufrecht stehen, dabei die Beine in leichter Grätschstellung. In den Zehenstand heben, Arme nach oben, tief einatmen. Danach in die Hocke fallen lassen, Arme nach hinten schwingen, tief ausatmen, in den Knien wippen und wieder hoch.

In Grätschstellung stehen, die Hände im Nacken verschränken. Nun den Kopf in den Nacken legen und leicht nachfedern. Jetzt in die Hocke gehen, dabei die Fußsohlen am Boden lassen und den Kopf mit den Händen möglichst weit zum Boden ziehen. Nachfedern.

Das verhilft zu einer guten Haltung

Ein mittelgroßes, mittelschweres Buch auf dem Kopf balancieren, dabei relativ schnell durch die Wohnung gehen, mehrmals um die eigene Achse drehen.

Auf den Bauch legen, die Knie anwinkeln und mit den Händen nach den Knöcheln fassen. Nun den Kopf heben – Knie und Oberschenkel sollten dabei vom Boden abgehoben werden, indem man die Knöchel von den Händen wegzieht. In dieser Stellung langsam den Kopf hin- und herdrehen. Dann zurück in die Ausgangsstellung und die Übung wiederholen.

Im Stand einen Stock (Schirm, Besenstiel) mit gestreckten Armen über den Kopf halten, vor den Körper führen und einen Fuß auf den Stock stellen; Bein wechseln.

Das strafft die Bauchmuskulatur

Auf den Rücken legen, die Arme in Schulterhöhe ausbreiten, die Beine schließen und strecken. Beide Beine heben, bis sie einen rechten Winkel zum Körper bilden. Erst nach links zum Boden neigen, dann nach rechts. Die Schultern bleiben dabei auf dem Boden.

Auf den Rücken legen und die Beine langsam in die Höhe heben. Mit Schwung spreizen, nachfedern, langsam senken und wieder schließen.

Ausgestreckt auf den Bauch legen, Hände nach vorn strecken. Nun mit dem rechten Arm und dem linken Bein gleichzeitig hochfedern. Dabei den Kopf hochheben und einatmen. Ausatmen. Dann mit dem linken Arm und dem rechten Bein das gleiche.

Beide Arme in Augenhöhe gestreckt nach vorne halten. Dann rechts und links abwechselnd das gestreckte Bein bis möglichst zu den Händen hochwippen.

Das hält die Hüften beweglich

Auf den Boden setzen, mit den Händen abstützen. Die Beine ganz langsam gestreckt anheben.

In den Liegestütz gehen, so daß der Körper mit den Beinen eine Linie bildet. Mit Schwung das rechte Bein heben und in einem Halbkreis zur Seite führen. Das Bein zurückschwingen und mit dem anderen Bein denselben Vorgang wiederholen.

Im Sitzen versuchen, mit der großen Zehe Mund und Nase zu erreichen. Den Oberkörper dabei aufrecht halten. Der Fuß darf mit einer Hand geführt werden. Innerhalb 30 Sekunden abwechselnd linker und rechter großer Zeh.

Das tut den Beinen gut

Auf den Bauch legen, dann auf Hände und Zehenballen hochstützen, Arme gestreckt. Nun wechselweise links und rechts die Beine sprunghaft anziehen und wieder zurückschnellen lassen.

In leichter Grätsche stehen und dreimal in den Zehenstand wippen. Zurück in die Ausgangsposition. Nun in die Halbhocke gehen. Wieder in den Zehenstand wippen und zur Ausgangsposition zurückkehren.

Das hält die Taille geschmeidig

Beine leicht grätschen, Arme über den Kopf strecken und sich mit dem Oberkörper weit nach rechts beugen, zehnmal nachfedern. Dann nach links beugen und federn.

Mit geschlossenen Füßen abwechselnd nach links und rechts hüpfen. Klatschen Sie rechts in die Hände, wenn Sie nach links hüpfen, und umgekehrt.

Im Sitzen die Beine grätschen. Hände hinter dem Kopf falten und den Oberkörper vorbeugen. Versuchen Sie, mit dem Kopf bis zum rechten Knie herunterzukommen. Nachfedern, aufrichten und sich zum linken Knie beugen.

Entspannung

Genauso wichtig wie die richtige Bewegung ist die Entspannung, wenn man gesund und vital bleiben will. Denn nur so können Geist und Körper sich von den Anspannungen des Tages regenerieren. Viele Menschen greifen heute zu Psychopharmaka und Alkohol, weil sie glauben, anders nicht zur Ruhe kommen zu können. Damit ruinieren sie aber nur ihre Gesundheit und letztlich sich selbst. Dabei hält die Naturheilkunde eine Fülle von Möglichkeiten bereit, die Ruhe und Entspannung bringen, ohne zu schaden, und durch die verbrauchte Kräfte des Körpers, der Seele und des Geistes erneuert werden können.

Yoga

Zu den ältesten Entspannungsformen gehören die Yoga-Übungen. Über Yoga wurde in den letzten Jahren sehr viel geredet und geschrieben – leider auch manches, was nicht den Tatsachen entspricht oder sogar schädlich ist.

Yoga ist kein Sport, sondern eine praktizierte Weltanschauung, die auf uralten religiösen Erfahrungen und Erkenntnissen beruht.

Die Mentalität, die dieser Weltanschauung zugrunde liegt, unterscheidet sich von unserer abendländischen grundlegend. Daher ist es nicht möglich, »Yoga zu treiben«, wie man etwa einen Sport treibt.

Was ist Yoga eigentlich? Der ausgezeichnete Kenner Charles Waldemar beantwortet die Frage so: »Wörtlich heißt es ›Joch‹ und meint Selbstbemeisterung; Selbstbemeisterung in dem Sinne, daß wir die Herrschaft über Körper und Seele erlangen und in den Besitz vollkommener Gesundheit und hoher geistiger Kraft kommen ... Yoga bedeutet nicht nur eine Methode körperlicher Krafterlangung, sondern auch seelische Hygiene, und ist damit allen gewöhnlichen Gymnastik-Übungen weit überlegen.«

Aber: »Dieses Ziel gilt jedoch bei den indischen Yogis nicht als Endzweck, sondern nur als Begleiterscheinung auf dem Wege zur ›Vereinigung mit Gott‹!«

Da das westeuropäische Denken und Fühlen ganz anders geartet und auch an ganz andere Voraussetzungen gebunden ist als das der Inder, sei an dieser Stelle nachdrücklich davor gewarnt, sich kritiklos mit fortgeschritteneren Übungen zum Beispiel des *Mantra-Yoga* zu befassen. Diese Übungen können zu Bewußtseinsveränderungen führen, die schwere psychische Schäden mit sich bringen.

Trotzdem können bestimmte Yoga-Übungen – vor allem die des *Hatha-Yoga* – auch uns zugänglich und im normalen Alltagsleben nützlich sein. Dazu gehören vor allem die Entspannungsübungen.

Mindestens einmal am Tag sollten Sie sich für einige Minuten vollkommen entspannen. Das kann am Ende des Tages sein, um alle Verkrampfungen, die sich bis dahin angesammelt haben, zu lösen und Körper und Geist zur Ruhe kommen zu lassen. Das kann aber auch vor einer schwierigen, anstrengenden Arbeit oder vor einer wichtigen Besprechung sein, um alle störenden Elemente auszuschalten und die Konzentrationsfähigkeit auf eine Sache zu unterstützen. Wenn Sie mehrmals am Tag die Gelegenheit zur vollkommenen Entspannung haben, sollten Sie diese unbedingt nutzen. Gerade wer unter starkem Druck (zeitlich, arbeitsmäßig, seelisch) steht, braucht viel Kraft und deshalb viel Entspannung.

Sorgen Sie dafür, daß Sie zehn Minuten lang ungestört sind. Legen Sie sich flach hin, die Arme etwas entfernt vom Körper, die Beine leicht gespreizt, so daß sie einander nicht berühren. Nun lassen Sie Ihre Arme ganz locker werden, bis Sie das Gefühl haben, sie seien unendlich schwer – Ihre Armmuskeln sind vollkommen entspannt.

Das gleiche tun Sie mit Ihren Händen, mit jedem einzelnen Finger usw., bis Ihr ganzer Körper sozusagen »tonnenschwer« geworden ist. Dabei versuchen Sie, so tief und so langsam wie möglich zu atmen.

Diese Übung wird Ihnen allerdings nicht schon am ersten Tag vollständig gelingen. Gehen Sie deshalb ganz langsam vor, zwingen Sie sich zu nichts, denn das verkrampft nur und führt zu neuen Spannungen. Wenn es Ihnen gelungen ist, Arme und Hände vollkommen zu entspannen, belassen Sie es für ein paar Tage dabei. Erst danach nehmen Sie auch die Entspannung von Beinen und Füßen dazu und fahren so fort, bis Ihnen schließlich die vollkommene Entspannung des ganzen Körpers gelingt.

Wenn Sie so weit in Ihrem Entspannungstraining fortgeschritten sind, wird es Ihnen leichtfallen, sich auch in anderen Positionen weitgehend zu entspannen. Denn die Fähigkeit zu haben, sich unter allen Umständen entspannen zu können, ist auch ein wichtiger Baustein auf dem Weg zur richtigen Körperhaltung (siehe Seite 287–289). Entspannung heißt nicht, in sich zusammenfallen, sondern zwang- und mühelos die richtige Körperhaltung einnehmen und beibehalten.

Übrigens profitieren Sie nicht nur physisch von dieser Übung. Die innere Ruhe, die Ihnen die Entspannung der Muskeln gibt, wirkt sich auch positiv auf Ihre menschlichen Beziehungen aus. Ob bei geschäftlichen Verhandlungen oder im Privatleben – der Ruhigere hat immer die bessere Ausgangsposition.

Das richtige Atmen

Die meisten Menschen neigen dazu, falsch zu atmen – flach und kurz, entweder nur mit dem Bauch oder nur mit dem Brustkorb und bei geringer Ausatmung. Beobachten Sie sich einmal selbst, und Sie werden mit großer Wahrscheinlichkeit feststellen, daß auch Sie zu den »Falsch-Atmern« gehören.

Bevor wir uns der richtigen Atmung zuwenden, wollen wir uns zuerst einmal mit den Aufgaben dieser lebensnotwendigen Körperfunktion befassen. Beim Einatmen wird dem Körper Sauerstoff zugeführt, der für alle Verbrennungsvorgänge nötig ist. Aus den Lungen dringt der Sauerstoff ins Blut und gelangt mit diesem in die einzelnen Körperzellen.

Also, nur wenn genügend Sauerstoff aufgenommen, das heißt richtig geatmet wird, findet ein ordnungsgemäßer, ausreichender Stoffwechsel statt – und darum handelt es sich ja bei den körperlichen Verbrennungsvorgängen. Nur dann können die Körperzellen ihre jeweiligen Aufgaben optimal erfüllen. Die Stoffwechselrückstände und das Kohlendioxid, die dabei frei werden, müssen abgeatmet werden, da das Kohlendioxid alle Verbrennungsvorgänge zum Erliegen bringt, ja sie förmlich erstickt. Um dies zu vermeiden, muß also möglichst tief ausgeatmet werden, damit der Stoffwechselprozeß seine volle Leistung entfalten kann.

Richtiges Atmen bedeutet also:
- möglichst tief und langsam atmen,
- möglichst mit Brustkorb *und* Bauch atmen,
- möglichst länger aus- als einatmen.

Den wenigsten wird es gelingen, eine solche Atmung den ganzen Tag über konsequent durchzuführen. Deshalb sollten Sie sich zwischendurch immer wieder einmal kontrollieren und dabei Ihre Atmung regulieren.

Mit der richtigen Atemtechnik tun Sie sehr viel für Ihre körperliche Gesundheit, gleichzeitig aber auch eine Menge für Ihr seelisches Wohlbefinden. Nervosität, Angst, Hektik dokumentieren sich ja immer auch in hastiger, flacher Atmung. Dieser Prozeß kann aber auch umgekehrt werden und damit positiv auf das seelische Gleichgewicht einwirken.

Wenn Sie nervös sind, Angst haben oder unter Streß stehen, versuchen Sie es einmal mit bewußter tiefer Atmung. Konzentrieren Sie sich ganz auf die einzelnen Atemzüge. Damit werden sicherlich nicht die Probleme gelöst, aber durch die Konzentration und den ruhigen, tiefen Atem tritt sehr bald eine merkliche Beruhigung Ihrer gereizten Nerven ein.

Übrigens: Singen ist eine der besten (und angenehmsten) Atemübungen. Damit ist aber richtiges lautes Singen gemeint und nicht ein undefinierbares Summen oder Brummen. Auch wenn Sie nicht schön singen, singen Sie laut! Sie sollen ja nicht in der Oper auftreten, sondern Ihre Atmung verbessern.

Versuchen Sie es einmal mit der folgenden Atemgymnastik, die Sie täglich durchführen sollten. Zur Selbstkontrolle sollen die Atemübungen möglichst vor einem Spiegel vorgenommen werden.

Auf die Zehenspitzen stellen, Arme hochheben, einatmen, Oberkörper nach vorn fallen lassen, Hände auf die Lebergegend legen und beim Beugen und gleichzeitigen Ausatmen die Lebergegend kräftig durchschütteln.

Stehend die Arme scherenförmig kreuzen, ausatmen, dann Arme seitlich strecken und tief einatmen. Dabei Füße langsam nach vorn abrollen.

Im Kniesitz die Arme auf die Oberschenkel stemmen, beim Ausatmen den Oberkörper langsam nach vorn beugen, bis das Gesicht den Boden berührt. Beim Aufrichten tüchtig einatmen, Kopf und Oberkörper nach hinten legen.

Eine regelmäßige Atmung erweist sich als Quelle des Kraftgewinns, besonders das Lebens- und Persönlichkeitsgefühl hebt sich.

Autogenes Training

Das autogene Training ist eine Methode der Selbstregulierung, Entspannung, Bewußtseinserweiterung und Selbsterfahrung. Sie wurde in Berlin um 1930 von dem Arzt Johannes H. Schultz entwickelt. In dieser Methode vereinigte er sein Wissen über physiologische Veränderungen bei Tiefenentspannung und Hypnose mit meditativen Praktiken, die er in den östlichen Lehren wie Zen und Yoga kennengelernt hatte. Heute wird das autogene Training vor allem an Volkshochschulen gelehrt.

Das autogene Training beruht im Prinzip auf sechs Standardsätzen, die aus dem physiologischen Bereich der Tiefenentspannung abgeleitet sind. Diese Sätze werden innerlich wiederholt, während die Aufmerksamkeit auf den betreffenden Körperteil gerichtet ist. So werden die Wirkungsweisen von Meditation und Autosuggestion miteinander verknüpft.

Der erste der sechs Standardsätze – »Mein rechter Arm ist schwer« – leitet den autogenen Zustand der Muskelentspannung ein, die oft als Schwere erlebt wird. Beim Einstieg in das autogene Training soll der Aufbau der ganzen Übungsreihe in etwa wöchentlichen Abständen erfolgen, das heißt, in der ersten Woche wird nur die Schwere geübt, bis sie sich im ganzen Körper einstellt.

Danach wird in der zweiten Woche der Satz »Mein rechter Arm ist warm« hinzugenommen. So fährt man fort, bis das Übungsprogramm alle sechs inneren Anweisungen umfaßt. Der Satz »Mein rechter Arm ist warm« zielt auf den Prozeß der Gefäßerweiterung, die subjektiv als Wärme empfunden wird. Bei diesem Vorgang erschlaffen die vom vegetativen Nervensystem gesteuerten Muskeln der Gefäßwände.

Auf diese Weise lernt man bald, vegetative Funktionen zu beeinflussen, die immer als nicht bewußt steuerbar gegolten haben. Tatsächlich unterliegen sie auch jetzt nicht unserem Willen. Nur in einem passiven, konzentrierten, empfänglichen Zustand können wir zulassen, daß das Erwünschte sich einstellt, können wir lernen, unsere inneren Zustände in den Griff zu bekommen. In diesem Zustand erreichen wir auch das innere Gleichgewicht wieder, das bei den meisten von uns durch Angst, Abwehr und Konkurrenzdenken gestört ist – alles Bestandteile jener Spannung, die gelöst werden muß.

Das autogene Training ist eine Entspannungsmethode, deren Wirksamkeit an vielen detaillierten medizinischen Fallstudien untersucht wurde. Nachgewiesenermaßen können dadurch Magengeschwüre, Verstopfung, Entzündungen der Nebenhöhlen, Blutdruckstörungen, Migräne, Asthma, Diabetes, Arthritis sowie sexuelle Probleme und vieles andere gemildert oder gar geheilt werden. Das autogene Training wird auch bei psychosomatischen Störungen und bei Schlafschwierigkeiten eingesetzt, außerdem für die Verbesserung akademischer und athletischer Leistungen und zur Streßreduzierung auf dem Wirtschaftssektor.

Kunsttherapie – Alternative
zu Pillen und Spritzen

»Die Kunst heilt die Wunden, die der Verstand schlägt«, meinte schon der Dichter Novalis, der im 18. Jahrhundert lebte. In unserer vom Verstand beherrschten, immer hektischer werdenden Zeit nimmt die Zahl der Wunden zu, die mit den Mitteln der Schulmedizin nicht mehr wirksam zu heilen sind: Depressionen, Neurosen, Lebensangst, Verhaltensstörungen, Schlaf- und Appetitlosigkeit usw. Krankheiten dieser Art resultieren im wesentlichen aus der Tatsache, daß der Mensch sich zu weit von seinen Ursprüngen – also auch von der Natur und einer natürlichen Lebensweise – entfernt hat. Psychopharmaka können in solchen Fällen nur am Symptom kurieren. Eine wirkliche Gesundung kann nur herbeigeführt werden, wenn der Mensch wieder eins wird mit seinen Lebensquellen. Das kann eine Therapie leisten, die auf dem künstlerischen Tun des Menschen aufbaut.

Künstlerische Aktivitäten sind ja nichts Fremdes, das von außen an den Menschen herangebracht wird. Sie entsprechen vielmehr seinem eigenen Wesen, das sich durch dieses Üben neu aus den Quellen seiner Existenz speist. Die künstlerische Therapie wendet sich an den gesunden Menschen im kranken und regt in ihm die Vorgänge der Selbstheilung an.

Künstlerische Therapie eignet sich aber durchaus nicht nur als Heilmittel für den bereits erkrankten Menschen, sondern ist im Grunde sinnvoll für alle Menschen, die den schädigenden Einflüssen von außen – Umweltzerstörung, Sinnentleerung, Kriegsdrohung und dergleichen mehr – eine gesundende Kraft von innen her entgegensetzen wollen.

Die eigene Aktivität des Menschen, die in der künstlerischen Therapie geübt und gestärkt wird, ist ein wesentliches Element der Gesundung und eine Quelle der Kraft. Schwer ist nur das Beginnen: Der Ungeübte wird es allein vielleicht nicht schaffen. Darum sollte er sich zunächst einem seinen Wünschen entsprechenden Kursus, zum Beispiel bei der Volkshochschule, anschließen. Allerdings muß jeder Mensch den ihm angemessenen Weg zur Kunst und Kunstausübung selber finden, denn jeder hat dazu seinen ganz individuellen Zugang: Der eine findet ihn über die Malerei, der andere über die Musik, der dritte über das Plastizieren oder über die Dichtung. In allen diesen Künsten aber können gewisse Grundkräfte geübt werden, die Ausgleich schaffen gegen Zeitschäden und die den inneren Menschen weiten und vertiefen.

Wie schon der Name sagt, soll künstlerische Therapie Behandlung sein, die gezielt auf Krankheit und Gesunderhaltung ausgerichtet ist – also nicht beliebige Beschäftigung mit Kunst, keine Zeit ausfüllende »Beschäftigungstherapie«. Jede wahre Therapie ist schon in der Krankheit enthalten, jede Krankheit, jedes Problem verlangt nach der jeweils angemessenen Behandlung. Dies gilt auch für jede einzelne künstlerische Behandlung.

Das Ziel künstlerischer Therapie ist nicht das Schaffen eines Kunstwerkes. Im Vordergrund steht das heilsame künstlerische Üben und Ausüben, das möglichst in einem bestimmten Rhythmus stattfinden sollte.

Wie sehr die Kunsttherapie zur wirklichen Hilfe werden kann, haben inzwischen die Gruppen erfahren, die physisch und psychisch kranken Menschen helfen, wieder in der Gesellschaft leben zu können. Und gerade in der Lebensmitte, die ja die berühmt und berüchtigt gewordene Midlife-crisis mit sich bringt, kann dies der Ansatz zu einer inneren und äußeren Gesundung sein.

Im folgenden sollen die wesentlichsten Möglichkeiten der künstlerischen Therapie kurz umrissen werden.

Die Maltherapie

Das therapeutische Malen kann bei allen Störungen in der Umweltbeziehung eines Menschen heilsam sein. Das Umgehen mit Farben macht unser Empfindungsleben tragkräftig und mutig, und durch die Erweckung des Interesses für die Wesen und Dinge lenkt es die Aufmerksamkeit auf die gegenwärtige Umwelt. Im allgemeinen wird bei der Maltherapie »naß in naß« gearbeitet. Der Psychiater und Neurologe Rudolf Treichler begründet das so:

»Seelisch wirkt der Umgang mit der fließenden Farbe vom Blut aus belebend auf die grau oder kalt gewordenen Empfindungen, wie sie bei manchen stagnierenden oder erstarrten seelischen Erkrankungen zu beobachten sind (vor allem bei Depressionen und bei Epilepsie). Durch die Belebung der Empfindungen erhalten jedoch auch unsere Vorstellungen neues Leben. Das wirkt entgegen ihrer Verhärtung zu Zwangsvorstellungen. Die bildschaffende Aktivität ist ein Gegenprozeß zur Passivität, in der man seinen Zwangsvorstellungen ausgeliefert ist. So schafft das Malen zugleich auch die Vorbedingungen dafür, daß der Mensch wieder neue Eindrücke empfangen und verarbeiten kann. Das ist sowohl bei der ›grauen‹ Langeweile – einer Hauptdomäne der Maltherapie – als auch bei der Zwangskrankheit erschwert.«

Durch das Malen wird auch auf den Atemprozeß und auf das Herzgeschehen eingewirkt, indem ein rhythmisches Aus- und Einatmen angestrebt wird. Beginnende Abkühlung, zunehmende Wärmeeinbuße werden aufgehalten, und bald läßt sich ein allmählicher Aufbau beobachten. Nicht selten stellt sich auch ein gesunder Hunger ein, weil die durch die Farbe im Säftestrom ausgelöste Empfindung die Stoffwechselvorgänge in Bewegung gebracht hat.

Das Plastizieren

Die Ärztin Margarethe Hauschka, deren wesentlichstes Verdienst neben der Vervollkommnung der rhythmischen Massage die Weiterentwicklung der künstlerischen Therapien war, schrieb zum Plastizieren:

»Das handgreifliche Material, Ton, Wachs oder Plastilin, ist Erdenstoff. Der Mensch greift hinein und muß dem Stoff die Form einprägen. Er fühlt sich, wenn er dies eine Zeitlang übt, nicht nur fester auf der Erde stehen, sondern er bewegt sich auch sicherer über die Erde hin, weil er sich besser in die Kräfte des Raumes hineinfindet. Das kommt daher, weil er neben den anderen Sinnen insbesondere den Tastsinn und den Gleichgewichtssinn betätigt, mit denen er sich im Raum orientiert. Die Verfestigung in der Form darf aber nicht zur Starrheit führen, daher spielen Formverwandlungen in der Therapie eine große Rolle! Von der inneren organischen Logik solcher Form-Entwicklungen (Metamorphosen) geht eine tiefe Beruhigung aus, die bis in die Organe festigend und heilend wirkt.

In der Plastik liegt die Möglichkeit, mit dem Willen die Gliedmaßen zu ergreifen und die Vorstellung bis in den Stoff zum Ausdruck zu bringen, aber sich auch an den Raumgesetzen zu orientieren und zu korrigieren. Wenn ein Mensch nicht in diesem Sinne die Herrschaft über seinen Körper hat, dann treten Erscheinungen auf wie Schwindel, Ängstlichkeit, eine gewisse Desorientierung und sonst allerlei Verschwommenheit. Immer ist in solchen Fällen, auch wenn nur eine leise Tendenz in dieser Richtung vorhanden ist, das Plastizieren eine gesundende Tätigkeit. Vor allem erweist es sich als wohltätig bei den mehr seelischen Störungen in Richtung mangelhafter Konzentration, Gedankenflucht, Nervosität, leichter Erregbarkeit bis zu schweren Nervenleiden.«

Musiktherapie

Auch die Musik ist ein hilfreiches therapeutisches Mittel. Dabei gibt der Übende sich, so gut er kann, dem Gefühlsinhalt des Musikalischen hin. Durch die Wahl des Instruments kann der Musiktherapeut den kranken Organismus gerichtet beeinflussen. Je nachdem, ob er sich mehr an die Nerven-Sinnes-Organisation, das rhythmische System oder den Stoffwechsel-Gliedmaßen-Organismus wenden will, wählt er auch durch die Betonung der Elemente von Melodie, Harmonie, Rhythmus und Takt die musikalische Übung. Insbesondere bei Krankheiten aus den Bereichen der inneren Medizin, der psychosomatischen Medizin sowie der Psychiatrie, aber auch der Neurologie, der Geriatrie und sogar der Orthopädie hat man gute Erfahrungen mit Musiktherapie gemacht.

Sprachtherapie

Heilend wirkt auch das Üben der Sprache, das durch bewußtes Sprechen gestaltete Wort. Die von Rudolf und Marie Steiner entwickelte künstlerische Sprachgestaltung ist Grundlage geworden für eine in den letzten Jahren entwickelte therapeutische Sprachgestaltung. Die Lippen-, Zahn- und Gaumenlaute, die als Stoß- und Blaselaute gebildet werden, haben wie die Vokale jeweils besondere Beziehungen zu unseren verschiedenen Organen. Die Kenntnis dieser Gesetzmäßigkeiten ermöglicht es dem Sprachtherapeuten, nach der vom Arzt gestellten Diagnose mit dem Patienten spezifische Sprachübungen zu machen, die nicht nur seine einseitig gewordene Sprache verändern, sondern die vielmehr bis in seine leibliche und seelische Organisation hineinwirken.

Geschichte
der Naturheilkunde

Hippokrates

Der Arzt kuriert – die Natur heilt.

Diese zweieinhalb Jahrtausende alte Erkenntnis ist das Fundament der Naturmedizin unserer Tage. Wir verdanken sie Hippokrates (460–377 v. Chr.), dem bedeutendsten Arzt des Altertums und Begründer der wissenschaftlichen Heilkunde.

Hippokrates war Grieche und stammte von der Agäis-Insel Kos, unweit der Küste Kleinasiens. Seine Familie gehörte dem Geschlecht der Asklepiaden an, das seine Herkunft direkt auf Asklepios, den Gott der Heilkunst, zurückführte. Wie alle seine männlichen Verwandten wurde auch Hippokrates traditionsgemäß zum Arzt ausgebildet und praktizierte später in vielen Städten Griechenlands.

Berühmt wurde er nicht allein durch spektakuläre Heilerfolge, sondern vor allem durch die Art und Weise, wie diese zustande kamen. Im Gegensatz zur vorherrschenden Lehrmeinung verstand er sich als Helfer der Natur und sah es als wichtigste Aufgabe des Arztes an, mit seiner Therapie die Selbstheilungskräfte im Körper des Patienten zu stärken.

Krankheit beschränkte sich nach seiner Erfahrung auch niemals auf ein Organ oder ein bestimmtes Körperteil. Sie war stets Ausdruck einer Allgemeinerkrankung, deren Ursachen man ergründen mußte. Daher seine Forderung:

»Es ist immer der ganze Mensch, der behandelt werden muß!«

Daß die Behandlung sich nach dem Kranken und nicht nach der Krankheit zu richten habe, war für Hippokrates selbstverständlich. Eine Therapie nach starren Regeln und Gesetzen, wie sie damals auch praktiziert wurde, lehnte er ab. Sie war nach seiner Erkenntnis ungeeignet, einen echten Heilungsprozeß in Gang zu bringen. Dazu bedurfte es ärztlicher Kunst, die ein angeborenes Talent voraussetzte.

»Von allen Künsten ist die ärztliche Kunst die vornehmste«, lehrte Hippokrates seinen zahlreichen Anhängern, die seine Erkenntnisse weiterverbreiteten und seine Behandlungsweisen übernahmen. So entstand die *Schule von Kos,* eine alternative Richtung der medizinischen Wissenschaft und Urform der Naturmedizin unserer Tage.

Erstaunlich viel von dem, was Hippokrates lehrte, hat die Jahrtausende überdauert und gilt im Prinzip – unter Naturmedizinern – immer noch als richtig. So definierte er beispielsweise Krankheit als Ausdruck eines Abwehrkampfes des *Fließsystems Mensch* gegen Schädigungen durch innere und äußere Schadstoffe – eine Störung der Eigenregulation des Körpers, verbunden mit Anpassungsschwierigkeiten an die körperlichen und seelischen Belastungen durch die Lebensumstände.

Auch seine Verordnungen lesen sich alles andere als »antiquiert«. Da ist die Rede von Bädern, Güssen und Massagen, von der großen Bedeutung der Haut und der Heilkraft von Luft- und Sonnenbädern. Wohlbekannt war ihm die Rolle der Ernährung in der Therapie. Er empfahl seinen Patienten Diätkuren mit hohem Rohkostanteil, und bei akut fieberhaften Erkrankungen verordnete er Fastentage und gründliche Darmentleerung mit Klistieren, Abführmitteln oder Zäpfchen. Alles ganz im Sinne heutiger Naturmediziner.

Was Hippokrates damals als Hauptursache krankhafter Störungen ansah, ist es bis heute geblieben: falsche Ernährung, Streß in Umwelt und Beruf, ausschweifender Lebenswandel. Das dadurch aus den Fugen geratene innere Gleichgewicht des Patienten mußte durch die ärztli-

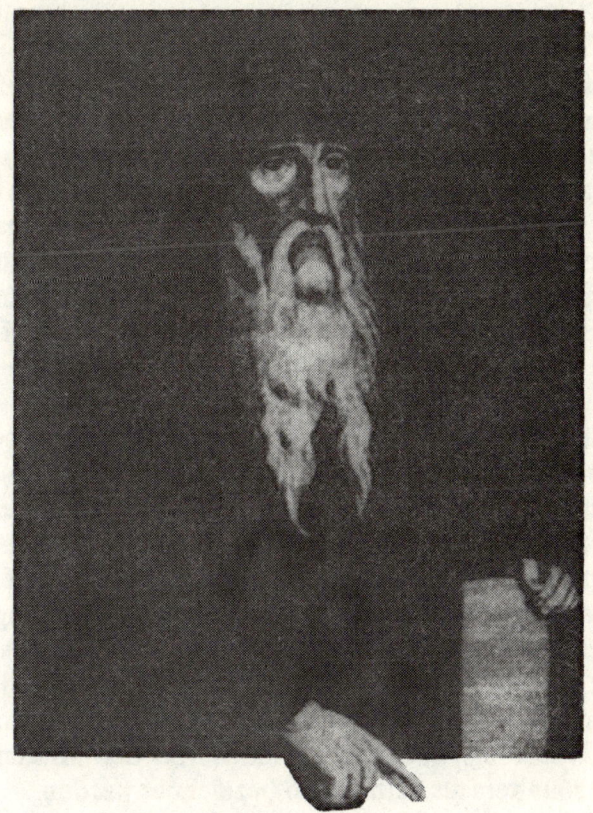

Hippokrates

che Therapie wiederhergestellt werden, bevor der eigentliche Heilungsprozeß stattfinden konnte.

Daß Körper und Seele eines Menschen untrennbar miteinander verbunden sind, stand für Hippokrates schon damals fest. Eine wichtige Heilungsvoraussetzung war für ihn daher die positive Denkweise des Patienten. Nie durfte er sich aufgeben und an seiner Krankheit verzweifeln. Negative Gedanken würden seinen Zustand unweigerlich verschlimmern, während eine positive Grundstimmung die Heilung förderte. »Heiterkeit entlastet das Herz«, hatte er erkannt. Der Satz könnte von einem Psychotherapeuten unserer Tage stammen.

Sein eigenes Wissen sowie die Erfahrungen seiner Schüler und Anhänger kombinierte Hippokrates mit Überlieferungen der Ägypter, Babylonier und Inder. So entstand ein umfangreiches Schrifttum, das ihn als Begründer der wissenschaftlichen Heilkunst ausweist. Immer wieder ist darin von der großen Verantwortung des Arztes für Gesundheit und Leben seiner Mitmenschen die Rede. Die ihm daraus erwachsenden Aufgaben und Pflichten faßte er in ethischen Leitsätzen zusammen, die als *Eid des Hippokrates* auch noch von den Ärzten des Atomzeitalters als verbindlich bezeichnet werden.

Unter anderem heißt es da: »Meine Verordnungen werde ich treffen zu Nutz und Frommen der Kranken nach bestem Vermögen und Urteil. Immer will ich eintreten zum Heile der Kranken, mich enthalten jeder vorsätzlichen und verderblichen Schädigung.«

Von Kritikern müssen sich die Vertreter der mit den Chemiekonzernen kooperierenden Schulmedizin unserer Tage allerdings vorhalten lassen, zumindest unbewußt das Gegenteil von dem zu bewirken, was Hippokrates von ihnen forderte. Diese Problematik wird noch ausführlich im Beitrag über die Menschengiftlehre des Professors Hans-Heinrich Reckeweg behandelt werden.

Paracelsus

Als Ahnherr der Naturmedizin im deutschen Sprachraum gilt der Arzt und Naturforscher Theophrastus Bombastus von Hohenheim (1493–1541), der sich Paracelsus nannte.

Er wurde im schweizerischen Wallfahrtsort Einsiedeln als Sohn eines Arztes geboren. Schon als Kind nahm er regen Anteil am Beruf des Vaters, und es war seine größte Freude, wenn er ihm bei der Behandlung der Kranken zusehen durfte.

Als er schon verständiger war, nahmen ihn die Eltern mit zum Heilkräutersammeln. Dabei klärten sie ihn über die wunderbaren Eigenschaften der Pflanzen und ihre Wirkung auf den Menschen auf. Zu Hause verfolgte er dann gespannt, wie die Kräuter erst getrocknet und pulverisiert, später mit Mineralien und anderen Zutaten zu Arzneimischungen verarbeitet wurden, deren Zusammenstellung, Sinn und Zweck der Vater seinem wißbegierigen Sprößling geduldig veranschaulichte. Diese Kindheitserfahrungen prägten ihn für sein späteres Leben.

In Villach, wo der Vater als Stadtarzt beschäftigt war, besuchte er die höhere Schule und wurde anschließend Lehrling bei einem berühmten Alchimisten. Hier lernte er alles über das Wesen und die Eigenschaften der Metalle, Salze und Gesteine. Insbesondere sammelte er Erfahrungen in der Scheidekunst, Gold, Quecksilber, Arsen, Antimon in möglichst reiner Form zu gewinnen.

Nach dem Studium im italienischen Ferrara wurde Paracelsus mit 21 Jahren Doktor der Medizin. Es reizte ihn jedoch nicht, sich als Arzt niederzulassen und ein bürgerliches Leben zu führen. Statt dessen trieben ihn Abenteuerlust und Wissensdurst in die Ferne. Zu Fuß und zu Pferd, auf Karren und Schifferbooten durchquerte er ganz Europa von Süd nach Nord, von West nach Ost. Ohne Doktortalar, Barett und Kette unter fahrendem Volk, Gauklern, Zigeunern. Wo er rastete, behandelte er die Kranken, ohne dabei einen Unterschied zwischen Arm und Reich zu machen.

Wegen seiner außergewöhnlichen Heilerfolge erwarb er sich im Lauf der Jahre den Ruf eines Wunderdoktors. Sehr zum Ärger der etablierten Ärzteschaft, die ihn der Quacksalberei bezichtigte und mit Haß und Verachtung strafte.

Tatsächlich war Paracelsus unter den Medizinern seiner Zeit ein krasser Außenseiter, und er selbst tat alles, um die Kluft noch zu vertiefen. Er hatte den Mut, die geltenden Lehren öffentlich als Irrlehren anzuprangern. Seine Kollegen, bei denen die Erkenntnisse des Hippokrates nichts mehr galten, nannte er »Kurpfuscher, Ölgötzen, Leutebescheißer«, die nur an ihre eigenen Geldbeutel dächten. Einigen berühmten Medizinpäpsten warf er sogar vor, sie füllten die Kirchhöfe mit ihrer »Mörderei«. Überliefert ist von ihm der Ausspruch: »Viele Herren und Kaiser müssen vorzeitig sterben, weil ihre Ärzte ihnen mehr zum Tode als zum Leben verhelfen.«

Auch die Apotheker machte er sich zu Feinden, indem er sie als Helfershelfer der Ärzte und Hersteller von »Drecksmedizin« bezeichnete. Völlig zu Recht übrigens, denn die Arzneien bestanden zu jener Zeit überwiegend aus so ekelerregenden Ingredienzen wie zerriebenen mumifizierten Leichenteilen oder getrockneten und mit Kräutern vermischten Exkrementen. Die Medizin befand sich auf dem absoluten Tiefpunkt. Unwissen, Geldgier, Borniertheit sowie Menschenverachtung prägten das Bild der Heilberufe.

Es konnte auch kaum anders sein in einer Epoche, in der überall in Europa Hexenprozesse stattfanden und

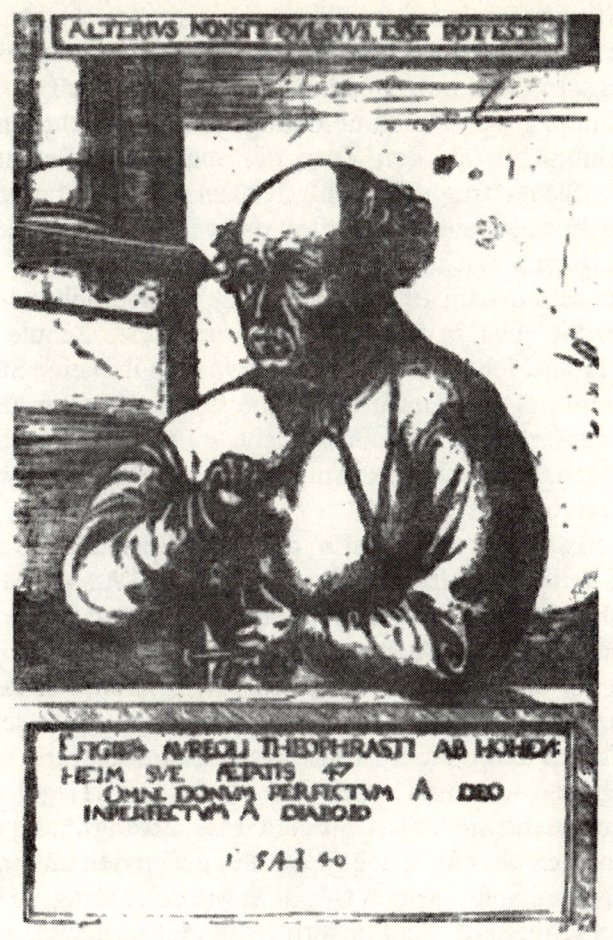

Paracelsus

Scheiterhaufen loderten. Paracelsus wetterte gegen den pervertierten Zeitgeist und beklagte das schreckliche Schicksal der armen, unschuldigen Opfer. Doch es war ein Kampf gegen Windmühlenflügel, der ihm nichts anderes einbrachte als den Zorn der mächtigen Beamtenschaft. Sicher trug das auch mit dazu bei, daß ihm viele seiner hochgestellten Patienten das vereinbarte Honorar verweigerten, nachdem er sie geheilt hatte.

Nur selten kam er in einer Stadt vorübergehend zur Ruhe. So etwa in Straßburg, wo er an der Schule für Wundarznei lehrte. Oder in Basel, wo man ihm eine Stelle als Stadtarzt und Universitätsprofessor angeboten hatte. Das verdankte er der Fürsprache eines einflußreichen Patienten, den er vor der Amputation eines Beins bewahren konnte.

Doch er selbst sorgte dafür, daß diese Episoden nie sehr lange dauerten. Allzusehr war er von dem Wunsch besessen, die Medizin zu reformieren und der reinen Lehre des Hippokrates den Weg zu bereiten. In seinem heiligen Zorn auf die Bewahrer des Rückschritts kannte er keine Grenzen. Er klagte an, er schmähte und schreckte selbst vor Tätlichkeiten nicht zurück. Beispielsweise drang er in Apotheken ein und warf die Töpfe und Tiegel mit »Drecksmedizin« hinaus auf die Gasse. Zwangsläufig verschwor sich über kurz oder lang alles gegen den unbequemen Mann. Selbst seinen Gönnern wurde er lästig, so daß sie ihn schließlich nicht ungern weiterziehen ließen.

Um so erstaunlicher, daß Paracelsus trotz dieses unsteten, strapaziösen Lebens an die 200 wissenschaftliche Werke hinterlassen konnte. Mit ihnen gab er den Extrakt seiner Forschungen und Erfahrungen an die Nachwelt weiter. Viele enthalten Behandlungsanweisungen für Krankheiten aller Art. Die dabei verwendeten Arzneien hatte er entweder selbst entwickelt oder auf seinen Reisen von weisen Frauen und Männern erfahren. Stets aber waren es Heilmittel aus der »Apotheke der Natur«, die –

ganz im Sinne des Hippokrates – dem Kranken keinerlei Schaden zufügen durften.

Mit neuen Methoden erforschte Paracelsus die Wirkung des Wassers auf den Menschen und wurde damit zum geistigen Vater der Bäderheilkunde. Er fand neue Wege zur Behandlung von Nieren- und Gallensteinen, von Gicht und Rheuma. Er schrieb ein wegweisendes Werk unter dem Titel *Die große Wunderarzney* sowie eine Generalabrechnung mit der medizinischen Wissenschaft: *Vom Irrgang der Ärzte* (Labyrinthus medicorum errantium).

Als erster in dieser Epoche wissenschaftlicher Finsternis erkannte er den Menschen als Spiegelbild des Kosmos, der von Gestirn und Erde, Klima, Erbmasse und Imagination zum Individuum geformt wurde. Und es stand für ihn zweifelsfrei fest, daß Leib und Seele eine untrennbare Einheit darstellten.

Paracelsus starb im Alter von nur 48 Jahren, einsam, ohne Freunde und Vermögen. Erst Jahrhunderte nach seinem Tod begriff die Nachwelt die Größe und Genialität dieses Mannes, der – von seiner Umwelt gehaßt, verachtet, verleumdet und verspottet – zu den Lehren und Erkenntnissen des Hippokrates zurückfand und die Stärkung der Selbstheilungskräfte des Menschen als oberste Aufgabe des Arztes bezeichnete.

Sigmund und Johann Sigmund Hahn – die »Wasserhähne«

Sigmund Hahn (1664–1742) und sein Sohn Johann Sigmund Hahn (1696–1773) praktizierten als Ärzte in der schlesischen Stadt Schweidnitz. Sie waren die Väter der Wasserheilkunde in Deutschland, daher der scherzhafte Beiname Wasserhähne.

Wasser war für die Hahns das wichtigste Therapiemittel aus der »Apotheke der Natur«. Sie wendeten es bei ihren Patienten innerlich und äußerlich in Form von Bädern, Packungen, Umschlägen und Klistieren an. Ihre These lautete: »Die Wasserbehandlung öffnet der Natur den von ihr selbst für richtig erkannten Weg zur Heilung. Der Arzt kann diese Heilung nur einleiten.«

Damit befanden sie sich in voller Übereinstimmung mit der überlieferten Denkweise des Hippokrates: »Der Arzt kuriert – die Natur heilt.« Aber auch Erkenntnisse der heutigen Naturmedizin waren den Hahns bereits vertraut. Beispielsweise die Bedeutung der Haut als großes Ausscheidungsorgan für Schadstoffe aller Art. Und ihnen war auch bekannt, daß es sich bei Schweiß und Ausschlag um Entgiftungsreaktionen des Körpers handelte, die nicht unterdrückt werden durften. Wenn man zum Beispiel einen Ausschlag mit Salben behandelte, würden die Gifte in den Körper zurückgetrieben und dort gefährliche Schäden verursachen.

Schließlich verordneten die Hahns Fastenkuren, Diät und Rohkost als wichtige Therapiemittel. Auch darin waren sie den Ärzten ihrer Zeit weit voraus. Darum ging wohl auch ihr größter Wunsch nicht in Erfüllung. Noch zu ihren Lebzeiten, so hatten sie gehofft, würden ihre in mehreren Büchern dargelegten Erkenntnisse Schule machen und zum Allgemeingut ihrer Kollegen werden. Wasser als Universalheilmittel – das erschien den hochgelehrten Herren Doktores wohl zu simpel.

Samuel Hahnemann

Die Homöopathie ist eine der wichtigsten Säulen der modernen Naturmedizin. Der Begründer dieser alternativen medizinischen Methode ist Dr. Samuel Hahnemann (1755–1843).

Hahnemann wurde in Meißen geboren, wo sein Vater als Maler für die weltberühmte Porzellanmanufaktur tätig war. Sein Leben war Kampf gegen die herrschende schulmedizinische Wissenschaft, wobei er als einzelner zwangsläufig meist der Unterlegene war.

Schon während des Medizinstudiums in Leipzig machte er sich bei den Professoren unbeliebt, weil er die »Frechheit« besaß, die Richtigkeit ihrer Thesen öffentlich in Frage zu stellen. Vor allem hielt er es für falsch, Krankheitssymptome wie Fieber, Ausschlag, Entzündungen und dergleichen radikal zu unterdrücken. Statt dessen – so meinte er – müsse man dem Patienten Mittel verabreichen, die die natürlichen Vorgänge in seinem Körper unterstützten.

Daß man den aufmüpfigen Studenten sehr bald aus Leipzig abschob, ist nicht weiter verwunderlich. Nicht viel anders erging es ihm in Wien, wo er durch ständiges Zwischenfragen und Gegenreden während der Vorlesungen unliebsam auffiel. Ein wohlmeinender Professor vermittelte dem fanatischen Wahrheitssucher schließlich eine Bibliothekarstelle beim Gouverneur von Siebenbürgen. In seiner Freizeit konnte er jetzt seine Studien ohne materielle Sorgen fortsetzen und sich noch seinem Lieblingsthema widmen, der Heilpflanzenkunde. So gelang es ihm auf Umwegen, an der Universität von Erlangen seinen Doktor zu machen.

Hahnemann blieb konsequent. Er machte auch jetzt keinerlei Gebrauch von der mühsam erlernten Schulmedizin und verzichtete damit – zumindest für einige Jahre – auf ein ruhiges, gesichertes Leben als niedergelassener Arzt. Statt dessen zog er mit einem ziemlich armseligen, von zwei mageren Gäulen gezogenen Planwagen durch die Lande, der ihm Wohnung und Praxis zugleich war. »Zigeunerdoktor« nannten ihn die Leute, wohl auch wegen seiner unorthodoxen Behandlungsweise mit selbst hergestellten Tinkturen und Kräutermischungen. Aber die Mittel halfen und verschafften ihm regen Zulauf. Dabei kam er seinem großen Ziel immer näher: Mittel herzustellen, die dem Kranken nicht schaden konnten und statt dessen die Selbstheilungskräfte seines Körpers unterstützten.

In den folgenden Jahren vollbrachte Dr. Hahnemann eine Pionierleistung von epochemachender Bedeutung. Als erster Arzt der Menschheitsgeschichte testete er die Wirkung von Arzneigrundsubstanzen an sich selbst, also am gesunden Menschen. Damit war eine neue Forschungsmethode geboren: die experimentelle Pharmakologie oder auch Arzneimittelprüfung, die das Zeitalter der modernen Medizin einleitete.

Bei seinen Versuchen mit diversen Natursubstanzen stellte Hahnemann fest, daß sie bei Gesunden krankhafte Erscheinungen erzeugten. In geringeren Dosierungen konnten dagegen die gleichen Substanzen Kranke von diesen Erscheinungen heilen. Damit war gleichzeitig der wissenschaftliche Beweis für die Richtigkeit einer Erkenntnis erbracht, die schon Paracelsus gewonnen hatte: »Die Dosis macht das Gift.«

Hahnemann stellte, durch viele tausend Tests und Prüfungen bewiesen, um 1796 eine Ähnlichkeitsregel auf: »Ähnliches kann mit Ähnlichem geheilt werden.« Folgerichtig nannte man seine Methode *Homöopathie* (nach dem griechischen *homöo* = ähnlich).

Die sogenannten Arzneimittelbilder von rund 2500 Natursubstanzen sind inzwischen genau bekannt. Unter ihnen kann der homöopathische Arzt nach gründlicher Diagnose diejenigen auswählen, die dem Krankheitsbild seines Patienten am ähnlichsten sind. Sie werden in homöopathischen Dosierungen verabreicht, das heißt in Alkohol verdünnt oder in Milchzucker verrieben, wenn sie nicht löslich sind.

Die Verdünnungsgrade sind in der Regel sehr hoch, und schon aus diesem Grund macht die konservative Schulmedizin seit Hahnemanns Zeiten Front gegen die Homöopathie. Schließlich müssen Krankheitssymptome nach herrschender Lehrmeinung mit den Waffen der Chemie unterdrückt werden. Homöopathische Arzneimittel hält man jedoch nach Art und Beschaffenheit für viel zu schwach, um überhaupt in irgendeiner Weise wirksam zu sein. Untersuchungsergebnisse objektiver Wissenschaftler, die solche Argumente widerlegen, werden einfach ignoriert.

Auch ein anderes Vorurteil hat sich längst als unhaltbar erwiesen. Heilungen durch homöopathische Arzneimittel, so heißt es im schulmedizinischen Lager, kämen einzig und allein durch den grenzenlosen Glauben des Kranken an seinen Arzt und ein an sich wirkungsloses Medikament zustande. Damit läßt sich allerdings nicht die Tatsache erklären, daß die homöopathischen Präparate bei Säuglingen und Tieren besonders rasch und intensiv wirken. Ausgerechnet dann also, wenn Autosuggestion und Placeboeffekte ausgeschlossen sind.

Seit Hahnemann wissen wir, daß der menschliche Organismus auf feinste Reize und Impulse reagiert. Massive Eingriffe können dagegen eher schaden als nützen. Das wird von der Schulmedizin nicht einmal bestritten. Nach ihrer offiziellen Ansicht gibt es kein wirksames Medikament ohne schädigende Nebenwirkungen.

Weil nicht sein kann, was nicht sein darf, wurde Hahne-

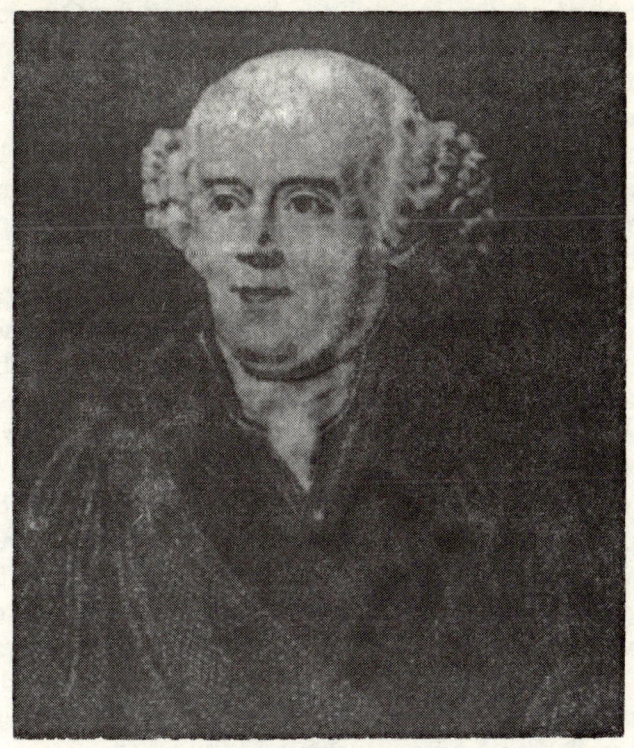

Samuel Hahnemann

mann von einem Großteil der Ärzteschaft der Quacksalberei bezichtigt und leidenschaftlich bekämpft. Ständig mußte er sich unqualifizierter Angriffe und übelster Verleumdungen erwehren. Zwar fehlte es ihm nicht an Patienten, die ihn – nachdem er sie von hoffnungslos scheinenden Leiden geheilt hatte – vergötterten. Doch sein Leben blieb unstet, bis er sich dann doch noch in Leipzig etablieren konnte. Da war er bereits 57 Jahre alt.

Wie sehr er unter den Gemeinheiten gehässiger Kollegen litt, beweist die Tatsache, daß er sich mit 80 noch entschloß, Deutschland zu verlassen und nach Paris überzusiedeln. Offenbar wußten die Franzosen den Segen der Homöopathie besser zu würdigen, denn in den letzten Jahren seines Lebens erwarb Hahnemann noch ein beachtliches Vermögen, bevor er im 89. Lebensjahr starb.

Aus neuesten Untersuchungen geht interessanterweise hervor, daß die Fronten zwischen Schulmedizin und Homöopathie nicht mehr so starr verlaufen, wie es den Anschein hat. So halten etwa nur 25 Prozent der Ärzte das auf der Universität erlernte Wissen für der Weisheit letzten Schluß, und mindestens 40 Prozent verordnen von Fall zu Fall auch homöopathische Mittel.

Christoph Wilhelm Hufeland

»Die Medizin soll sich immer als Werkzeug der inneren Heilkraft betrachten. Jeder Kranke ist ein Tempel der Natur!« Das konnte auch Hippokrates nicht klarer und eindrucksvoller formulieren. Etwa 2000 Jahre nach dem Tod des Urvaters der Naturmedizin fand sich in dem deutschen Arzt Christoph Wilhelm Hufeland (1762–1836) ein würdiger Nachfolger.

Wie Hippokrates stammte auch Hufeland aus einer alten Arztfamilie. Geboren im thüringischen Bad Langensalza, studierte er in Jena Medizin und übernahm unmittelbar nach Erlangung der Doktorwürde die Praxis seines Vaters in Weimar.

Diese Entwicklung erwies sich für den jungen Arzt als Glücksfall, der sein weiteres Leben günstig beeinflußte. Denn in Weimar gehörte er bald zum Freundeskreis der dort ansässigen geistigen Elite: Goethe, Schiller, Herder, Wieland, Fichte und Jean Paul. Wenn es notwendig war, ließen sie sich auch von ihm behandeln. Auf Goethes Fürsprache ernannte der Herzog von Weimar den erst 31jährigen Hufeland zum Professor der Medizin an der Jenaer Universität, was mit dem Titel eines Hofrats und Leibarztes verbunden war.

Als Lehrer der Heilkunde im hippokratischen Sinn war Hufeland ungewöhnlich erfolgreich. Insbesondere seine Vorlesungen über richtige Ernährung und Lebensverlängerung zogen oft über 500 Zuhörer an. Der Erfolg bei seinen Studenten ermutigte ihn, ein Buch über dieses Thema zu schreiben.

Makrobiotik oder die Kunst, das menschliche Leben zu

verlängern wurde zu seinen Lebzeiten ein Bestseller und in viele Sprachen übersetzt, sogar ins Chinesische. Noch heute gehört es zu den Standardwerken über natürliche Lebensformen und Heilweisen und sichert dem Autor damit einen hervorragenden Platz unter den Vorläufern der modernen Naturmedizin.

In seiner Makrobiotik geht Hufeland vom Begriff der Lebenskraft aus, deren Stärke und Intensität individuell verschieden sei. Diese Lebenskraft zu stärken und ihre allzu rasche Abnutzung zu vermeiden, muß oberstes Ziel der Therapie sein.

Im Gegensatz zur konservativen Medizin, deren Bestreben (damals wie heute) die schnellstmögliche Unterdrückung der Krankheitssymptome war, ohne Rücksicht darauf, ob die dabei angewandten Methoden und Medikamente das Leben des Patienten womöglich verkürzten, suchte die Makrobiotik also einzig und allein Mittel und Wege zur Lebensverlängerung. Zu diesen Therapiemitteln gehörten unter anderen Licht, Luft, Wärme, Wasser, vernünftige Lebensweise, fleischarme Ernährung, Bewegung in frischer Luft, Klistiere und Kräutertees. Alles Maßnahmen, die in der modernen Naturmedizin selbstverständlich geworden sind.

Hufeland verbot seinen Patienten das Rauchen und riet zu bequemer, hautfreundlicher Kleidung. Besonders wichtig war für ihn Eßdisziplin, das heißt langsames und gründliches Kauen, damit die Speisen gut eingespeichelt wurden. Und weil Seele und Körper auch für ihn eine untrennbare Einheit bildeten, lautete seine Mahnung: »Seelische Ruhe, Heiterkeit und Zufriedenheit sind die Grundlagen für Glück und Gesundheit sowie für ein langes Leben.«

Die größte Ehre seines Lebens wurde Hufeland im Jahre 1800 zuteil: Preußens König Friedrich Wilhelm III. berief ihn als Leibarzt nach Berlin und ernannte ihn außerdem zum Mitglied der Akademie der Wissenschaf-

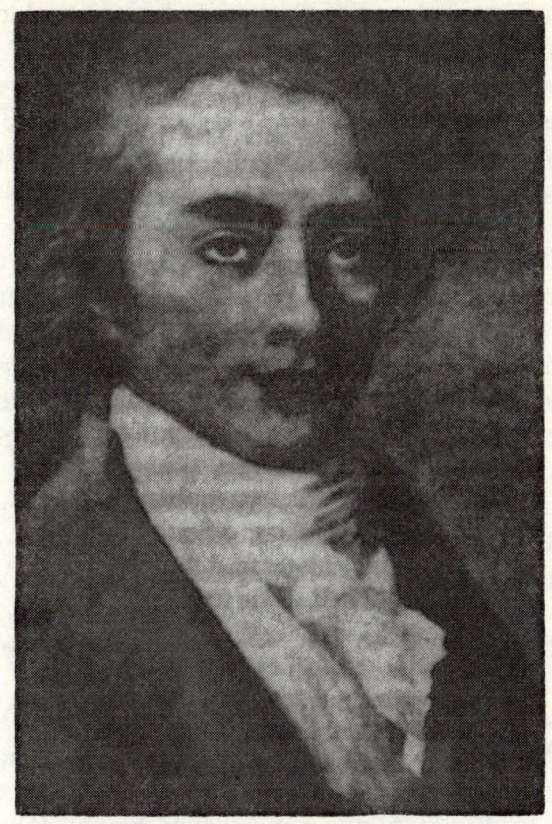

Christoph Wilhelm Hufeland

ten, zum Ersten Arzt der Charité und zum Direktor der ärztlichen Prüfungskommission.

Er nutzte seine Ämter, um zahlreiche Verbesserungen auf dem Gesundheitssektor durchzusetzen. Er ließ neue Krankenhäuser bauen und setzte beim König die Eröffnung einer Poliklinik durch, in der die Armen unentgeltlich behandelt wurden.

Vor allem unterschied sich Hufeland von seinen Kollegen durch sein überzeugtes Bekenntnis zur hippokratischen Ganzheitsbetrachtung des Menschen. Und das zu einer Zeit, in der sich die medizinische Wissenschaft immer mehr auf das einzelne Organ konzentrierte, was bekanntlich zur Einführung der verschiedenen Facharztbereiche und zum Verlust der Gesamtschau führte.

Zwar war auch er Angriffen aus der andersdenkenden Ärzteschaft ausgesetzt – so zum Beispiel, als er einer Abhandlung über »Die äußerliche Anwendung des kalten Wassers zur Mäßigung des Fiebers« einen Preis zuerkannte –, doch wegen seiner hohen Stellung hielt sich die Kritik in Grenzen.

Dieser populärste deutsche Arzt in der ersten Hälfte des 19. Jahrhunderts war als Mensch überaus bescheiden. Als König Friedrich Wilhelm III. ihn wegen seiner großen Verdienste in den Adelsstand erheben wollte, lehnte er dies kategorisch ab. Anläßlich seines 50jährigen Arztjubiläums verlieh ihm der König statt dessen in einem Festakt einen hohen Orden.

Drei Jahre danach starb Christoph Wilhelm Hufeland im Alter von 74 Jahren.

Vinzenz Prießnitz

Der Erfolg alternativer Heilmethoden in der modernen Naturmedizin ist zum Großteil das Verdienst von Nicht-Ärzten, also medizinischen Laien. Der erste dieser Bahnbrecher war der Bauernsohn Vinzenz Prießnitz (1799 bis 1851). Er lebte in Freiwaldau (heute Jesenik) am Gräfenberg. Ihm fehlten eigentlich alle Voraussetzungen, ein Heilkundiger zu werden. Insbesondere war seine Schulbildung nur mangelhaft, denn er mußte schon früh auf dem elterlichen Hof mitarbeiten. Doch die Natur erwies sich als sein bester Lehrmeister.

Durch ein Kindheitserlebnis wurde er auf die Heilkraft des Wassers aufmerksam. Im Wald beobachtete er ein auf der Jagd angeschossenes Reh, das seine Wunde täglich in einer Quelle badete, bis es schließlich geheilt war. Jetzt wurde ihm auch klar, warum die Viehdoktoren kranke Rinder in feuchte Tücher einpackten. Daraus ergab sich für den kleinen Vinzenz die logische Schlußfolgerung: »Was für Tiere gut ist, wird auch dem Menschen nicht schaden.«

Von da an probierte er die heilende Wirkung des Wassers an sich selbst aus. Ein verstauchter Finger, eine Schürfwunde am Knie und andere Verletzungen, Verrenkungen – immer erwies sich das Wasser als hilfreich. Sogar eine Rippenquetschung, Folge eines Unfalls, kurierte er mit feuchtkalten Brustpackungen. Der Arzt hatte gemeint, er würde nie mehr gesund.

Mit 16 Jahren verfügte Prießnitz bereits über reichhaltige Erfahrungen in der Wasserbehandlung, was ihn unter den Bauern der Umgebung zu einer Berühmtheit machte.

Statt den Arzt zu holen, suchten die Kranken und Gebrechlichen seinen Rat. Innerhalb von drei Jahren verbreitete sich sein Ruf überall im Land, und die Hilfesuchenden kamen von weit her, um sich von dem jugendlichen »Wasserdoktor« kurieren zu lassen. In Notfällen unternahm er sogar weite Reisen, um Bettlägerige mit seiner Wasserkur zu behandeln. Fast ausnahmslos hatten seine Patienten vorher jahrelang vergeblich bei Ärzten Heilung gesucht.

Anfangs waren es nur äußerliche Krankheitssymptome, die Prießnitz mit Waschungen und feuchtkalten Umschlägen kurierte. Mit der Zeit stellte er aber fest, daß sich auch innere Störungen auf diese Weise günstig beeinflussen ließen, beispielsweise geschwollene Glieder, Lähmungen, Leber- und Magenleiden, Verstopfung, Hämorrhoiden und Nervenschwäche.

Auf Drängen der vielen Hilfesuchenden baute er seine Behandlungsmethoden immer weiter aus, damit sie gegen immer mehr Krankheiten wirksam wurden. So entstand eine sinnvolle Kombination von Schwitzen und kalten Bädern, Bewegung und kalten Duschen, feuchten Umschlägen, Packungen und Wassertrinken. Dazu empfahl er Bergwanderungen, körperliche Arbeit und eine geregelte Lebensweise. Diese Maßnahmen bewirkten nicht nur eine tiefgreifende Reinigung des Körpers, sondern auch eine Aktivierung seiner Selbstheilungskräfte.

Später entwickelte er daraus eine Theorie, die heute zu den wichtigsten Erkenntnissen der modernen Naturmedizin gehört. *Chronische* Krankheiten – so Prießnitz – könne man nur heilen, wenn man sie in *akute* Krankheiten zurückverwandle. Damit stellte er sich in Gegensatz zu den Ärzten, die mit ihrer Unterdrückungstherapie häufig das Gegenteil erreichten, nämlich aus der akuten eine chronische Krankheit zu machen.

Mit seiner Wasserkur, hatte Prießnitz erkannt, konnte er den Verlauf chronischer Krankheiten so beeinflussen, daß sie wieder akut wurden und auf natürliche Weise geheilt werden konnten. Unabhängig von der Krankheit blieb die Art der Anwendung mehr oder weniger die gleiche, so daß nicht eigentlich die Krankheit behandelt wurde, sondern vielmehr der Mensch, dessen Gesundheit beeinträchtigt war. Ganz im Sinne also des Hippokrates, von dem Prießnitz höchstwahrscheinlich nie etwas gehört hatte.

Reinigen und stärken, das waren die beiden Kernpunkte seiner Therapie. Zuerst mußte der Körper durch das Schwitzen gereinigt und entgiftet werden. Dann kräftigte das kalte Wasser Herz-, Kreislauf- und Drüsentätigkeit, Nerven und Atmung. Eine Ganzheitsbehandlung also mit dem Zweck, die Selbstheilungskräfte im Körper des Patienten so zu aktivieren, daß sie von sich aus mit der Krankheit fertig wurden.

Prießnitz war sich jedoch darüber klar, daß seine Kur recht strapaziös und nicht bei jedermann anwendbar war. Er hatte darum eine eigene Testmethode entwickelt, der sich jeder Hilfesuchende unterziehen mußte. Dabei ging es ihm nicht um die Krankheit des Patienten, sondern vielmehr um die Art und Weise, wie dieser auf die verschiedenen Behandlungsweisen reagierte. Keine *Krankheits-Diagnose* also, sondern eine *Reaktions-Diagnose*.

Das Ergebnis zeigte ihm, ob Herz, Kreislauf und Nervensystem des Patienten kräftig genug für die Behandlung waren und somit ein Erfolg erwartet werden durfte. Wer auf den Test nicht oder nur mangelhaft ansprach, wurde von ihm abgewiesen. Bei von vornherein aussichtslosen Fällen, wie beispielsweise völlig Gelähmten, die ein Wunder von ihm erwarteten, führte er erst gar keinen Test durch.

Mit Vorliebe behandelte Prießnitz Patienten mit akut fieberhaften Erkrankungen. Ihre Symptome wie Fieber, Entzündungen und Schweiß waren ja nichts anderes als der Beweis dafür, daß die Abwehrkräfte funktionierten und nur gekräftigt und unterstützt zu werden brauchten, um den Menschen gesund zu machen.

In der Regel sah ein typischer Kur-Tag so aus:

Frühmorgens wurde der Patient in warme Decken gepackt und zum Schwitzen gebracht. Darauf folgte ein schnelles kaltes Bad von vier bis sechs Grad Wassertemperatur, wodurch sich die Haut stark rötete. Dann gab es Frühstück, das generell aus selbstgebackenem Vollkornbrot mit Butter und kalter Milch bestand.

Anschließend stieg man gemeinsam – bei jedem Wetter – in flottem Tempo den Gräfenberg hinauf, wobei man wieder kräftig ins Schwitzen geriet. Oben gab's dann wieder eine Dusche aus künstlichen kleinen Wasserfällen unterschiedlicher Intensität.

Mittags wurde herzhaft gegessen. Es gab gebratenes oder gekochtes Fleisch, Gebirgsforellen, Mehlspeisen, Obst, Salat. Gemüse war eine Seltenheit, da es im Gebirge nicht angebaut wurde, und für die Beschaffung aus anderen Gegenden fehlten ja damals noch die Transportmittel. Getrunken wurde Quellwasser, als Dessert Vollkornbrot mit Butter und Ziegenkäse gereicht.

In der zweiten Tageshälfte wiederholte sich das Programm vom Vormittag. Alles in allem also eine Prozedur, die bei heutigen Kassenpatienten kaum Begeisterung erwecken würde und ein großes Maß an Selbstverleugnung erforderte. Prießnitz war der Auffassung: »Wer keinen Charakter hat, der bleibe weg von der Wasserkur.«

Aber seine Erfolge sprachen für sich und machten ihn weithin bekannt. So bekannt, daß ein regelrechter Andrang einsetzte und er sich der Heilungssuchenden kaum erwehren konnte. Aus ganz Europa kamen sie, zu Pferd und Wagen, denn andere Verkehrsmittel gab es ja nicht. Innerhalb von zehn Jahren stieg ihre Zahl von 45 auf 1700, darunter viele Vertreter des Adels, Fürsten, Grafen, hohe Offiziere. Nicht zu vergessen die große Zahl von Ärzten, die sich lieber vom »Wasserdoktor« Prießnitz behandeln ließen als von einem ihrer Kollegen.

Daß er damit zum Stein des Anstoßes für die etablierte

Ärzteschaft wurde, versteht sich fast von selbst. Ganz besonders übel nahm man ihm, daß er von seinen Kranken kein Geld forderte. Seinen Aufwand finanzierte er durch freiwillige Spenden, die ihm reichlich zuflossen und ihn darüber hinaus auch noch zum vermögenden Mann machten.

Den Höhepunkt der Anfeindungen gegen ihn bildete eine Anklage wegen »Zauberei, Hexerei, Kurpfuscherei und Übertretung gegen die Sicherheit des menschlichen Lebens«. Der Schwamm, mit dem er seine Patienten abrieb, wurde als »Werkzeug des Teufels« bezeichnet. Nachdem er auf dem Richtertisch in kleinste Stückchen zerlegt worden war, zeigte sich jedoch nichts, was ihn von einem gemeinen Badeschwamm unterschieden hätte. In einem wahrhaft salomonischen Urteil verbot der Richter Prießnitz hinfort das Benutzen von Schwämmen, ließ die übrigen Anklagepunkte aber fallen. Von da an wusch Prießnitz seine Patienten mit der bloßen Hand.

Ein Höhepunkt in seinem Leben war der Besuch in der Wiener Hofburg, wo er Erzherzog Anton auf dessen Wunsch über die Wirkungsweise seiner Wasserkur informierte. Seine Kaiserliche Hoheit zeigte sich sehr beeindruckt und kündigte ihm den Besuch einer Kommission an, die ein offizielles Gutachten über sein Wirken abgeben sollte. Falle es positiv aus, woran nicht zu zweifeln sei, werde man Prießnitz von höchster Stelle gestatten, ein großes Badehaus zu bauen.

Trotz der geharnischten Proteste und Anfeindungen aus dem gegnerischen Lager kam die kaiserliche Kommission unter dem Vorsitz von Hofrat Dr. med. Freiherr von Türkheim nach einwöchigem Aufenthalt am Gräfenberg zu dem Schluß, Prießnitz sei ein überaus verdienstvoller, ernst zu nehmender Mann, dessen Kuren man nicht geringschätzen dürfe. Prießnitz bekam einen Orden und wurde von der Wiener Universität für seine Verdienste um die Volksgesundheit ausgezeichnet. Jetzt konnten ihm seine Feinde nichts mehr anhaben.

Bald darauf ging auch der große Traum des »Wasserdoktors« in Erfüllung, und das neue Kurhaus wurde eingeweiht. Es war nach seinen Anweisungen gebaut worden und umfaßte Baderäume, Duschnischen, einen großen Speisesaal sowie Liege- und Wickelabteilungen.

Die neuen Räumlichkeiten waren auch dringend nötig, denn von Jahr zu Jahr wuchs die Zahl der Hilfesuchenden aus aller Herren Länder. Unter ihnen so berühmte Persönlichkeiten wie der aus Rußland angereiste Dichter Nikolai Gogol und der in Frankreich lebende polnische Komponist Frédéric Chopin.

Leider hielt sich der Mann, dem so viele Menschen Heilung von schweren Krankheiten verdankten, nicht an seine eigenen Regeln. Sein Wille zu helfen ließ ihn jede Rücksicht auf die eigene Gesundheit und Lebenskraft vergessen. Von vier Uhr früh bis zum späten Abend dauerte sein Arbeitstag, Muße war dabei nicht eingeplant. Selbst während des Mittagessens diktierte er seinem Sekretär Briefe. Als schließlich eine Lungentuberkulose bei ihm ausbrach, nahm er sich nicht die Zeit, sich selbst zu behandeln. Sein geschwächter Körper erlag dem Leiden im Alter von nur 52 Jahren.

Die Erkenntnisse des »Wasserdoktors« sind Bestandteil der Naturmedizin geworden. Überdauert hat ihn vor allem der *Prießnitz-Wickel,* den man heute noch beispielsweise bei fieberhaften Erkrankungen, Halsentzündungen und Stoffwechselstörungen anwendet. Dazu taucht man ein grobes Stück Leinen in zimmerwarmes Wasser, wringt es gut aus und legt es fest und glatt um den zu behandelnden Körperteil. Darüber gibt man ein trockenes Leintuch und dann noch ein Wolltuch. Dauer des Wickels: eine Stunde.

Die Kaltwasserkur als Universalheilmittel wäre für die Konstitution des heutigen Zivilisationsmenschen allerdings nicht mehr zu verkraften.

Johann Schroth

Daß zwei große Naturheiler in unmittelbarer Nachbarschaft aufwuchsen und dieselbe Dorfschule besuchten, war schon eine einmalige und höchst merkwürdige Schicksalsfügung.

Johann Schroth (1800–1856) lebte in Lindewiese am Gräfenberg, gleich »um die Ecke« von Prießnitz, mit dem er in Freiwaldau zur Schule gegangen war. Beide unterschieden sich in ihren Anschauungen und Behandlungsweisen jedoch grundsätzlich voneinander. Bei Prießnitz drehte sich alles um das kalte Wasser, Schroths Haupttherapiemittel waren feuchte Wärme, Hunger und Durst.

Als junger Mann diente Schroth bei der Kavallerie und wurde Bursche beim Veterinär. Bei ihm lernte er die Methoden zur Behandlung kranker Tiere kennen. Als sich dann der Ruhm seines Schulkameraden Prießnitz verbreitete, kam er auf den Gedanken, dessen Therapie kritisch unter die Lupe zu nehmen. Dabei stellte er fest, daß immerhin knapp ein Drittel der Prießnitz-Patienten die Kaltwasserkur nicht vertrugen und ungeheilt wieder abreisten. Das war für Schroth sicher der Hauptbeweggrund, nun seinerseits eine Behandlungsmethode zu entwickeln, die sich in allen wesentlichen Punkten von der Prießnitz-Therapie unterschied.

Schroth setzte auf die Kombination von feuchten Schwitzpackungen mit einer besonderen Art des Fastens. Altbackene Brötchen als zeitweise einzige Nahrung und eine streng geregelte Flüssigkeitsaufnahme standen dabei im Vordergrund. An drei Tagen der Woche durften die Patienten sogar überhaupt nichts trinken, an den übrigen

Tagen unterschiedliche Mengen Landwein, der therapeutisch ebenfalls bedeutsam war.

Seine Erfolge mit dieser Kur standen denen seines Schulkameraden in nichts nach. Schon bald, nachdem er zu praktizieren begonnen hatte, kamen auch zu ihm die Genesungsuchenden aus allen Gegenden Europas angereist. Sie mußten zwar mit für heutige Begriffe unvorstellbar langen Behandlungszeiten rechnen, doch das störte niemanden, denn man hatte ja damals viel mehr Zeit als heute. Allein die Vorkur dauerte schon zwei bis drei Wochen, die darauf folgende Hauptkur fünf bis acht Wochen. Eine Kurpause von ein bis zwei Wochen diente zur Erholung von der anstrengenden Therapie. Danach war – insbesondere bei chronischen Krankheiten – eine weitere Hauptkur von fünf bis sechs Wochen erforderlich. Diesem Wechsel unterzog sich der Patient so lange, bis er vollkommen gesund war.

Auch Schroth wurde von Ärzten, die sich als einzig legitime Hüter der Volksgesundheit sahen, verleumdet und der Quacksalberei bezichtigt. Mehrmals mußte er deswegen vor Gericht. Doch durch die Fürsprache hoher Gönner wurde er vollkommen rehabilitiert und als Naturheiler anerkannt. Der prominenteste unter seinen Verteidigern war Prinz Wilhelm von Württemberg. Ihm hatte Schroth das Bein gerettet, nachdem dessen Amputation von den Ärzten als unvermeidbar bezeichnet worden war.

Leider opferte auch Schroth sich allzusehr für das Wohl seiner Patienten auf, ohne dabei an die eigene Gesundheit zu denken. So starb er im Alter von nur 56 Jahren an Herzversagen und einem Leberleiden.

Die *Schroth-Kur* wurde von seinen Nachfahren weitergeführt und von Generation zu Generation den neuesten Erkenntnissen auf dem Gebiet der Naturheilkunde angepaßt. Die bedeutendsten Zentren entstanden nach dem Zweiten Weltkrieg in Oberstaufen im Allgäu und im österreichischen Obervellach. Chronisch Kranke aus aller Welt suchen dort Heilung.

Die Kur dauert inzwischen nur noch drei Wochen, hat aber dank des höheren Wissensstandes eine ungleich größere Wirkung als zu Lebzeiten ihres Begründers. Heute wie damals beinhaltet die Behandlung eine Spezialdiät mit exakt berechneter Flüssigkeitsmenge, kombiniert mit feuchtwarmen Packungen, Massagen und anderen begleitenden Maßnahmen.

Bei der Diät steht das sogenannte *Kurgebäck* (altbackene Semmeln) im Vordergrund. Es gibt sie morgens und abends, dazu Gemüsesuppen oder einen Brei aus Haferflocken, Grieß, Buchweizen, Reis, Graupen oder Gerste.

Die Flüssigkeitszufuhr ist nach einem besonderen Rhythmus geregelt, der nicht durchbrochen werden darf, sonst ist der gesamte Kurerfolg gefährdet. Diese Regelung sieht so aus:

Drei Tage der Woche – Montag, Mittwoch und Freitag – sind sogenannte *Trockentage*, an denen der Patient überhaupt nichts trinken darf; erlaubt ist lediglich, den Mund auszuspülen.

Dienstag und Sonnabend sind *Kleine Trinktage*. Da gibt es zum Kurgebäck eine Suppe und ab vier Uhr nachmittags einen halben Liter leichten Landwein, den man über den restlichen Tag verteilt in kleinen Schlucken trinken darf.

Donnerstag und Sonntag sind dann die *Großen Trinktage*. Schon am Vormittag ist ein Glas Rotwein erlaubt und vom Nachmittag bis zum Abend verteilt eine Höchstmenge von einem Liter.

Diese Methode ist zwar strapaziös, dafür aber auch äußerst wirkungsvoll. Sie übt einen starken Umstimmungsreiz auf den Organismus aus. Vor allem an den Trockentagen findet eine Ausspülung der Gewebe statt, da das Blut eine bestimmte Flüssigkeitsmenge braucht und sie von dort beziehen muß. So gelangen gleichzeitig abgelagerte Schlacken und andere Schadstoffe in die Blutbahn und können unschädlich gemacht und ausgeschieden werden.

An den Trinktagen ist es umgekehrt. Nun gelangt wieder Flüssigkeit in die Gewebe. Diese Saug-Pump-Wirkung ist eine hervorragende Entgiftungsmaßnahme und Voraussetzung für den Therapieerfolg. Dem Wein kommt dabei ebenfalls große Bedeutung zu, da er schlackenlösend wirkt.

Als äußere Begleitmaßnahme unterstützen feuchtwarme Ganz- oder Dreiviertelpackungen schweißtreibend den Entgiftungsvorgang. Noch vor kurzem glaubte man, der Patient müsse die ganze Nacht eingepackt werden. Inzwischen weiß man jedoch, daß stundenweise Packungen während des Tages vollkommen ausreichen.

Die eigentliche Kur endet nach drei Wochen mit einem *Großen Trinktag*. Allerdings kann man sie nicht einfach abrupt abbrechen, da der Organismus eine sanfte Umstellung auf die normale Lebensweise braucht. Angezeigt ist eine Nachkur von drei bis vier Tagen, ohne die ein optimaler Therapieerfolg nicht möglich ist.

Die Umgewöhnung beginnt mit einem ersten Mittagessen, das in der Regel aus einer Fleischbrühe mit Reis besteht. Am zweiten Tag nach Kurende wird Butter zum Kurgebäck gereicht, außerdem zu Mittag Huhn mit Reis oder Blumenkohl mit Kartoffelbrei und einem weichen Ei, abends noch einmal alte Brötchen und Wein. Vom dritten Tag an gibt es dann wieder leichte »normale« Kost.

Die Schroth-Kur ist eine Ganzheitsbehandlung im wahrsten Sinn dieses Begriffs: eine hochwirksame, tiefgreifende Entgiftungs- und Entschlackungstherapie, die den Stoffwechsel weitestgehend entlastet und das Immunsystem mobilisiert. Dadurch wird der Körper in die Lage versetzt, sich aus eigenen Kräften zu regenerieren. Ganz im Sinne des Hippokrates: »Es ist immer der ganze Mensch, der behandelt werden muß.«

Ganz besonders wirksam ist die Schroth-Kur bei chronischen Entzündungen aller Art, bei Stoffwechselerkrankungen wie Gicht, Übergewicht, Fettsucht, leichter bis mittelschwerer Diabetes. Ferner bei Blasen- und Nierenleiden, Herz- und Kreislauferkrankungen, zu hohem und zu niedrigem Blutdruck, Erkrankungen der Verdauungsorgane sowie der Harn- und Geschlechtsorgane.

Nicht angewandt werden darf die Schroth-Kur bei allen *akuten* Krankheiten, bösartigen Tumoren, Tuberkulose und Psychosen. Präzise Auskunft erhält man als Patient vom zuständigen Arzt.

Sebastian Kneipp

Pfarrer Kneipp (1821–1897) war der bedeutendste unter den »Wasserdoktoren«. Sowohl seine Therapie als auch die damit verbundenen Forderungen an die Lebensweise des Menschen sind heute noch weit aktueller als zu seinen Lebzeiten.

Kneipp war der Sohn armer Webersleute in Stefansried im bayerischen Allgäu. Schon im Kindesalter mußte er als Hütebub und mit Gelegenheitsarbeiten zum Lebensunterhalt der Familie beitragen. Ein wohlhabender Gönner erkannte seine Intelligenz und schickte ihn aufs Gymnasium in Dillingen an der Donau. Anschließend ließ er ihn Theologie studieren, denn der sehnlichste Wunsch seines Schützlings war es, Priester zu werden.

Noch in Dillingen aber hatte Kneipp ein Erlebnis, das ihn an den Rand des Todes brachte und sein späteres Leben entscheidend beeinflußte. Als Folge der harten Kindheit, insbesondere der Arbeit am Webstuhl in kalten, zugigen Kellern, brach ein Lungenleiden bei ihm aus. Der Arzt sah in ihm bereits einen Todeskandidaten, aber er kannte nicht Kneipps starken Lebenswillen. Er wollte Priester werden und nicht im jugendlichen Alter begraben werden.

Durch Zufall oder Schicksal fiel ihm ein Buch in die Hände mit dem Titel: *Die wunderbare Heilkraft des frischen Wassers bei dessen innerlichem und äußerlichem Gebrauch durch die Erfahrung bestätigt.* Verfasser war der Schweidnitzer Wasserdoktor Dr. Johann Sigmund Hahn, und eine Kapitelüberschrift lautete: *Wunderbare, schier unglaubliche Genesungserfolge bei schwersten Krankheiten.*

Für Kneipp war das ein Fingerzeig des Himmels. Da er nach ärztlichem Urteil ohnehin nichts mehr zu verlieren hatte, begann er sich nach den in dem Buch beschriebenen Anweisungen zu kurieren. Er sprach jedoch mit niemandem darüber, weil man ihn doch nur davon abgehalten oder für verrückt erklärt hätte. Sicherlich sogar mit einigem Recht, denn was er sich da zumutete, war zweifellos eine Roßkur.

Dreimal in der Woche machte er sich auf den Weg zur Donau, die eine gute Dreiviertelstunde entfernt war. Trotz der Kälte – es war mitten im Winter – zog er sich aus und rannte kurz durch den Schnee, bevor er für ein paar Sekunden in das eisige Wasser tauchte. Dann rubbelte er sich trocken, zog sich an und rannte im Dauerlauf nach Hause zurück, wo er völlig durchwärmt ankam. Fest in Decken gehüllt legte er sich ins Bett und schwitzte eine Stunde lang.

Einen anderen hätte diese Radikalbehandlung das Leben kosten können. Kneipp aber spürte zu seiner Freude, wie sich sein Zustand von Woche zu Woche besserte, bis er schließlich völlig gesund war. Für den Arzt, der ihn nach einiger Zeit wieder untersuchte, war diese Heilung unbegreiflich, und er sprach staunend von einem Wunder.

Jahre später, als Kaplan in der bayerischen Ortschaft Boos, konnte Kneipp seine inzwischen vervollständigten Kenntnisse der Wasserbehandlung zur Rettung von 42 an der Cholera erkrankten Menschen erproben. Wanderburschen hatten die Cholera eingeschleppt, und die Ärzte waren machtlos. Wochenlang war der junge Kaplan von Hof zu Hof unterwegs, um die Kranken auf seine Art zu behandeln. Kaum, daß er sich ein wenig Schlaf gönnte. Doch sein Einsatz lohnte sich. Von den Kranken, die sich ihm anvertraut hatten, starb keiner.

Diese Nachricht verbreitete sich wie ein Lauffeuer, und nun kamen die Kranken von nah und fern, um sich von Kneipp behandeln zu lassen. Das mißfiel allerdings Ärzten und Apothekern, die sich von dem jungen Geistlichen um ihren Verdienst gebracht sahen. Sie beschwerten sich beim Bischof über seine unbefugte Einmischung in Dinge, für die allein sie zuständig seien.

Der Bischof bestellte Kneipp zu sich nach Passau und las ihm streng die Leviten. Er sei Priester und kein Arzt und habe sich daher ausschließlich um das Seelenheil seiner Pfarrkinder zu kümmern. Alles andere sei nicht seine Sache. Kneipps bescheidenen Einwand, er habe mit seinen »Eigenmächtigkeiten« viele Menschenleben gerettet, wollte der geistliche Herr nicht gelten lassen. In Zukunft habe Kneipp sich gefälligst aus allen Dingen herauszuhalten, die ihn nichts angingen.

Aber der Gemaßregelte brachte es nicht fertig, Kranke abzuweisen, die um seine Hilfe baten. Auf eine erneute Anzeige seiner Gegner versetzte ihn der Bischof als Beichtvater der Dominikanerinnen nach Wörishofen. Natürlich folgten ihm die Hilfesuchenden auch dorthin und ließen sich in der Waschküche des Klosters behandeln.

Im Gegensatz zu anderen Wasserdoktoren, wie beispielsweise Prießnitz, erfolgten seine Behandlungen jedoch in aller Stille. Kneipp fühlte sich in erster Linie zum Seelsorger berufen und verstand das Behandeln der Kranken nur als einen Teilaspekt – wenn auch als einen sehr wichtigen. So vergingen Jahrzehnte, in denen er sein Heilverfahren ständig weiterentwickelte, verbesserte, verfeinerte und durch die Kombination mit anderen Maßnahmen vervollständigte. Er war schon über 60, als die Klosterwaschküche für den jährlich wachsenden Zustrom der Kranken nicht mehr ausreichte. Ein Badehaus mußte her. Doch wer sollte das bezahlen?

Das Problem löste sich auf wahrhaft »wunderbare« Weise. Zu dieser Zeit nämlich wurde Seine Kaiserliche Hoheit, Erzherzog Joseph von Österreich, so gräßlich vom Ischias geplagt, daß er auf Anraten seiner Tochter anspannen ließ, um sein Heil beim Wörishofener Pfarrer

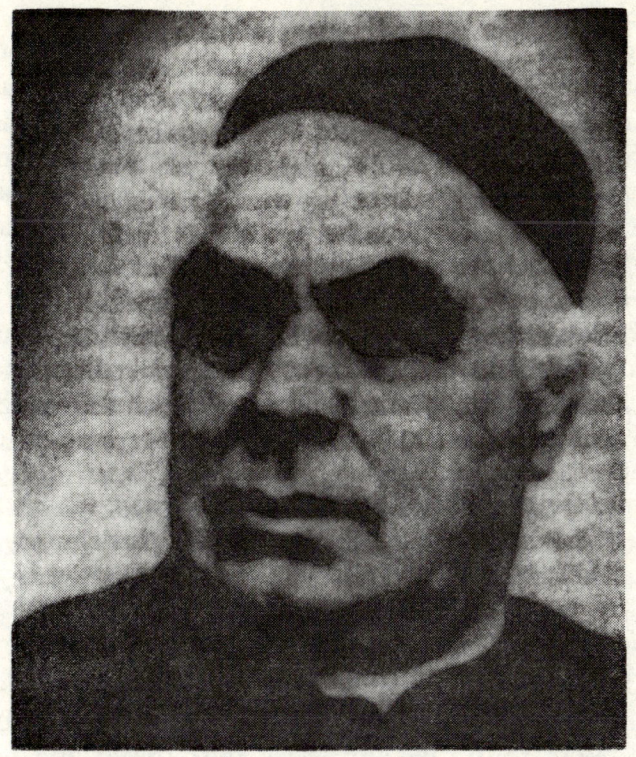

Sebastian Kneipp

Kneipp zu suchen. Tatsächlich wurde er gesund und bezeugte seine Dankbarkeit durch die Verleihung eines Ordens und die Übernahme der Kosten für das Badehaus.

Kaum war dieses fertig, da reichte es auch schon nicht mehr aus. Es mußte erweitert und nach zwei Jahren durch ein größeres ersetzt werden, denn der Kurbetrieb hatte einen enormen Aufschwung genommen. Mehr und mehr wurde Wörishofen zum Mekka der Heilungsuchenden aus aller Herren Länder.

Zwangsläufig wuchs aber auch die Zahl der Gegner und Neider Kneipps. Sie ließen ihm keine Ruhe, verleumdeten ihn als gefährlichen Quacksalber vor den weltlichen und geistlichen Behörden. Daß sie ihr Ziel – absolutes Behandlungsverbot für den Pfarrer – nicht erreichten, vergrößerte ihre Wut nur noch. Schließlich sorgte ein Bericht des Bischofs dafür, daß Kneipp nach Rom zum Papst zitiert wurde. Verständlicherweise sah er dem Zusammentreffen mit dem Oberhaupt seiner Kirche mit großer Sorge entgegen.

Aber er hatte auch Freunde, wie beispielsweise Erzherzog Joseph von Österreich, der demonstrativ mit ihm nach Rom reiste und ihn sogar zum Treffen mit dem Heiligen Vater begleitete. Das entwickelte sich jedoch ganz anders, als sie es sich vorgestellt hatten.

Papst Leo XIII. hatte nämlich selbst Untersuchungen anstellen lassen und sich ein eigenes Bild von dem Pfarrer und seinen Wasserheilmethoden gemacht. Statt ihn zu tadeln, sprach er ihm sein Wohlwollen aus, schenkte ihm eine goldene Medaille und ermunterte ihn, seine Arbeit zum Wohle der Menschheit fortzusetzen. Damit waren Kneipps Gegner endgültig mundtot gemacht.

In seinem letzten Lebensabschnitt vergrößerte sich der Ruhm des Pfarrers unaufhaltsam. Man überhäufte ihn mit Ehren, er hielt Vorträge im In- und Ausland. Auch unter den Ärzten wuchs seine Anhängerschaft, und drei Jahre vor seinem Tod wurde der »Internationale Verein der Kneipp-Ärzte« gegründet. Tausende sind es heute, die sich ihrem großen Vorbild verpflichtet fühlen und ihre Therapie nach seinen Erkenntnissen ausrichten. Daß diese den Erfordernissen des Menschen im Atomzeitalter angepaßt werden mußte, versteht sich von selbst.

Wie jede vollgültige Naturheilmethode ist auch die Kneipp-Therapie eine Ganzheitsbehandlung. Ihre große Stärke ist die Kombination verschiedenartiger Maßnahmen, deren Zusammenwirken den Heileffekt ausmachen:

Hydrotherapie
Sie umfaßt alle Wasseranwendungen wie Güsse, Bäder, Waschungen, Wickel, Auflagen, Packungen, Dämpfe, Wassertreten, Tau- und Schneelaufen.

Bewegungstherapie
Dazu zählen Gymnastik und Turnen ebenso wie Schwimmen, Radfahren, Wandern, Laufen usw.

Phytotherapie
Darunter versteht man die Behandlung mit pflanzlichen Heilmitteln in Form von Medikamenten und Badezusätzen. Die dazu benötigten Pflanzen wurden zu Kneipps Lebzeiten noch von den legendären Kräuterfrauen gesammelt. Heute zieht man alle Arten von Heilpflanzen auf eigenen Anbauflächen, die laufend überwacht und vor allem nicht mit Chemikalien behandelt werden.

Diätetik
Die Ernährung spielt eine wichtige Rolle in der Kneipp-Therapie, ohne daß engherziger Vegetarismus vorgeschrieben wird. Es wird aber großer Wert auf möglichst naturbelassene, biologisch angebaute Nahrungsmittel ohne ein Zuviel an Kalorien gelegt.

Außerdem sollen alle Genußgifte weitestgehend eingeschränkt werden.

Ordnungstherapie

Kneipp erkannte, daß der Mensch in einem geregelten Rhythmus von Aktivität und Entspannung leben muß, wenn er gesund beziehungsweise gar nicht erst krank werden will. Wichtiger Bestandteil seiner Therapie ist daher, zu einer ausgewogenen Lebensordnung zu finden und damit zahlreichen durch Körper- oder Psychostreß verursachten Krankheiten weitgehend vorzubeugen.

Die vielfältige Zusammensetzung der Therapie spricht für sich, und es ist selbstverständlich, daß sie nur von Kneipp-Ärzten und besonders ausgebildeten Fachhelfern durchgeführt werden kann.

Allein schon das Herzstück jeder Kneipp-Kur, die *Hydrotherapie* (die Wasseranwendungen), ist eine Wissenschaft für sich. Rund 200 verschiedene Formen der Wasseranwendungen entwickelte Kneipp, um so individuell wie möglich auf die jeweiligen Bedürfnisse der Patienten eingehen zu können. Sie alle beschreiben zu wollen, würde weit über den hier gegebenen Rahmen hinausgehen. Beschränken wir uns daher auf die gebräuchlichsten Anwendungen in komprimierter Fassung.

Für *Kaltwasseranwendungen* gilt grundsätzlich, daß der Körper des Patienten gut durchwärmt und seine räumliche Umgebung angenehm temperiert sein muß. Als *kalt* bezeichnet man eine Wassertemperatur von 12 bis 18 Grad Celsius, als warm eine Temperatur von 34 bis 38 Grad Celsius. Die Zwischenstufe *temperiert* weist Werte von 19 bis 22 Grad Celsius auf. Temperaturen zwischen 40 und 42 Grad Celsius schließlich gelten als *heiß*.

Güsse

Die Erfahrung lehrte Kneipp und seine Nachfolger, daß man durch das Begießen von Körperpartien verblüffende Heilungseffekte erzielen konnte. Zu seiner Zeit nahm man dazu Gießkannen und Schöpfkellen. Heute bedient man sich eines an die thermostatgesteuerte Mischbatterie angeschlossenen Schlauches von 20 Millimeter Durchmesser. Der Strahl ist etwa handbreit und trifft aus nur 12 Zentimetern Entfernung auf den Körper.

Güsse härten ab und machen widerstandsfähiger gegen Erkältungen und grippale Infekte. Güsse helfen unter anderem gegen Blutdruckstörungen, Krampfadern, Blutstauungen, beruhigen das Herz. Dauer und Anwendungsweise (kalter Guß, Wechselguß, heißer Guß) richten sich individuell nach Zustand und Bedürfnissen des Patienten. Man unterscheidet folgende Arten von Güssen:

Armguß
Dazu beugt sich der Patient mit entblößtem Oberkörper über ein sogenanntes Gußgestell oder (zu Hause) über den Rand der Badewanne.

Brustguß
Hierbei werden die Arme und die Vorderseite des Oberkörpers begossen. Gut für die Atmung.

Knieguß
Ideal für die strapazierten Beine von Berufstätigen, die den ganzen Tag stehen müssen. Begossen werden die Beine von den Fußsohlen bis eine Handbreit über dem Knie.

Schenkelguß
Die verstärkte Form des Kniegusses. Ideal für Amateur- und Leistungssportler sowie für die Behandlung der Zellulitis (Orangenhaut). Begossen werden die Oberschenkel bis in Höhe des Gesäßes.

Oberguß
Beginnt wie der Brustguß und bezieht die Rückenpartie mit ein.

Vollguß
Stärkste, kreislaufanregende Reiztherapie, die den ganzen Körper umfaßt.

Gesichtsguß
Nicht nur sehr erfrischend, sondern auch von heilsamer Wirkung bei Migräne, Neuralgien und müden Augen.

Heißer Guß
Damit kann man bestimmte Körperpartien erwärmen, um beispielsweise Muskelverkrampfungen, wie sie beim Hexenschuß entstehen, aufzulockern.

Blitzguß
Wird aus größerer Entfernung mit Wasserdruck verabreicht und wirkt durch die Kombination von Hitze und Druck wie eine Heißwassermassage.

Bäder

Auch bei den Voll- und Teilbädern gibt es wieder vielfältige Varianten der Anwendung.

Kaltes Vollbad
Eine extreme Abhärtungsmaßnahme, die heute nur noch bei sehr robusten Naturen angewendet wird. Sehr beliebt aber immer noch nach dem Schwitzen in der Sauna.

Kaltes Halbbad
Zehn Sekunden in der halbvollen Wanne werden als besonders heilsam bei Verdauungsbeschwerden und Blähungen bezeichnet.

Kaltes Fußbad
Ein Segen für strapazierte Füße und/oder Krampfadernbeschwerden. Man verwendet dazu am besten eine soge-

nannte Fußbadewanne, aber ein wadenhoher großer Eimer tut es auch. Hinterher sind ein paar Runden langsamer Dauerlauf zur raschen Wiedererwärmung zu empfehlen.

Kaltes Armbad

Es belebt und beruhigt das nervöse Herz. Wenn man keine Armbadewanne hat, genügt auch das gefüllte Waschbecken. Anschließend Arme schwingen zur Erwärmung.

Warmes Bad

Warme Bäder sind eine beruhigende, entspannende, harmonisierende, vitalisierende Therapie. Als *Vollbad* werden sie nur Patienten empfohlen, deren Herz und Kreislauf keinerlei Schwächen aufweisen. Ansonsten sind Halb- oder Dreiviertelbäder angezeigt. Bei bestimmten Unterleibserkrankungen haben sich Sitzbäder bewährt.

Um die positive Wirkung des Bades zu vervielfachen, fügt man ihm überwiegend individuell ausgewählte *Kräuterzusätze* hinzu. Ihre Inhaltsstoffe werden von den im warmen Wasser weit geöffneten Poren aufgenommen, die frei werdenden Dämpfe gelangen über die Atmung ins Blut. Die nachfolgende Übersicht weist die hauptsächlichsten Badezusätze und ihre Anwendungsgebiete aus.

Ackerschachtelhalm

Bei rheumatischen Erkrankungen, Gicht und Hautleiden

Baldrian

Zur allgemeinen Beruhigung, bei Nervosität und Schlafstörungen

Eichenrinde

Bei Hautleiden und empfindlicher Haut, hautkräftigend

Fichtennadel
Sie wirken erholsam und harmonisierend; bei Schlafstörungen und Nervenschmerzen. Heilungsfördernd bei Entzündungen und Reizzuständen.

Haferstroh
Bei Nervosität und rheumatischen Erkrankungen; Gicht

Heublumen
Bei Stoffwechselstörungen und rheumatischen Erkrankungen

Kamille
Bei Hämorrhoiden und Hautleiden; krampflösend und entzündungshemmend

Kalmus
Zur Anregung des Kreislaufs und des Nervensystems

Lavendel
Zur Nervenstärkung bei Unruhe und Nervosität

Melisse
Bei Nervosität und Schlafstörungen; zur allgemeinen Beruhigung

Rosmarin
Bei zu niedrigem Blutdruck; belebend und kreislaufanregend – darum soll man abends keine Rosmarinbäder nehmen.

Thymian
Bei Erkältungen und starker Schleimbildung in den Atemwegen

Wacholder
Bei Rheuma und Ischias; regt den Stoffwechsel an. Achtung: Nie bei Erkrankungen und Funktionsstörungen der *Nieren* anwenden! Vor der Anwendung von Wacholderbädern immer den Urin untersuchen lassen!

Weizenkleie
Bei Erkrankungen der Haut

Zinnkraut
Bei Blasen- und Unterleibserkrankungen als Sitzbad

Wassertreten

Wenn man Menschen sieht, die im Storchgang durch ein Wasserbecken stolzieren, denkt man zwangsläufig an den Wörishofener Pfarrer, denn dies ist wohl die typischste aller Kneippschen Wasseranwendungen. Die ideale Therapie für alle Steh- und Laufberufe, periphere Durchblutungsstörungen und chronisch kalte Füße. Man kann sie ohne weiteres auch zu Hause durchführen, indem man in der mit kaltem Wasser gefüllten Badewanne wie ein Storch auf der Stelle tritt. Dauer: circa eine halbe Minute.

Es versteht sich von selbst, daß der Körper *vor* dem Wassertreten gut durchwärmt sein muß und daß man *danach* für Wiedererwärmung sorgt, am besten durch einige Minuten langsamen Dauerlauf.

Taulaufen, Schneegehen

Für diese beiden Varianten des Wassertretens, überwiegend für Gartenbesitzer gedacht, gelten dieselben Regeln wie fürs Wassertreten. Allerdings soll die Anwendungszeit – insbesondere beim Schneegehen – nur ein paar Sekunden betragen. Daß man sich hinterher warmlaufen muß, ist selbstverständlich.

Wickel und Packungen

Lange vor Kneipp gehörten Wickel und Packungen (auch Umschläge, Kompressen, Auflagen usw.) zu den Standardmitteln für den Hausgebrauch. Vinzenz Prießnitz (siehe dort) setzte sie bereits kurmäßig ein. Kneipp entwickelte daraus ein System vielfältiger Anwendungsmöglichkeiten, das heute mehr denn je seine Gültigkeit besitzt.

So hat man beispielsweise die Wahl zwischen wärmeentziehenden und wärmestauenden Wickeln, zwischen Bein-, Brust-, Lenden- und Wadenwickeln, zwischen Schal, heißer Rolle und nassen Strümpfen sowie Anwendungen von Lehm und Heilerde, Kartoffelbrei und Heublumen.

Wie schon gesagt: Die *Hydrotherapie* ist nur ein Teil der Kneippschen Ganzheitsbehandlung. Sie bezieht ihren großartigen Heileffekt aus dem Zusammenwirken mit den anderen – ebenso wichtigen – Behandlungsteilen *Phytotherapie, Bewegungstherapie, Diätetik* und *Ordnungstherapie.*

Anwendungsbereiche

Und welche Krankheiten können mit den Kneipp-Methoden behandelt werden? In alphabetischer Reihenfolge sind dies:

Allergien, Altersbeschwerden, Altersschwäche, Angina pectoris, Appetitlosigkeit, Arterienverkalkung, Asthma, Aufstoßen, Augenentzündung, Ausschläge, Bartflechte, Bettnässen, Blähungen, Blasenentzündung, Blutandrang, Darmkatarrh, Frühjahrsmüdigkeit, Furunkel, Fußschweiß, Gallenkolik, Gelenkrheuma, Gesichtsschmerzen, Gicht, Hämorrhoiden, Hautentzündung, Hautjucken, Heuschnupfen, Hexenschuß, Hitzschlag, Ischias,

Kehlkopfkatarrh, Kolik, Kollaps, Kopfschmerzen, Krampfadern, Kreislaufstörungen, Kreuzschmerzen, Magen-, Darmkatarrh, Magenschmerzen, Magerkeit, Mandelentzündung, Migräne, Mundgeruch, Nasenbluten, Nebenhöhlenkatarrh, Nervenschwäche, Nesselsucht, Nierensteine, Ohnmacht, Rheuma, Scheidenkatarrh, Schlaflosigkeit, Schnupfen, Schwindel, Sehnenzerrung, Sodbrennen, Übersäuerung des Magens, Untersäuerung des Magens, Verdauungsbeschwerden, Wadenkrampf, Wetterfühligkeit, Zahnschmerzen.

Pfarrer Sebastian Kneipp schrieb eine Anzahl von Büchern über seine Erkenntnisse und Erfahrungen. Die beiden wichtigsten erschienen rund ein Jahrzehnt vor seinem Tod im Juni 1897: *Meine Wasserkur* (1886) und *So sollt ihr leben* (1889). Mehrfach äußerte er jedoch den Wunsch, seine Lehren nicht als unantastbares Dogma anzusehen, sondern sie nach dem jeweils neuesten Erkenntnisstand zum Wohl der Menschheit weiterzuentwickeln.

Unangetastet blieben bis heute Kernpunkt und Basis der Kneippschen Lehre: Danach ist Krankheit stets als Folge einer Schwäche der menschlichen Naturkraft anzusehen, und es muß daher Hauptaufgabe der Therapie sein, diese Schwäche zu beseitigen. Ohne Mithilfe der Natur konnte man Krankheit nicht heilen, hatte Kneipp erkannt, und seine heutigen Nachfolger denken nicht anders darüber.

Wie brandaktuell Sebastian Kneipps Erkenntnisse auch und gerade in unserer modernen Zeit sind, beweist einer seiner Kernsätze: »Wenn die Menschen nur halb soviel Sorgfalt darauf verwenden würden, gesund zu bleiben, als sie darauf verwenden, um krank zu werden – die Hälfte aller Krankheiten bliebe ihnen erspart.«

Unter den großen Naturheilern des vorigen Jahrhunderts war der Wörishofener Pfarrer der bedeutendste und erfolgreichste. Das beweisen nicht zuletzt die über 80 000

Mitglieder des noch zu seinen Lebzeiten gegründeten Kneipp-Bundes mit etwa 500 Ortsvereinen und die stattliche Zahl von Heilbädern, Kurorten und Sanatorien, die seinen Namen tragen.

In der Bundesrepublik Deutschland sind folgende Orte Kneipp-Heilbäder:

76887 Bad Bergzabern	86825 Bad Wörishofen
57319 Bad Berleburg	56154 Boppard
95460 Bad Berneck	29683 Fallingbostel
65520 Bad Camberg	36129 Gersfeld
35080 Bad Endbach	35075 Gladenbach
49186 Bad Iburg	64689 Grasellenbach
57334 Bad Laasphe	34117 Kassel-Wilhelmshöhe
37431 Bad Lauterberg	23714 Malente
56470 Bad Marienberg	88662 Überlingen
53902 Bad Münstereifel	34508 Willingen

Folgende Orte sind berechtigt, die Zusatzbezeichnung »Kneipp-Kurort« zu führen:

88326 Aulendorf	32760 Detmold
01819 Berggießhübel	87541 Hindelang
29549 Bad Bevensen	78126 Königsfeld
77740 Bad Peterstal-Griesbach	54531 Manderscheid
	23879 Mölln
01814 Bad Schandau	34626 Neukirchen,
88339 Bad Waldsee	Knüllgebirge
66440 Blieskastel	87534 Oberstaufen
29389 Bodenteich	87561 Oberstdorf
54550 Daun	54646 Olsberg
79877 Friedenweiler	87724 Ottobeuren
87629 Füssen-Bad Faulenbach	87466 Oy-Mittelberg
	32457 Porta Westfalica
87730 Grönenbach	83209 Prien am Chiemsee
37308 Heilbad Heiligenstadt	78315 Radolfzell/Bodensee

77887 Sasbachwalden
88175 Scheidegg
32816 Schieder-
    Schwalenberg
53937 Schleiden
57392 Schmallenberg-
    Fredeburg
75328 Schömberg/Schw.
79837 St. Blasien

98714 Stützerbach
78050 Villingen-
    Schwenningen
79813 Waldkirch
38709 Wildemann
37217 Witzenhausen-
    Ziegenhagen
33181 Wünnenberg

Wer sich umfassend über die Kneipp-Therapie und Kneipp-Kuren informieren will, wendet sich an den
    Kneipp-Bund e. V.
    Bundesverband für Gesundheitsförderung
    Adolf-Scholz-Allee 6–8
    86825 Bad Wörishofen

Leopold Emanuel Felke

Leopold Emanuel Felke (1856–1926), den man den »Lehmpastor« nannte, wurde in Kläden bei Stendal in der Altmark geboren. Sein Vater war dort Rektor eines Lehrerseminars und ein Anhänger der Homöopathie Samuel Hahnemanns (siehe dort). Selbstverständlich wurden auch die Kinderkrankheiten des kleinen Emanuel und seiner acht Geschwister homöopathisch behandelt. Entsprechend groß war in der Familie Felke das Interesse für die Vorgänge in der Natur.

Schon als Bub wußte Emanuel um die Heilpflanzen und ihre Wirkung auf den Menschen. Mit besonderem Interesse beobachtete er das Verhalten der Tierwelt. Eines Tages wurde er Zeuge, wie sich der beim Kampf mit einem Raubtier verletzte Hund des Nachbarn in einer Lehmkuhle suhlte. Als er das Tier nach ein paar Tagen wiedersah, waren die Wunden so gut abgeheilt, daß man sie kaum noch erkennen konnte.

Daran erinnerte er sich, als er wenig später beim Herumtollen mit seinen Schulkameraden stürzte und sich eine böse Platzwunde zuzog. Kurz entschlossen bedeckte er sie ebenfalls mit einer Lehmschicht, gegen den Rat des Vaters, dem diese Art von Naturheilbehandlung wohl doch etwas zu weit ging. Als die Wunde dann aber tatsächlich prächtig verheilte, war der Vater stolz auf den aufgeweckten Sohn und sparte nicht mit Lob.

Dieses Erlebnis war bestimmend für Leopold Emanuel Felkes weiteren Lebensweg. Zwar studierte er auf väterlichen Wunsch in Berlin Theologie, gleichzeitig aber auch Medizin und Naturwissenschaften. Wie schon als Kind

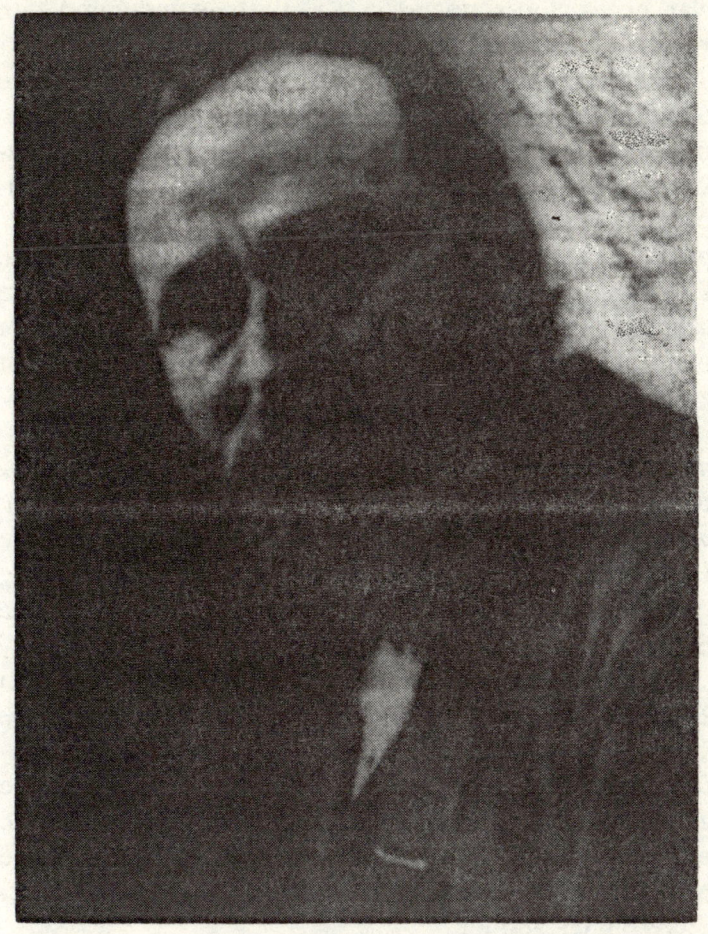

Leopold Emanuel Felke

war er ganz besonders an Kräuterheilkunde und den verschiedensten Naturheilmethoden interessiert.

Das Schicksal gab ihm schon bald Gelegenheit, seine Kenntnisse zum Wohl der Menschen anzuwenden. Unmittelbar nachdem er das erste theologische Examen bestanden hatte, kam er als junger Geistlicher nach Cronenberg bei Elberfeld. Er hatte kaum seine Koffer ausgepackt, als in dem Ort eine Diphtherie-Epidemie ausbrach. Die berüchtigte »Würgeengel-Krankheit« gehörte zu den schlimmsten Massenübeln der damaligen Zeit, und zu allem Unglück gehörte der einzige Doktor des Ortes mit zu den ersten Opfern.

Zweifellos wäre es ohne den jungen Pastor zur Katastrophe gekommen. Aber der hatte seinen Naturheil-Katechismus gut gelernt und wußte instinktiv, was zu tun war. Entschlossen nahm er den Kampf gegen die tödliche Bedrohung auf, arbeitete bis zur totalen Erschöpfung, gönnte sich wochenlang kaum Schlaf – und blieb am Ende Sieger.

Doch so recht froh werden konnte Felke über den Erfolg seiner Nächstenhilfe-Aktion nicht. Zwar waren die Cronenberger, inklusive des Bürgermeisters, ihrem Retter aufrichtig dankbar. Ohne ihn hätte die Epidemie zweifellos viele Menschenleben gefordert. Aber wie die anderen großen Naturheiler bekam er den Neid und die Mißgunst von Menschen zu spüren, für die solche Verdienste nicht zählten.

Es waren Ärzte aus der weiteren Umgebung, die Felkes mutigen Einsatz als eigenmächtig und unstatthaft bezeichneten. Schließlich sei er als Kirchenmann für die Seelen und nicht für das leibliche Wohl seiner Pfarrkinder zuständig. Das sei einzig und allein Angelegenheit der Ärzteschaft, die jedoch nicht hinzugezogen worden war. Abgesehen davon könne man wahrhaftig von Glück sagen, daß die Methoden, die der geistliche Dilettant angewendet habe, nicht zur Katastrophe geführt hätten.

Das alles und noch mehr stand in der Beschwerde, die die nicht zuletzt auf ihr finanzielles Wohl bedachten Doctores an die zuständige Kirchenbehörde richteten. Leider war man auch dort in Engstirnigkeit und kleinlichem Denken befangen. Statt mit Lob und Auszeichnung wurde Felke mit einer offiziellen Rüge wegen »Kurpfuscherei« bedacht und nach Repelen bei Krefeld versetzt.

Es blieb ihm jedoch keine Zeit, sich über solche Ungerechtigkeit zu ärgern. Sein Ruf als Naturheiler war ihm an die neue Wirkungsstätte vorausgeeilt, und so wurde er nicht nur von der Gemeinde mit Freude und Herzlichkeit empfangen. Auch viele Fremde – zum Teil von weither angereist – hatten sich versammelt, um von Felke Hilfe gegen ihre Leiden zu erbitten. Die meisten sahen in ihm ihre letzte Hoffnung.

Die Kunde von den spektakulären Heilerfolgen des Pastors von Repelen verbreitete sich wie ein Lauffeuer im In- und Ausland. Schon bald war der Andrang Hilfesuchender so groß, daß die Gemeinde eine Kuranstalt baute. Die Leitung hatte Felke, der kurz darauf sein Pfarramt aufgab, um sich ganz der Krankenbehandlung widmen zu können. Außerdem mußte er viel herumreisen, da andere Orte dem Beispiel gefolgt waren und ebenfalls eine Kuranstalt nach dem Muster von Repelen errichtet hatten.

Dem massenhaften Ansturm aus aller Welt waren die *Jungborne* – so nannten sich die Felke-Anstalten – dennoch kaum gewachsen.

Wie schon Hippokrates (siehe dort), der große Ahnherr aller Naturheiler, ging auch Felke davon aus, daß Krankheit kein lokales Geschehen sei und daß immer der ganze Mensch der Behandlung bedürfe. Darüber hinaus aber verlangte er von seinen Patienten, daß sie selbst *aktiv* an ihrer Behandlung *mitwirkten.*

Ganz besonders galt das für die Nutzung von Licht und Luft, Erde, Wasser und Bewegung als natürliche Heilkräfte. Ebenso mußten die Kranken ihre Ernährungsweise umstellen und sich an entsprechende Diätvorschriften halten.

Im Mittelpunkt der Therapie aber standen nach wie vor die Lehmschlammanwendungen in Form von Lehmumschlägen, -wickeln, -packungen, -pflastern und -halbbädern. Damit wurden sowohl äußere Verletzungen und Brüche als auch innere Krankheiten erfolgreich behandelt.

Felkes einzige große Reise führte ihn nach New York. Der millionenschwere Fabrikbesitzer Henry Clay hatte von seinen Heilerfolgen gehört und bat ihn um seine Hilfe. Er wurde von einem chronischen Leberleiden geplagt, und die Ärzte hatten es nur immer schlimmer gemacht. Nun setzte er alle Hoffnungen auf den deutschen Pastor. Geld spielte dabei keine Rolle.

Felke brauchte das Geld. Nicht für sich selbst, denn er war ein Mann von größter Bescheidenheit. Aber viele seiner Patienten waren arm, und da er von ihnen keine Bezahlung forderte und ihnen zusätzlich auch noch die Heimreise bezahlte, herrschte ständig Ebbe in den Kassen der »Jungborne«. Also machte er sich auf nach Amerika, wo es ihm gelang, den Millionär innerhalb von zwei Monaten zu heilen.

Mr. Clay machte Felke daraufhin ein verlockendes Angebot. Ein eigenes Krankenhaus und eine eigene Kirche wollte er ihm in New York bauen, wenn er nur dabliebe. Sogar an der Universität würde er lehren können, um seine naturheilkundlichen Erkenntnisse weiterzuverbreiten.

Die Entscheidung fiel Felke nicht leicht. Am Ende siegte seine Liebe zur Heimat und zu den Kranken, die dort sehnsüchtig auf ihn warteten. So dankte er Clay für seine Großzügigkeit und packte seine Koffer. Er wollte so schnell wie möglich wieder nach Hause.

Bald nach seiner Rückkehr übersiedelte der Lehmpastor nach Sobernheim an der Nahe, nicht weit von Bad Kreuznach. Dort hatten Freunde und Anhänger inzwischen einen weiteren »Jungborn« errichtet, den bisher größten und am besten ausgestatteten. Später entstand noch ein weiterer in Diez an der Lahn.

Als größte Ehrung seines an Ehrungen gewiß nicht armen Lebens empfand Felke die Einladung in den Vatikan zur Audienz bei Papst Pius X. Der Heilige Vater bedankte sich bei dem evangelischen Pastor für sein segensreiches Wirken, ohne Ansehen der Konfession, ohne Unterschied zwischen Arm und Reich. Als der Lehmpastor 1926 starb, begleiteten ihn Tausende, die ihm ihre Gesundheit verdankten, zur letzten Ruhe.

Grundsätzlich hat sich am Charakter der Felke-Kur seitdem nichts geändert. Heute wie damals besteht sie aus einer ebenso sinnvollen wie wirksamen Kombination verschiedenartiger Naturheilmaßnahmen:

1. Lehmbehandlungen

2. Wasseranwendungen
wie Bäder, Güsse, diverse Wickel, Packungen usw.

3. Körperbäder
in Luft und Licht

4. Schwimmen, Gymnastik, Atemtherapie

5. Homöopathische und biochemische Arzneimittelbehandlung

6. Vollwertkost
aus biologischem Anbau, reich an Vitaminen, Mineralstoffen, Fermenten und Ballaststoffen.

7. Umstimmungstherapie
mit Musizieren, Singen, Basteln, unterstützt von autogenem Training (als einziger »moderner« Methode).

Diese Kur wird besonders empfohlen bei
- Stoffwechselerkrankungen wie Fettsucht und Gicht,
- Hautkrankheiten,
- Leber- und Galleleiden,
- Magen- und Darmkrankheiten,
- Herz- und Kreislauferkrankungen,
- Rheuma, Ischias,
- Krampfadern sowie
- Verschleißerscheinungen des Stützgewebes.

Einen hohen Wert haben Felke-Kuren aber auch als Vorbeugungsmaßnahme zur Erhaltung und Kräftigung der Gesundheit sowie zur Nachsorge nach überstandenen schweren Krankheiten. Wer aus gesundheitlichen oder kosmetischen Gründen abspecken will, kann eine Vollfastenkur buchen. Und für die Damen gibt es dazu eine kosmetische Ganzheitsbehandlung auf Naturbasis.

Speziell ausgestattete Kuranstalten mit eigenen weiträumigen Parkanlagen in gesundem Mittelgebirgsreizklima befinden sich in dem staatlich anerkannten Felke-Kurort 55566 Sobernheim/Nahe.

Wer eine Felke-Kur machen möchte, sollte sich rasch entschließen beziehungsweise Geduld haben. Die Warteliste in den Kurhäusern ist in der Regel ziemlich lang, da die Patienten aus aller Welt angereist kommen. Felke-Kuren werden von den Kassen bezuschußt.

Max Bircher-Benner

Max Bircher-Benner (1867–1939) wurde in Aarau in der Schweiz geboren. Er studierte in Zürich Medizin und ließ sich dort anschließend als praktischer Arzt nieder.

Die ersten Praxisjahre waren für den idealistisch eingestellten frischgebackenen Dr. med. eine Zeit der Enttäuschung. Immer wieder erlebte er mit Methoden, die man ihm auf der Universität beigebracht hatte, Schiffbruch. Immer wieder stieß er an die Grenzen seiner Wissenschaft. Das machte ihn skeptisch und veranlaßte ihn gleichzeitig, sich der Naturheilkunde zuzuwenden.

Als Meilenstein für die neue Richtung erwies sich der Fall einer 60jährigen Patientin, die seit 30 Jahren an einer schweren Magensenkung mit dramatischen Begleiterscheinungen litt. Dutzende von Ärzten hatten sie erfolglos behandelt und schließlich für unheilbar erklärt. Der junge Bircher-Benner war ihre allerletzte Hoffnung. Und er enttäuschte sie nicht.

Hauptpunkt seiner Therapie war eine strenge Diät, die zu 90 Prozent aus Rohkost bestand: aus Frischobst und Salaten, Nüssen, Vollkornschrotbrot. Einzige warme Zutat: gedämpftes Gemüse. Die Nahrung bestand aus reinen Naturprodukten ohne verfälschende Zutaten wie Zucker, Salz oder Mehl. Lauter Nahrungsmittel übrigens, die die anderen Ärzte den Kranken ausdrücklich verboten hatten.

Die Patientin wurde wieder gesund, und die Rohkostdiät sollte Dr. Max Bircher-Benner weltberühmt machen. In seinen Forschungen war er davon ausgegangen, daß die in Pflanzen gespeicherte Sonnenenergie nach dem Verzehr im Zellstoffwechsel des Menschen oder Tieres wieder frei würde. Dies gelte jedoch nur für den Rohzustand, den er als hochwertige Lichtnahrung bezeichnete. Durch jede künstliche Veränderung der pflanzlichen Nahrungsmittel – also durch Kochen, Braten, Konservieren – werde die gespeicherte Sonnenenergie ganz oder teilweise zerstört und der Gesundheitswert entsprechend gemindert.

Für den Normalfall empfahl er drei Mahlzeiten pro Tag, von denen zwei aus Rohkost bestehen sollten. Im Krankheitsfall mußte die gesamte Ernährung jedoch auf Rohkost umgestellt werden, um den Körper durch die Zufuhr weiterer sogenannter Lichtträger zu stärken und auf Heilungskurs zu bringen.

Medikamente durften nach Bircher-Benners Ansicht nur ausnahmsweise und in minimalen Mengen verwendet werden, da auch sie einen zerstörenden Einfluß auf die Lichtenergie ausübten. Insbesondere mit dieser Argumentation aber zog er sich Hohn, Spott und die Gegnerschaft einflußreicher Ärztekreise zu, gesteigert noch durch die nicht zu leugnende Tatsache, daß seine neuartige Ernährungstherapie ihm auch noch ungewöhnliche Erfolge einbrachte.

Der erst 30jährige war so erfolgreich, daß er sich einen kostspieligen Wunschtraum erfüllen konnte: Auf dem Zürichberg, umgeben von herrlicher Parklandschaft, eröffnete er im Mai 1897 ein eigenes, prachtvolles Sanatorium, von ihm als »Physikalisch-diätetische Privatklinik« bezeichnet.

Über mangelndes Interesse von Heilungsuchenden aus aller Welt konnte er sich nicht beklagen. Die Therapieplätze waren meist schon auf Jahre im voraus ausgebucht. Die Zahl derer, die ihm dankbar ihre Heilung von meist chronischen Leiden bestätigten, ging mit den Jahren in die Tausende.

Sein Erfolgsgeheimnis: Als einer der ersten Ernährungsforscher hatte er die Bedeutung der falschen Ernährung als Krankheitsursache erkannt. Dr. Bircher-Benner

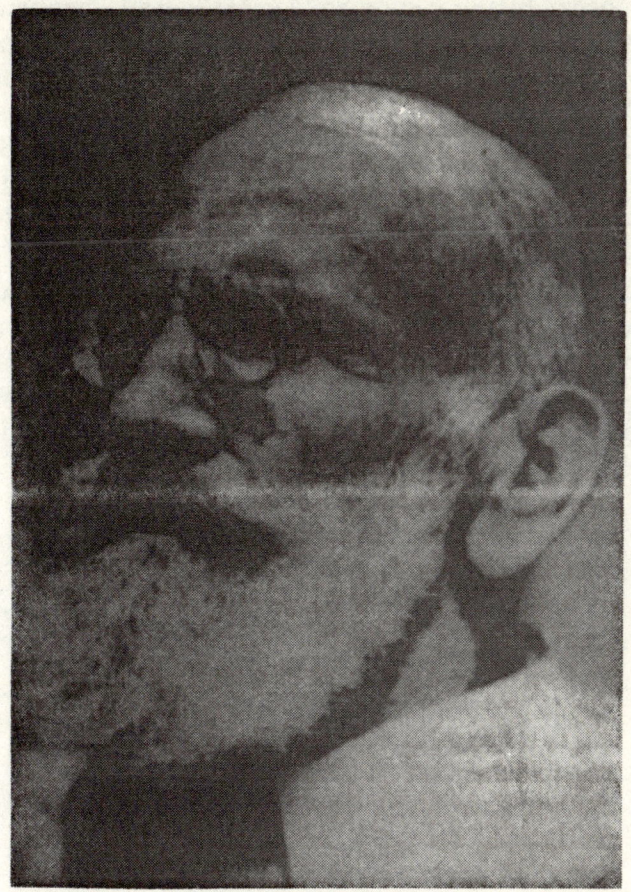

Max Bircher-Benner

diagnostizierte unter anderem den Mangel an lebenswichtigen Vitaminen und Mineralien einerseits sowie einen krank machenden Überschuß an Säuren, Eiweiß, Salz und Zucker.

Außer seinen wichtigen Erkenntnissen hinterließ Bircher-Benner auch ein Produkt, das unter dem Namen »Bircher-Müsli« weltweit zum Begriff geworden ist. Hier das Originalrezept für eine Portion:

3 bis 5 Eßlöffel Haferflocken mit 3 Eßlöffeln Wasser am Vorabend einweichen. Morgens 1 Eßlöffel gezuckerte Kondensmilch und den Saft einer halben Zitrone hinzufügen. Einen Apfel mit Schale und Kerngehäuse auf einer Raffel reiben und alles schnell mischen. Mit geriebenen Nüssen bestreuen.

Johann Künzle

Zeitgenosse und Landsmann Max Bircher-Benners war
Johann Künzle (1857–1945), der später als »Kräuterpfarrer« weltberühmt wurde.

Er war das jüngste von zwölf Kindern eines Bauern in
Heiligkreuz bei St. Gallen in der Schweiz. Vom Vater
erbte er die Liebe zur Natur und wurde schon als kleiner
Bub von ihm über Heilkräuter und ihre Wirkung auf-
geklärt. Während seines Theologie- und Philosophie-
studiums im belgischen Löwen vervollständigte er sein
Wissen auf diesem Gebiet in jeder freien Minute.

Wie wertvoll dieses Wissen war, erwies sich, als der
junge Mann an einer schweren Lungenentzündung erkrankte und die Ärzte ihm nicht helfen konnten. Daß er
wieder gesund wurde, verdankte er einzig und allein den
selbst zusammengestellten Kräutermischungen. Auf die
gleiche Weise heilte er wenig später seine von den Ärzten
aufgegebene Mutter von einem schweren Herzleiden.

Als 24jähriger wurde Künzle zum Priester geweiht und
wirkte in verschiedenen Orten der Schweiz als Pfarrer. Da
seine seelsorgerische Tätigkeit stets den »ganzen Menschen« umfaßte, konnte es nicht ausbleiben, daß er seinen
Pfarrkindern auch im Krankheitsfall beistand, vor allem
dann, wenn der Doktor keinen Rat mehr wußte. Und
natürlich schickte er auch niemanden weg, der zu ihm
kam und um Hilfe gegen sein Leiden bat.

Eine bösartige Grippeepidemie machte den Kräuterpfarrer mit einem Schlag berühmt. Während im weiten
Umkreis zahllose Todesopfer zu beklagen waren, errichte-
te Künzle mit seinen Mixturen aus der Apotheke der

Natur ein Bollwerk gegen den Tod. Er machte die Kranken wieder gesund und verhinderte, daß die Gesunden krank wurden. Nur zwei Menschen starben in seiner Gemeinde, und die waren schon todkrank von außerhalb gekommen.

Die Kunde von dem »wundertätigen« Pfarrer verbreitete sich wie ein Lauffeuer. Die wohl unausbleibliche Folge war, daß sich die Zahl der Hilfesuchenden, Kranken und Verzweifelten so vervielfachte, daß Künzle der Doppelbelastung als Seelsorger und Heilkundiger auf die Dauer nicht gewachsen war.

Hinzu kam, daß auch er sich – wie schon die anderen hier erwähnten Naturheiler – ständig Intrigen und Querelen einer neidischen, mißgünstigen Ärzteschaft ausgesetzt sah. Man schwärzte ihn beim Bischof an, weil er den Doctores ins Handwerk pfuschte, und brachte ihn sogar wegen unbefugter Ausübung der Heilkunst vor Gericht. Daß der Pfarrer aus christlicher Nächstenliebe handelte und kein Geld für seine Hilfe nahm, wurde ihm nicht zugute gehalten.

Eines Tages kam ein Junge mit einem schlimm vereiterten Daumen zu ihm, voller Angst, weil der Arzt amputieren wollte. Künzle verordnete ihm die richtigen Kräuter, der Daumen heilte, und der Junge war überglücklich. Nur der Arzt hatte etwas gegen die gute Lösung. Er zeigte den Pfarrer wegen Quacksalberei an, und der Richter war mit ihm einer Meinung. Auf 500 Franken Geldstrafe lautete das Urteil, was zu der Zeit eine stattliche Summe war.

Dieses Urteil verursachte so etwas wie eine kleine Revolution. Künzles Gemeinde wollte nicht hinnehmen, daß ihrem geliebten Pfarrer und Wohltäter so übel mitgespielt wurde. Sie sammelte Unterschriften für eine Volksinitiative mit dem Ziel, daß dem Kräuterpfarrer die Ausübung seiner Heilmethoden gesetzlich erlaubt werden sollte.

Diese beispiellose Aktion hatte Erfolg. Als einzige bürokratische Hürde blieb nur noch eine Prüfung vor der

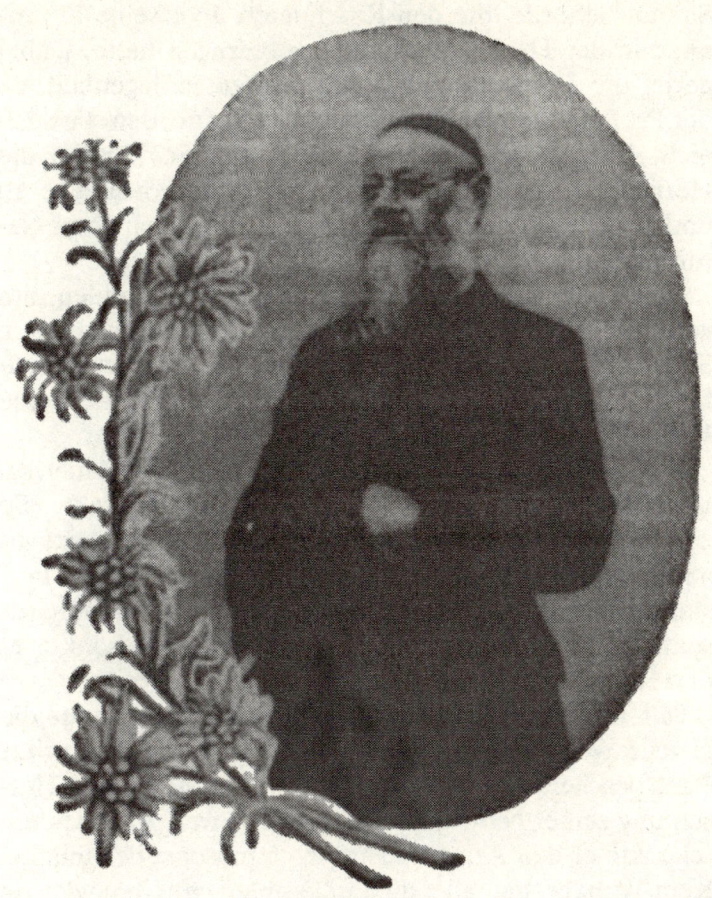

Johann Künzle

Sanitätsbehörde, die den Kandidaten über seine Kenntnisse in der Heilkräuterkunde zu befragen hatte. Dabei geriet die Examenskommission in arge Verlegenheit, da der Prüfling sie mit einem Wissen verblüffte, dem sie auch nicht im entferntesten gewachsen war. So kürzten die Herren das Verfahren bis auf eine reine Formsache ab und erteilten die Genehmigung zum Betreiben einer Naturheilpraxis.

Von seinem Pfarramt ließ sich Künzle entbinden, um von früh bis spät für seine Patienten tätig sein zu können. So wurde das Chalet »Sonnenheim« in Zizers zum Wallfahrtsort für chronisch Kranke, denen die Ärzte keine Hoffnung mehr machten.

Sie kamen aus allen Teilen der Welt, selbst aus Amerika. Unter ihnen viele Reiche, Berühmte, Hochgestellte. So zum Beispiel ein Maharadscha, der sich in einer Sänfte ins »Sonnenheim« tragen ließ, um sich wegen seines Prostataleidens behandeln zu lassen. Als er sechs Wochen später geheilt nach Indien zurückkehrte, beschenkte er den Kräuterpfarrer mit Gold und Juwelen.

Mit Geld und Geldeswert ging Künzle stets auf die gleiche Weise um. Er behielt davon nur so viel, wie er für seine bescheidenen Ansprüche brauchte und was zur Herstellung seiner Naturarzneimittel nötig war. Alles andere schenkte er den Armen, die er auch umsonst behandelte. Kein Wunder, daß alle, die ihn kannten, von ihm wie von einem Heiligen sprachen.

Als Naturheiler von höchstem Rang war es für Künzle selbstverständlich, daß Seele und Körper des Menschen eine untrennbare Einheit bildeten. Eine Zeitung schrieb damals über ihn: »Er besaß das Geheimnis, gedrückte Seelen aufzurichten und so die Vorbedingungen zu schaffen für eine erfolgreiche Behandlung des kranken Leibes. Er hatte zudem einen eigentlichen intuitiven Spürsinn für die verborgenen Heilkräfte in den Pflanzen.«

Tatsächlich muß man diesen ebenso herzensguten wie

hochgebildeten Mann – er beherrschte acht Sprachen in Wort und Schrift – als Wiederentdecker und Erneuerer der jahrtausendealten Pflanzenheilkunde bezeichnen. In seinem Labor untersuchte er die in eigenen Gärten gezüchteten Heilkräuter auf ihre Wirkstoffe. Er entdeckte als erster, wie individuell sie behandelt werden müssen, damit sie ihren wahren Heileffekt entfalten. Er wußte, wie man sie trocknete und präparierte, in welcher Form man sie bei welchem Krankheitsbild mit größtmöglichen Heilungsaussichten verabreichen mußte.

Um die Therapie einerseits zu vereinfachen, andererseits aber die Heilwirkung noch zu steigern, erfand er beispielsweise die Kräutertabletten, von ihm selbst *Lapidartabletten* genannt. Gegen bestimmte, häufig vorkommende Krankheiten stellte er Mischungen aus getrockneten Kräutern zusammen, die er jedoch nicht als Tee verordnete, sondern zerrieb und aus dem Kräuterstaub kleine Pillen preßte. Bei den anderen Darreichungsformen unterschied Künzle zwischen Tees (Aufguß, Abkochung, kalt angesetzt), den Säften, den Fluidextrakten und Tinkturen, den Inhalationen und den Bädern.

Als der Kräuterpfarrer 1945 an einer Herzembolie starb, war er 88 Jahre alt. Er hinterließ ein umfangreiches Schrifttum, darunter das *Große Kräuterheilbuch*, ein fundamentales Werk über die Pflanzenheilkunde. Insgesamt erreichten seine Bücher Millionenauflagen und werden auch heute noch immer wieder nachgedruckt.

Im schweizerischen Ort Minusio entstand nach dem Tod des Kräuterpfarrers ein Zentrum für die Herstellung und den Verkauf seiner Originalheilmittel. Täglich werden die Präparate per Luftfracht in alle Welt verschickt, die Nachfrage ist groß.

Ein bundesdeutsches Beratungszentrum gibt es im Schwarzwaldort Neuenbürg. Dort kann sich jedermann kostenlos über die richtige Behandlungsweise seiner Krankheit mit Künzle-Heilkräuterarzneien informieren.

Diese giftfreien Präparate aus der Apotheke der Natur sind von heilender Wirksamkeit bei:

Appetitlosigkeit; Arterienverkalkung in leichten bis mittelschweren Fällen; Asthma; Augenentzündungen; Ausschlägen; Blähungen; Blasenkatarrh; Blutarmut; Blutdruckstörungen; Blutreinigung; Blutstauungen Durchblutungsstörungen; Brandwunden; Bronchialkatarrh; Darmträgheit; Diabetes (Alters-); Durchfall; Erkältung; Fettleibigkeit; Flechten; Föhnbeschwerden; diversen Frauenleiden; Frostbeulen; Furunkeln; Gallenleiden; Gelbsucht; Geschwüren; Gicht; Haarausfall; Halsweh; Hämorrhoiden; Harnsäureüberschuß; Harnbrennen; Harnverhaltung; Hautkrankheiten; Hautausschlägen; Hautjuckreiz; Heiserkeit; Herzbeschwerden; Hexenschuß; Husten; Infektionen (kleinere); Influenza; Ischias; Katarrh; Koliken; Krampfadern; Kreislaufstörungen; Leberleiden; Magen- und Darmentzündung; Magenerkrankungen; Menstruationsbeschwerden; Mundgeruch; Nagelbettentzündung; Nervenstörungen; Neuralgie; Nierenentzündung; Nierengrieß und -steinen; Nierenschwäche; Prostataleiden; Quetschungen; Reisebeschwerden; Rheuma; Rückenschmerzen; Schlaflosigkeit; Schluckbeschwerden; Schuppen; Schwächezuständen; Schwindelanfällen; Sodbrennen; Unwohlsein; Verbrennungen; Verdauungsstörungen; Verletzungen; Verstauchungen; Verstopfung; Venenentzündung; Wechseljahrebeschwerden; Weißfluß; Wunden; Zahnfleischentzündung.

Kräuterpfarrer-Künzle-Heilmittel-Vertrieb
A. K. Renner
Postfach 42
75305 Neuenbürg/Schwarzwald
Tel.: 0 70 82/27 77

Franz Xaver Mayr

Franz Xaver Mayr (1875-1965), der als *Semmel-Doktor* Weltruf erlangte, stammt aus einer alteingesessenen Bauernfamilie in Gröbming im Ennstal in der österreichischen Steiermark.

Während des Medizinstudiums an der Universität Graz arbeitete Mayr als Praktikant in der Wasserkuranstalt St. Radegund in der Nähe von Graz. Das war eine Filiale des Prießnitz-Kurhauses in Gräfenberg, die von Dr. Ruprich, einem Schwiegersohn des berühmten Vinzenz Prießnitz (siehe Seite 327–332) geleitet wurde. So konnte er sich bereits als Student ein recht umfassendes Wissen über Naturheilmethoden aneignen.

Ganz besonders aber interessierte ihn ein Problem, das ihn sein Leben lang nicht mehr loslassen sollte: die Bedeutung von Verdauungsstörungen für den allgemeinen Gesundheitszustand. Mayr war aufgefallen, daß die meisten Patienten, die zur Behandlung in die Kuranstalt kamen, an Verstopfung litten. An der Universität war dies jedoch kein Thema, und auch in der medizinischen Literatur fand er wenig Aufschlußreiches über dieses Leiden. Schlimmer noch: Ein an Verstopfung Leidender galt in der Regel nicht als behandlungsbedürftig, wenn er nicht noch andere Krankheitssymptome aufwies.

Das war nach Mayrs Meinung eine unverantwortliche Geringschätzung einer schwerwiegenden Gesundheitsstörung. Mit der Zeit lernte er schwere Fälle schon vom bloßen Hinsehen an ihrer Körperhaltung zu erkennen. Fazit seiner Beobachtungen: In der Verstopfung muß die heimliche Ursache für viele chronische Leiden zu suchen sein. Mit der Wiederherstellung der natürlichen Verdauung war man zwangsläufig auch der Heilung der Nachfolgekrankheiten einen Riesenschritt näher.

Über ein Jahrzehnt erforschte Dr. Mayr unzählige Möglichkeiten, das Problem zu lösen. Aber immer wieder führten seine großangelegten Versuche ins Abseits. Bis schließlich – wie bei vielen großen Entdeckungen – der Zufall Regie führte.

Gegen Ende des Ersten Weltkriegs war Mayr als Militärarzt in einem Lazarett tätig. Die Lebensmittelversorgung war miserabel, insbesondere die Diätrationen für die Magenkranken mußten drastisch gekürzt werden. Um sie zu strecken, war Dr. Mayr gezwungen, Fastentage einzulegen. Doch was dann geschah, grenzte ans Wunderbare. Die Miniportionen von Milch, Haferschleim und altem Weißbrot bewirkten das Gegenteil von dem, was Mayr befürchtet hatte: Nicht eine dramatische Verschlechterung im Befinden der Kranken war die Folge, sondern ein geradezu sensationeller Aufwärtstrend, der ihm zunächst vollkommen unerklärlich schien.

Erst nach und nach wurde Dr. Mayr klar, daß er dicht vor der lange gesuchten Lösung seines Problems stand. Die Notsituation hatte ihn auf eine heiße Spur gebracht. Jetzt wußte er, in welcher Richtung er weiterforschen mußte, um die ideale Diät zur Heilung schwerer Verdauungsstörungen zu finden. Damit war der Grundstein zur sogenannten *Semmel-Milch-Kur* gelegt, die den Namen ihres Erfinders Dr. Franz Xaver Mayr in aller Welt bekannt machen sollte.

Die Patienten, die Mayr – erst in Karlsbad, später in Wien – regelrecht die Praxis stürmten, schworen auf den »Semmel-Doktor«. Unter ihnen viele Prominente des öffentlichen Lebens, beispielsweise Konrad Adenauer, Lord Beaverbrook, der Vizekönig von Indien. Gegen das bisher unbekannteste, jedoch am weitesten verbreitete und an schlimmen Folgen reichste Leiden der Menschheit

– so nannte er die chronische Verstopfung – hatte er mit seiner Kur ein ebenso wirksames wie unschädliches Mittel gefunden.

Im Zentrum der Kur standen Diätmaßnahmen, die streng eingehalten werden mußten. In einem bestimmten Rhythmus durfte der Patient nur luftgetrocknete Altsemmeln, etwas Milch und Magerquark sowie ein weichgekochtes Ei und winzige Portiönchen Butter und Honig konsumieren.

Auf diese Weise wurde eine tiefgreifende Sanierung des Verdauungstraktes erreicht, dessen Zustand Mayr mittels einer von ihm entwickelten Tastmethode auch von außen kontrollieren konnte. Im Idealfall durfte das Dünndarmkonvolut in entspanntem Zustand nur so groß wie zwei Männerfäuste sein und keine Gase enthalten. Es mußte in Höhe des Nabels liegen. Die Bauchdecken sollten weich eindrückbar sein. Jede Abweichung von dieser Norm war als krankhaft anzusehen und bedurfte der Behandlung.

Mit zur Kur gehörte die Erziehung zur Eßdisziplin, die nach Mayrs Erfahrung beim überwiegenden Teil der sogenannten zivilisierten Menschheit sehr im argen lag. Allgemein wurde zuviel, zu oft, zu üppig, besonders aber zu schnell und zu hastig gegessen. Dabei blieb zwangsläufig das gründliche Kauen und Einspeicheln des Nahrungsbreis auf der Strecke, die Vorbedingung für ein normales Funktionieren der Verdauungsorgane. Solange ein Patient diese »Lektion« nicht gelernt hatte, war an ein Gesundwerden nicht zu denken.

Dr. Franz Xaver Mayr starb im Alter von 90 Jahren in seinem Geburtsort in der Steiermark. Unter den Trauergästen, die ihn zur letzten Ruhe geleiteten, war eine große Zahl von Ärzten aus aller Welt, die seine Methode übernommen hatten.

Inzwischen ist das Stoffwechselproblem mehr und mehr in den Mittelpunkt der medizinischen Forschung gerückt.

Dr. Mayrs Erkenntnisse sind ein wichtiger Beitrag zu seiner Lösung.

Die Mayr-Kur – laufend aktualisiert und dem neuesten Informationsstand angepaßt – wird von erfahrenen Fachärzten nach wie vor angewandt, vor allem in der Bundesrepublik und in Österreich. Dabei gibt es zwei verschiedene Therapieformen:

Teefasten
Diese Intensivkur dauert nur wenige Tage. Einzige »Nahrung« des Patienten sind dünne Kräutertees und Mineralwasser.

Semmel-Milch-Kur
Altbackene, in Scheiben geschnittene Semmeln müssen lange und gründlich gekaut und eingespeichelt werden. Während des Kauvorgangs nippt man öfter Milch von einem Teelöffel. Auch den abendlichen Tee zur Semmel gibt es löffelchenweise. Das ist Kur-Diät und Erziehung zur Eßdisziplin in einem.

Wer sich über Mayr-Kuren informieren will, wendet sich an folgende Anschrift:
Gesundheitszentrum
Golfhotel
Medizinalrat Dr. Erich Rauch
A-9082 Maria Wörth-Dellach/Wörther See

Ferdinand Huneke

Zufall und Irrtum gehören nicht selten zu den Vätern großer, epochemachender Entdeckungen. Die *Neuraltherapie*, eine der wichtigsten Säulen der modernen Naturmedizin, verdankt ihre Existenz einem ärztlichen Kunstfehler.

Dr. Ferdinand Huneke (1891–1966) war der Arzt, dem dieser Fehler unterlief, dem unzählige Menschen Heilung von scheinbar hoffnungslosen Leiden verdanken. Mit seinem Bruder Walter betrieb er eine Gemeinschaftspraxis in Düsseldorf.

Es geschah im November 1925. In seinem Sprechzimmer bemühte sich Dr. Huneke um eine junge Frau, die vor Schmerzen schrie und dabei verzweifelt um sich schlug. Es war seine Schwester Katha. Die 29jährige litt seit Jahren an einer quälenden, schmerzhaften Migräne. Alle Behandlungsversuche waren gescheitert, die Schmerzen hatten sich nur verschlimmert und waren so unerträglich geworden, daß man sie nur mit massiven Antischmerzinjektionen vorübergehend etwas lindern konnte.

Die Leiden hatten das Leben der jungen Frau verdüstert und sie stark depressiv gemacht. Als die Anfälle in immer kürzeren Abständen auftraten, war sie ins Haus der Brüder gezogen, damit man ihr schneller helfen konnte. Auf ein Leben ohne Schmerz wagte sie schon gar nicht mehr zu hoffen.

An diesem Tag war es besonders schlimm. Dr. Ferdinand Huneke wollte ein neues Präparat versuchen, das ihm ein Kollege empfohlen hatte. Dieser hatte damit gute Erfahrungen bei rheumatischen Schmerzen gemacht.

Was jetzt geschah, konnte der erfahrene Arzt nur als ein Wunder bezeichnen. Kaum hatte er seiner Schwester das Mittel in die Vene gespritzt, da ging eine phantastische Veränderung mit ihr vor. Schlagartig entspannte sich ihr vom Schmerz verkrampfter Körper, das qualvoll verzerrte Gesicht glättete sich, wie von einer Zentnerlast befreit atmete sie tief durch. Zum erstenmal seit Jahren bekamen ihre Augen wieder Glanz. Fassungslos beobachtete Dr. Huneke die unverhoffte Verwandlung.

Tatsächlich war geschehen, was nach Lage der Dinge niemand für möglich halten konnte. Alle Schmerzen und Beschwerden waren im Augenblick der Injektion wie durch Zauberei verschwunden. Und fast noch unglaublicher war, daß sie auch nicht wiederkamen. Eine Dauerheilung in Sekunden – wie war das zu erklären?

Bevor er dieses Rätsel lösen konnte, mußte Dr. Huneke noch einen ziemlichen Schock verdauen. Das »Wundermittel«, so stellte er nachträglich fest, enthielt unter anderem Novocain, das hauptsächlich von Zahnärzten zur lokalen Betäubung beim Zahnziehen benutzt wird. Es sollte daher laut Hinweis der Herstellerfirma immer nur intramuskulär verabreicht, niemals aber direkt in die Vene gespritzt werden. In diesem Fall, so fürchtete man, könnte eine tödliche Gehirnlähmung die Folge sein. Hatte durch dieses Versehen tatsächlich Lebensgefahr für die Patienten bestanden?

Die Untersuchungen, die Ferdinand und Walter Huneke in den folgenden Jahren durchführten, bewiesen das Gegenteil. Ohne Zweifel hatte das Novocain eine den Herstellern bis dahin unbekannte zweite Haupteigenschaft. Es konnte nicht nur betäuben, sondern auch heilen. Durch Zugabe von Coffein machten sie das Mittel noch verträglicher und sogar noch wirkungsvoller. Die neue Mischung wurde jetzt unter dem Namen *Impletol* hergestellt.

Wie bei jeder bedeutenden Neuentdeckung war dies

jedoch erst der Anfang. Viele weitere Mosaiksteinchen waren noch nötig, um aus einem Versehen eine komplette neue Behandlungsmethode zu machen.

Als nächstes fand Dr. Huneke heraus, daß das Impletol nicht einmal direkt in die Vene gespritzt werden mußte. Injizierte man es neben der Ader ins Gewebe, trat die gleiche erfreuliche Wirkung ein. Demnach wirkte das Mittel nicht über das Blut, wie es zuerst den Anschein hatte. Der verblüffende Heileffekt bei Patienten, die wie Katha Huneke an chronischen Schmerzzuständen litten, mußte daher über das vegetative Nervensystem zustande kommen, also in dem Teil unseres Nervensystems, den wir mit unserem Verstand nicht kontrollieren können. Zu diesem phantastischen Wunderwerk der Natur gehört eine Art Kabelnetz – mikroskopisch feine elektrische Leitungen, die, aneinandergereiht, zwölfmal den Äquator umspannen würden. Jede unserer 40 Trillionen (!) Zellen ist an dieses Netz »verkabelt« und zu einem lebendigen Ganzen verbunden.

Solange diese geniale Anlage einwandfrei funktioniert, kann sie ihre Aufgabe, alle unsere Lebensvorgänge zu steuern, erfüllen. Tritt jedoch irgendwo im System eine Störung auf, reagiert das *Vegetativum* mit Fehlsteuerungen. Und die Folge davon: Der Mensch wird krank.

Offenbar, so die Schlußfolgerung der Brüder Huneke, bewirkten die Impletol-Injektionen das Gegenteil: Die »Pannen« wurden behoben, die Patienten gesund. Folgerichtig nannten sie die neue Methode *Neuraltherapie*.

Ausschlaggebend für den Erfolg der Behandlung war aber auch, *wo* die Spritze gesetzt wurde. Dabei leistete uraltes Wissen aus dem Bereich der Volksmedizin und der chinesischen Akupunktur wertvolle Hilfe.

Schon vor 5000 Jahren wußte man, daß die Körperorgane mit bestimmten Punkten auf der Haut in engster Verbindung stehen. Die Chinesen setzten dort ihre Nadeln. Setzte man Impletol-Injektionen an die gleichen

Punkte, so stellte sich heraus, erzielte man damit einen besonders intensiven und weitreichenden Heilreiz.

Diese Methode mit der Zusatzbezeichnung *Segmenttherapie* erwies sich als außerordentlich erfolgreich bei den verschiedenartigsten Krankheitsbildern, insbesondere wenn die Leiden chronisch und gegen andere Behandlungsversuche resistent waren. So zum Beispiel bei Migräne, Neuralgien, Schlaflosigkeit, rheumatischen Erkrankungen, Asthma, bestimmten Herzerkrankungen, Krankheiten des Magens, der Leber und der Galle, Unterleibsleiden, Vorsteherdrüsenvergrößerung und Gelenkentzündungen.

16 Jahre nach seinem Versehen mit den segensreichen Folgen machte Dr. Huneke erneut eine wahrhaft sensationelle Entdeckung.

Es begann mit einer Enttäuschung. Bei einer Patientin, die mit einer äußerst schmerzhaften Schultergelenkentzündung zu ihm gekommen war, hatte seine Therapie versagt, ohne daß er sich einen Grund dafür denken konnte. Wenig später kam sie noch einmal wieder, weil ihr eine entzündete Operationsnarbe am Schienbein zu schaffen machte. Diesmal reagierte sie auf die Impletol-Injektion, allerdings auf völlig unerwartete Weise. Von einer Sekunde zur anderen – noch während er die Schienbeinnarbe umspritzte – verschwanden die Schmerzen im Schultergelenk so vollständig, als hätte es sie nie gegeben. Der Arm ließ sich wie in früheren Zeiten beschwerdefrei bewegen, und dabei blieb es auch.

Was an jenem Tag geschehen war, machte Medizingeschichte und wurde in die Lehrbücher als *Sekundenphänomen nach Huneke* aufgenommen. Gleichzeitig eröffneten sich damit völlig neue Perspektiven für die ursächliche Therapie.

Der Beweis war erbracht, daß ein sogenanntes Störfeld für Krankheitserscheinungen irgendwoanders am Körper verantwortlich sein konnte. Unter einem Störfeld hatte man sich Zellen mit gestörten elektrischen Funktionen vorzustellen, die wie Störsender über die Nervenleitungen krank machende Impulse sendeten. In diesem Fall hatte die Schienbeinnarbe wie ein solcher Störsender fungiert und die Schultergelenkentzündung ausgelöst. So war es auch zu erklären, warum der erste Therapieversuch erfolglos geblieben war. In solchen Fällen mußte unbedingt als erstes das Störfeld beseitigt werden. Die Impletol-Injektion schaltete den Störsender aus und ließ alle von ihm verursachten Krankheitserscheinungen verschwinden. So, als ob man einen Schalter ausknipst.

Heute wissen wir, daß jedem Organ jede Stelle des Körpers zum Störfeld werden kann. Überwiegend handelt es sich jedoch um chronische Entzündungen der Mandeln, im Ober- und Unterkieferbereich und der Stirn- und Nasennebenhöhlen. Zuallererst aber wird der Neuraltherapeut nach Narben suchen, nach Narben jeder Art und jeden Alters.

Sekundenphänomene sind allerdings die Ausnahme und nicht die Regel. Normalerweise dauert die Störfeldsuche ihre Zeit, und auch dann tritt die heilende Wirkung oft nicht sofort ein. In jedem Fall aber ist die Neuraltherapie eine der effektvollsten »Waffen« der modernen Naturmedizin gegen chronische und scheinbar unheilbare Krankheiten.

Selbstverständlich gibt es aber auch Krankheitskomplexe, die mit der Neuraltherapie *nicht* zu heilen sind. Dazu gehören z. B. Geisteskrankheiten, Krankheiten mit überwiegend seelischen Ursachen, Mangelkrankheiten (unter anderen fehlende Vitamine oder Hormone), Erbkrankheiten, fortgeschrittene Infektionskrankheiten, narbig verheilte Endzustände (unter anderen Parkinsonismus, Schrumpfniere oder Schrumpfleber), Krebs (als Begleittherapie, und zur Linderung der Symptome können neuraltherapeutische Maßnahmen jedoch sinnvoll sein).

Es kann kaum verwundern, daß Dr. Hunekes Neuentdeckung längst nicht von allen Ärzten mit Beifall und

Begeisterung akzeptiert wurde. Immerhin entsprach sie in keiner Weise dem an den Universitäten gelehrten medizinischen Wissen. Dementsprechend reagierte der überwiegende Teil der Ärzteschaft auf die Neuraltherapie mit Ablehnung, Hohn und Spott – oder einfach mit Nichtbeachtung.

Huneke litt sehr unter der Ignoranz seiner Kollegen, zumal er die Richtigkeit seiner Erkenntnisse inzwischen durch unzählige Heilungen untermauern konnte. Um so mehr genoß er die Anerkennung jener aufgeschlossenen Ärzte, die sich über die engen Grenzen der Hochschullehren hinwegsetzten. Tausende sind es heute auf der ganzen Welt, die die Neuraltherapie zum Wohl ihrer Patienten praktizieren.

Hans Heinrich Reckeweg

Professor Dr. med. Hans-Heinrich Reckeweg (1905 bis 1986) wurde als Sohn eines Lehrers in Herford/Westfalen geboren.

Schon während seines Medizinstudiums beschäftigte er sich ständig mit pharmakologischen und toxikologischen Selbstversuchen, vorwiegend mit allopathischen Arzneimitteln, deren unerwünschte, damals noch nicht bekannte beziehungsweise unbeachtete Nebenwirkungen er später als solche identifizieren konnte. Aber auch homöopathische Arzneimittelprüfungen nahm er am eigenen Körper vor.

Er war wissenschaftlicher Leiter einer bedeutenden Herstellerfirma biologischer Medikamente, und seine Forschungen hatten das Ziel, ein wissenschaftliches Fundament für die Denk- und Heilweisen der modernen Naturmedizin zu schaffen. Das gelang ihm mit der *Lehre von den Menschengiften (Homotoxinlehre),* die auf den Erkenntnissen des Hippokrates (siehe Seite 307–310) und der Homöopathie Samuel Hahnemanns (siehe Seite 318–322) aufbaut.

Reckewegs Menschengiftlehre ist gleichermaßen Schlußpunkt in der Geschichte der Naturmedizin wie zukunftweisender Beginn einer modernen Naturmedizin. Deshalb sollen nachfolgend die wichtigsten Aspekte seiner Lehre in komprimierter, allgemeinverständlicher Form dargestellt werden.

Alle Lebensäußerungen beruhen auf der Umsetzung chemischer Verbindungen, aus denen der Organismus besteht. Sie sind von entscheidender Bedeutung für Gesundheit und Krankheit.

Der menschliche Organismus ist ein genial konstruiertes Fließsystem: Stoffe strömen ein in Form von Nahrung, Atemluft usw., treten in Reaktion zu den Organen des Systems, verändern diese, werden selbst dabei verändert und verlassen das System schließlich wieder. Zuträgliche Stoffe verursachen keine Störungen, giftige Substanzen – *Menschengifte/Homotoxine* – lösen hingegen Abwehrmaßnahmen aus, die uns krankhaft erscheinen.

Krankheit ist also der Ausdruck eines Abwehrkampfes gegen innere und äußere Menschengifte. Ein natürlicher Zweckmäßigkeitsvorgang, der der Unschädlichmachung und Ausscheidung der Gifte dient. Gleichzeitig sind Krankheitssymptome Hilferufe des Körpers nach solchen Hilfsmitteln, die ihn in seinem Abwehrkampf unterstützen.

Diesen Abwehrkampf leisten die körpereigenen Abwehrsysteme: die *humorale* Abwehr (gegen Infektionen durch Bakterien, Protozoen, Viren) und die *immunologische* Abwehr (gegen Krebszellen und Zellgifte).

Das durch Menschengifte ausgelöste Geschehen im Organismus verläuft in sechs Phasen.

In der ersten, harmlosesten Phase werden die eingedrungenen Gifte relativ problemlos wieder ausgeschieden, durch Schleim, Auswurf, Durchfall usw.

In Phase zwei muß der Körper bereits Fieber erzeugen, um die Krankheitserreger »verbrennen« und mit dem Schweiß ausscheiden zu können.

In der dritten Phase schließlich kann er sie nicht mehr ausscheiden. Er muß sie an Stellen ablagern, wo sie ihm nicht unmittelbar gefährlich werden können, zum Beispiel in Gelenken, oder es entstehen Nieren- und Gallensteine.

In den Phasen vier bis sechs wird es dann dramatisch. In diesen Stadien ist die Abwehr so weitgehend geschwächt, blockiert oder gar zusammengebrochen, daß sie schließlich der Giftübermacht erliegt. Wichtige Funktionen im

Fließsystem sind geschädigt, wie die Zellatmung und der Fermenthaushalt. Die Erreger können daher direkt in die Zellen eindringen und dort ihr Zerstörungswerk beginnen.

Beim Entstehen dieser *zellulären* Phasen vier bis sechs spielen Schulmedizin und Pharmaindustrie eine verhängnisvolle Rolle. Anstatt nämlich die körpereigene Abwehr in ihrem Kampf gegen die Menschengifte sinnvoll zu unterstützen, greift die schulmedizinische Therapie mit Brachialgewalt in das Geschehen ein und versucht, die natürlichen Giftabwehrvorgänge massiv zu unterdrücken.

Die zwangsläufige Folge ist eine gefährliche Kettenreaktion. Da die eingedrungenen Schadstoffe weder entgiftet noch ausgeschieden oder abgelagert werden können, bleiben sie weiter wirksam und verursachen durch sogenannte Rückvergiftung neue und wieder andersgeartete Krankheitsbilder.

Aber nicht nur das. Mit der Verabreichung von Chemotherapeutika werden dem Körper auch noch zusätzliche Gifte zugeführt. Jedes chemische Medikament enthält ja meist sogar mehrere Giftstoffe, die nun – dank einer geschwächten beziehungsweise blockierten Abwehr – ihre unheilvolle Wirkung voll entfalten können. Auf diese Weise entstehen die sogenannten *iatrogenen,* das heißt, durch die ärztliche Behandlung verursachten Krankheiten. Ihr Charakter ist meist weit bösartiger als der des ursprünglichen Leidens.

Durch die rabiate Unterdrückung einer Grippe zum Beispiel können die Chemotherapeutika Magengeschwüre entstehen lassen, aus der Behandlung eines Handekzems kann eine Angina pectoris resultieren. Besonders dramatisch kann sich die Unterdrückung einer Mandelentzündung (Angina) mit Antibiotika und Sulfonamiden auswirken. In solchen Fällen können unter anderem schwere Rheumaformen, Nierenentzündungen, Asthma, Diabetes, Epilepsie, Schwachsinn, Arthrosen, Herzmuskel- und Leberschäden und schließlich Krebs die Folge sein.

Daraus ist grundsätzlich zu folgern: Schulmedizin und Chemie können kurzfristig einen Zustand bewirken, den der Patient subjektiv als Heilung empfindet. In Wirklichkeit ist jedoch das Gegenteil geschehen: Durch die Unterdrückung der natürlichen Zweckmäßigkeitsvorgänge und zusätzliche Giftschäden hat eine Verschiebung des Geschehens im Körper stattgefunden, und zwar von den »gutartigen« Phasen eins bis drei in die »bösartigen« Phasen vier bis sechs. Die Gifte sind nicht ausgeleitet, sondern geradezu in die Zellen getrieben worden. Auf diese Weise entstehen die berüchtigten Therapieschäden, die zum chronischen Siechtum führen können.

Für die naturmedizinische Therapie gilt dagegen die Formel: »Heilung ist Freiwerden von Giften!«

Logischerweise steht dabei die totale Mobilisierung der körpereigenen Abwehrsysteme im Mittelpunkt. Indem man die natürlichen Funktionen anregt und stärkt, anstatt sie zu schwächen und zu blockieren, ist der entscheidende erste Schritt zur Heilung schon getan, zumal die dabei verwendeten biologischen Arzneipräparate keine chemischen Gifte enthalten und somit auch keine schädigenden Nebenwirkungen auslösen können.

In der Naturmedizin versteht sich der Arzt immer als Helfer der Natur und des von ihr geschaffenen »Fließsystems Mensch«. Er setzt seine Hilfe dort ein, wo sie nötig ist. Damit unterstützt er den natürlichen Heilungsprozeß. Durch die gezielte naturmedizinische Therapie wird ebenfalls eine Verschiebung der Giftlage im Körper erreicht, in diesem Fall jedoch in umgekehrter Richtung, nämlich aus dem Bereich der bösartigen zellulären Phasen vier bis sechs in den der gutartigen Giftausscheidungsphasen eins bis drei.

So ist ein plötzlich auftretender fieberhaft-entzündlicher Zustand während der Therapie auch kein Grund zur

Beunruhigung für den Patienten, sondern vielmehr eine *Heilreaktion.*

Sie zeigt an, daß die Abwehr wieder funktionstüchtig und auf dem besten Weg ist, mit den eingedrungenen Menschengiften fertig zu werden. Sobald diese den Körper auf natürlichem Wege verlassen haben und die von ihnen verursachten Schäden durch eine gezielte Regeneration der betroffenen Organe behoben sind, ist der Patient gesund.

Methoden und Arzneimittel der modernen Naturmedizin sind also darauf ausgerichtet, den Körper im Abwehrkampf gegen Menschengifte zu unterstützen und so auf natürliche Weise das innere Gleichgewicht – sprich Gesundheit – wiederherzustellen. Dafür steht die Formel des Hippokrates: »Der Arzt kuriert – die Natur heilt!«

Anhang

Adressen

Deutsche Ärztegesellschaft für Akupunktur
Raglovichstr. 14
80637 München

Deutsches Forschungsinstitut für chinesische Medizin
Silberbachstr. 10
79100 Freiburg

Deutsche Gesellschaft für Ernährung
Im Vogelsang 40
60488 Frankfurt

Deutsche Homöopathie-Union
Ottostraße 24
76227 Karlsruhe

Deutsche Yoga-Gesellschaft e. V.
Rüggenstr. 4
58454 Witten-Stockum

Zentralverband der Ärzte für Naturheilverfahren e. V.
Alfredstr. 21
72250 Freudenstadt

Kneipp-Bund e. V.
Adolf-Scholz-Allee 6–8
86825 Bad Wörishofen

Bindergaß-Apotheke
Bindergasse 22
90403 Nürnberg

Marien-Apotheke
Marktplatz 10
83209 Prien/Chiemgau

Herstellernachweis

Alphabetisches Verzeichnis der wichtigsten Heilmittel mit Angabe des Herstellers

Hersteller aller Medikamente mit dem Zusatz D oder C mit nachfolgender Zahl, beispielsweise D 6, ist die Deutsche Homöopatische Union (DHU).

Hersteller aller Medikamente mit der Vorbezeichnung »Biosanum« ist die Bindergaß-Apotheke, Nürnberg.

Hersteller aller Medikamente mit der Vorbezeichnung »Remedium« ist die Marien-Apotheke, Prien/Chiemsee.

Hersteller aller Medikamente mit der Zusatzbezeichnung »Homaccord« oder der Namensendung »...eel« ist die Firma Heel.

Diese Präparate werden im nachfolgenden Verzeichnis nicht noch einmal angeführt.

Die zur Behandlung empfohlenen Mittel können *ohne Rezept* über jede Apotheke bezogen werden.

»Abropernol« – Heel
»Acid. Phosphor.« – DHU
»Acidum sulf.« – DHU
»Aconitum comp.« – DHU
»Aesculus« – DHU
»Agnolyt« – Madaus
»Aleukon« – Steigerwald
»Amara« – Pascoe
»Ammonium carbonicum« – DHU
»Apis Homaccord« – Heel
»Arsen alb.« – Heel
»Arthrorobal forte« – Bindergaß-Apotheke, Nürnberg
»Aschauer Bronchialtee« – Schloßapotheke Aschau
»Aschauer Galle- und Lebertee« – Schloßapotheke, Aschau
»Aschauer Magentee« – Schloßapotheke, Aschau

»Aschauer Nieren- und Blasentee« – Schloßapotheke, Aschau
»Asthmarobal forte« – Bindergaß-Apotheke», Nürnberg
»Asthmavowen« – Weber + Weber
»Atropin comp. supp.« – Heel
»Arum« – Heel

»Belladonna« – DHU
»Biosan Schlaftee« – Johannes Apotheke, München
»Bryonia« – DHU

»Calcium fluor« – DHU
»Camphora oligiplex« – Madaus
»Capsicum« – DHU
»Causticum« – DHU
»Chamomilla« – DHU
»Cheplacard« – Biopharma
»Conjunctisan Augentropfen« – Vitorgan
»Cystinol« – Schaper + Brümmer

»Dentinox Gel« – Dentinox

»Echinacea Quarz comp.« – Wala
»Ekzevowen-Salbe« – Weber + Weber
»Esberitox« – Schaper + Brümmer
»Euphorbium comp.« – Heel
»Euphrasia Augentropfen« – Wala

»Ferrum phosphor. comp.« – Weleda
»Föhntropfen EKF« – Marien-Apotheke, Prien

»Gastropulgit Gel« – Schwabe
»Gripperobal forte« – Bindergaß-Apotheke, Nürnberg

»Hamamelis echtroplex« – Weber + Weber
»Hepar sulf. oligoplex« – Madaus

»Josimithan Balsam« – Dr. Wider & Co.

»Kalium phosphor. oligoplex« – Madaus
»Karmeliten Keimölkapseln« – Karmeliten-Apotheke, München
»Kieselsäuretabletten« – Cosmochema
»Königssalbe« – Bindergaß-Apotheke, Nürnberg

»Lycovowen« – Weber + Weber

»Metavirulent« – Fackler

»Navalyth-Salbe S« – Natterer KG
»Nieren- und Blasentee Dr. Mauser« – Bindergaß-Apotheke, Nürnberg

»Otovowen« Weber + Weber

»Pascotox« – Pascoe
»Plantago major.« – DHU
»Pulsatilla« – DHU
»Pyelitis Tropfen« – Rödler

»Silicea oligoplex« – Madaus
»Solum uliginosum« – Wala
»Stanum met. Trit.« – Weleda
»Stern Bronchialsirup« – Bindergaß-Apotheke, Nürnberg

»Theophrastus Venentee« – Paracelsus-Apotheke, Hamburg
»Toxi Loges« – Loges
»Traumeel« (Salbe, Tropfen, Tabletten) – Heel

»Venoplant retard« – Schwabe
»Viburcol supp.« – Heel

»Zinc. met.« – DHU

Register

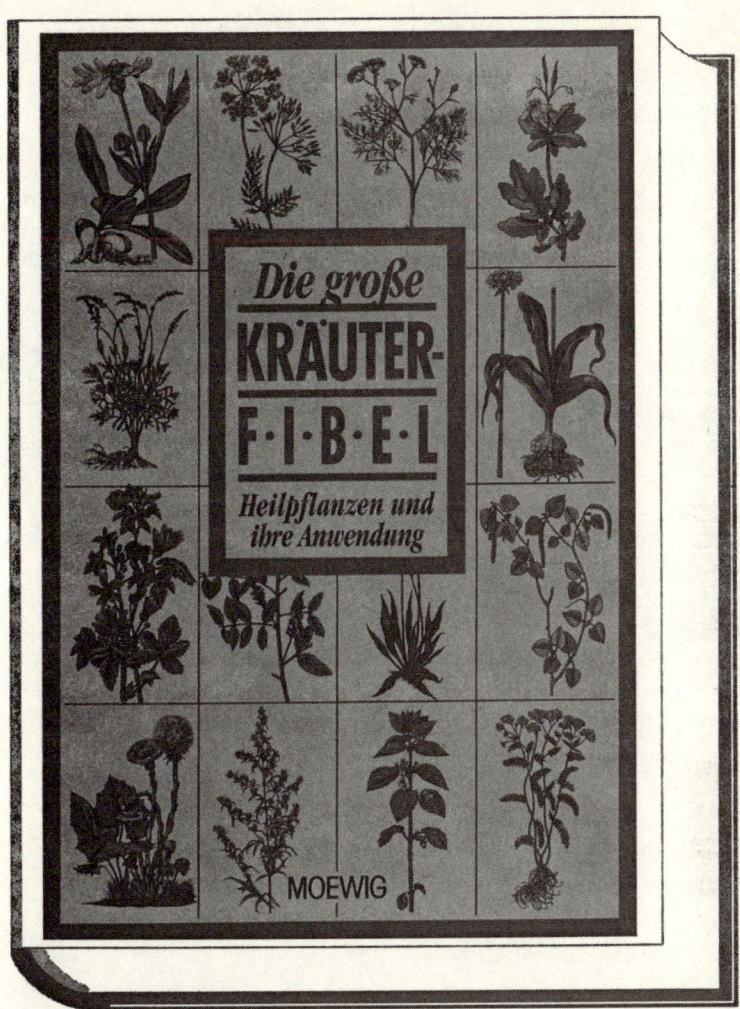

Die große Kräuterfibel
Heilpflanzen und ihre Anwendung

406 Seiten, Hardcover,
mit zahlreichen Abbildungen
DM 10,-/öS 74,-/sfr 10,-
ISBN 3-8118-1297-1

MOEWIG